運小車拮据兮 人事恩忙

乘大塊逍遙兮 天道浩蕩

육신이란 작은 수레를 몰고 허겁지겁이던가

사람의 일은 온통 바쁘기만 한데

지구 큰 덩어리를 타고 거닐어보노라

하늘 길은 넓고 후련하구나

　　—다석 류영모

저녁의 참사람

다석 류영모 평전

저녁의 참사람

다석 류영모 평전

빈섬 이상국 지음
박영호 공저 및 감수

메디치

글머리에

이것이 인간이다

2021년 2월 3일, 다석 류영모(1890~1981)가 하늘로 솟난 날을 기려, 때늦은 부음訃音 기사를 썼다. 40년이나 지각한 부끄러운 '알림'이었다. 1981년 그가 세상을 벗어났을 때 이 땅에선 이를 살피는 글 한 줄 실리지 않았다. 고인이 된 언론인 이규행 전 한국경제·문화일보 사장은 이 사실을 통탄하면서 '매스컴의 허망함과 지식인의 맹점을 드러낸 사건'이라고 자책하기도 했다.

　류영모는 '굵긴 글' 한 줄 없는 고요한 죽음으로 은자의 생을 마무리하고 귀천歸天했다. 한국이 낳은 '정신사의 높은 봉우리'를 이제라도 제대로 기리고 가야겠다는 마음에서, 몹시 늦었지만 또한 몹시 긴급한 마음으로 오비추어리(Obituary; 사망을 알리는 기사)를 썼다. 그가 돌아간 시간을 기려 저녁 6시 30분에 인터넷 기사로 첫 송고를 했다. 류영모가 평생을 정성껏 살며 갈망한 귀일(歸一; 하나로 돌아감)의 순간이었다. 때마침 입춘날이었다. 입춘대길立春大吉, 류영모 식으로 풀어 '돋우세운 봄의 크게 길함'이 '얼생명'으로 솟난 다석을 새로움으로 돋보이게 하는 것 같았다.

　〈아주경제〉는 1년여에 걸쳐 '얼나의 성자, 다석 류영모' 시리즈를 연재했다. 이 시리즈는 그의 삶과 사상이 이 시대 이 땅의 사람들에게 생생하게 알려지는 계기가 됐다. 다석에 대한 관심이 커지면서, 매주 이 시리즈를 기다리는 이들이 늘어났다. 마치 다석이 다시 돌아온 것 같은 영적靈的 활기가 생겨나면서 출판까지 이어지게 됐다. 다석의 삶과 사상은 부음으로 정리된 글 속의 개략으로, 소개를 대신하고자 한다.

류영모가 돌아갔다. 그의 호 다석多夕에 들어 있는 저녁 시간, 오후 6시 30분에 91년 입은 세상의 몸옷을 벗었다. 90년 10개월 23일, 날수로 3만 3,200일을 살았다. 약 9억 번 숨을 쉰 뒤 멈췄다. 고통과 격동의 시간이 뒤엉킨 20세기 한국에서 참된 '인자人子'로, 신의 성령을 받은 사람의 아들로 실천궁행하는 삶을 살았다. 서구 기독교가 이 땅에 들어온 이후 100년 역사 속에서, 2,000년 전 예수의 뜻을 제대로 섬기려는 굳센 길을 걸었던 곧곧한 사람이다.

　삶은 간소했지만 치열했다. 예수가 십자가 죽음으로 전한 '신의 복음'은 류영모의 탁월한 사상적 감관을 통해 우리에게 새로운 영적 충격과 감동으로 전해졌다. 그의 생을 돌아보건대, 그를 드러내는 걸맞은 칭호는 'K-영성靈性을 돋운 세계적 사상가'다. 21세기 코로나를 겪고 있는 뉴노멀시대에 우리는 근현대사의 큰 스승에 뒤늦게 주목한다.

　이름 내기를 원치 않았던 류영모가 세상에 간간이 알려진 건 뜻밖에 제자들 덕분이었다. 박정희 군사정권이 1960년대 쿠데타의 먼지를 가리기 위해 국가 재건의 의욕을 내세웠을 때, 삼고초려로 어렵사리 그 리더에 앉혔던 사람이 류달영이었다. 서울대 농대 교수를 지낸 그는 류영모를 사사한 제자로 농촌운동에 대해 큰 이상을 품고 있던 사람이었다. 새마을운동의 기틀은 류달영이 제시한 덴마크 부흥의 모델에서 비롯됐다. 류달영의 소신은 스승 류영모의 농촌관農村觀이 부화하여 낳은 사상적 결실이라고 할 수 있다.

1970년대 박정희 정권이 유신독재로 치달을 때 민주화운동의 앞줄에 나선 함석헌은 '씨알정신'을 외쳤다. 씨알사상은 스승 류영모에게서 배운 것이다. 광주가 영성이 높은 도시로 헌신적 삶을 일관한 성자들이 배출된 성지라는 의미에서 '빛고을'이란 한글 이름을 붙여준 이도 류영모다.

일제 강점기에 《성서조선》 사건으로 옥고를 치르고 해방 직전까지 성자의 삶을 살다 간 김교신이 늘 높이 우러르며 강의를 청했던 사람도 류영모였다. 이승훈, 조만식, 이광수 등 당대의 지식인들이 집결했던 오산학교의 교사와 교장을 지내면서 많은 빼어난 제자에게 각별한 삶의 모델이 되었던 사람도 그였다.

잠깐만 돌아보아도 류영모는 한국의 경제적 기반을 이룬 새마을정신, 한국의 민주화와 사회진보의 기반을 이룬 씨알정신 그리고 기독교의 진면목을 꾸준히 일깨우며 전파한 '얼나사상'으로 이 나라 경제·사회·철학사 전반의 근간을 형성한 정신적 원천源泉임을 알 수 있다.

2008년 제22회 세계철학자대회가 한국에서 열렸다. 대회 주제는 '오늘 철학을 다시 생각함(Rethinking Philosophy Today)'이었다. 이 대회는 이제껏 서양철학 중심으로 치렀던 행사를 동양철학으로까지 아우르는 의미를 지녔다. 당시 영국의 시사 주간지 《이코노미스트》는 이런 의미에서 동양의 한국에서 치르는 세계철학자대회를 그해의 뉴스로 꼽기도 했다.

이 대회에서 우리 철학자로 내세운 사람이 조선의 유학자인 이황, 이이, 송시열, 정약용과 근현대 사상가 류영모 그리고 그의 제자 함석헌이었다. 그중에서 세계에 내놓을 만한 독창적인 사상적 심화를 이뤄낸 사람으로 꼽힐 사람은 류영모뿐이었다. 세계철학자대회에 내놓을 수 있는 유일한 우리 철학이 '류영모 사상'이었다는 점은 그 행사를 통해 우리 스스로가 발견한 놀라운 진실이었다.

류영모는 대중에게는 아직도 낯선 게 사실이다. 그런데 지식인들 사이에서는 류영모에 열광하고 그로부터 배우려는 분위기가 확산되고 있다. 이 사회의 지적 갈증, 나아가 영적 허기를 채워주는 그의 존재감은 어디에서 나오는 것일까. 조선과 한국으로 이어진 이 땅의 사유 흐름을 훌쩍 넘는 큰 사상가였다는 것이 많은 이들의 평가다. 그뿐만 아니라, 서구 역사에서 오랜 세월에 걸쳐 전개된 종교사상의 '참'을 뚜렷이 직관하고 동양적 사유와 관점을 접속하여 눈부신 사상을 닦아 냈다. 그 사상은 주체적이고 자율적인 신앙 실천의 길로 이어졌다. 교회와 교의와 교리에 얽매여 세속화한 믿음, 결국 비즈니스로 나아가버린 현대의 종교를 보편의 진리와 신관神觀으로 바로 세우고자 했다.

그는 교회를 나와 자신의 내면으로 들어갔으며 생의 시시각각 신과의 접속을 추구했다. 스스로를 '비정통 기독교인'이라고 말했지만, 이 '비정통'이란 말은 인간이 무리를 지어 신을 호출하며 최면하는 방식의 종교가 정통인지를 묻는 날카로운 질문을 품고 있었다. 류영모는 오직 신과 직접 교통하는 '얼나', 바로 '모든 사람의 속에 들어오는 성령'의 삶을 실고자 했다. 이 같은 신앙과 사상의 모델은 한국이 오히려 세계에 역전파할 K-영성이라 할 만하다. 백범 김구가 꿈꾸었던 문화대국은 저 류영모의 영성 이론과 실천에서 하나의 길이 보인다.

류영모 사상이 최근 각별한 주목을 받는 까닭은 2,000년 이상 인간을 번성하게 해 온 밀착적 인간문명의 '좁은 사이'를 코로나 바이러스가 강타하고 있기 때문이기도 하다. 인류 역사에서 종교는 신과 인간의 단독 대면이 아니라, 밀착한 인간 군집群集이 신에게로 나아가려는 사회적 제의祭儀처럼 여겨져 왔다. 집단의 종교행위가 주는 안정감 자체가 그릇된 것이라고 할 수는 없지만, 그것이 신앙의 본질과 참된 양상을 직면하는 데 과연 효과적이었는지 이제 돌이켜볼 필요가 있다. 바로 이런 종교적 형식이 전염병을 번성시키는 역설적 결과를 불렀다.

　류영모는 오직 자율신앙을 강조했다. 모든 신앙인은 홀로 스스로 신을 만나야 한다고 주장했다. 신은 어디에 있는가. 신은 어디에도 있을 수 있지만, 중요한 것은 인간 속에 '얼(성령)'로 들어와 있다. 이것이 류영모가 말하는 '얼나'다.

　얼나는 인간 개개인의 생각 속에 들어 있지만, 신과 개인을 잇는 매체다. 류영모는 인간과의 대면으로 신과의 대면을 대체하려는 종교에 대해 경고했다. 신앙은 철저히 신과 나의 단독자 대면일 뿐이며, 스스로 찾아나서는 자율행위일 뿐이라고 언급했다. 이 시대 교회들이 정부의 방역지침을 어겨 가면서까지 집회와 행사를 강행하는 까닭은 신앙의 독실함 때문이 아니다. 종교가 비즈니스화하고 집단의 권력으로 바뀌어 갑자기 그 생존의 기반을 바꿀 수 없는 비종교적인 이유 때문이다.

　돌이켜보자. 코로나19는 종교의 민낯을 드러나게 하고 그 왜곡된 양상을 스스로 실토하지 않을 수 없게 한 측면이 있다. 류영모는 종교가 갖고 있는 그런 측면이 정작 종교가 해야 할 참을 행하지 않게 된 비극을 낳았다고 진단했다. 그것은 코로나의 문제가 아니라, 종교가 안고 있는 문제의 노출일 뿐이다. 류영모는 이런 점에서도 선각자였다.

• 류영모의 생애

류영모는 한국 근현대사의 격동기를 살았다. 그 속에서 그는 놀라울 만큼 고요한 내면을 유지하면서 끝없는 생각의 불꽃으로 유례없는 사상적 진전을 이뤄냈다. 오산학교 교사로 그곳에 기독교를 심었고, 일제강점기와 전쟁을 거치면서도 쉬지 않고 성경연구반 강연을 했다. 45세 때 은거를 시작하면서, 고행에 가까운 신앙 수행을 철저히 실천하는 언행일치의 삶을 살았다. 생의 전경全景에 감동이 있다. 이 땅이 서구인들에게서 받아들인 기독교가 진새직 영성을 지닌 한 사람의 내면에 심어져서, 그 평생의 정진을 통해 어떻게 독보적인 꽃을 피웠는지를 깨닫는 감동이랄까.

　　그는 나라가 일제의 침탈에 무너져 가던 1890년 3월 13일 서울 남대문 수각다리 근처에서 13형제 중 맏이로 태어났다. 11명이 어린 시절 죽음을 맞았으며 류영모 또한 콜레라로 죽을 고비를 넘겼다. 서당에서 《통감》과 《맹자》를 배웠고, 수하동 소학교와 경신학교에서 공부를 했다. 15세 때 서울 연동교회에 나가면서 기독교에 입문했고, 경성일어학당에서 2년간 일본어를 배웠다. 19세 때 학생 신분으로 양평학교 교사로 뽑혀 근무했고, 20세 때 이승훈의 초빙으로 평안북도 정주의 오산학교 교사로 2년을 지냈다. 오산학교가 기독교 학교가 된 것은 류영모의 힘이었다. 이후 일본 도쿄물리학교에서 공부를 했으나 곧 귀국한다. 25세 때 김효정과 결혼했다. 1919년에는 3·1운동 자금을 보관한 혐의로 부친이 구속되는 사태를 겪는다. 1921년에 조만식 후임으로 오산학교 교장으로 부임한다.

1928년 현동완의 부탁으로 YMCA연경반(성경연구반) 강의를 맡아 이후 35년간을 계속했다. 1935년에 북한산 아래 구기동으로 들어가 농사를 지으며 은거를 시작했다. 1941년 깨달음을 얻고 하루 한 끼와 해혼, 널판 위의 무릎꿇기와 잠들기의 금욕생활을 시작했다. 이듬해《성서조선》사건으로 종로경찰서에 구금됐고 57일 만에 풀려났다. 1945년 해방 이후 은평면 자치위원장으로 주민 추대를 받아 잠시 활동한 적도 있다. 기회가 있을 때는 피하지 않고 봉사의 길을 택했다.

1955년 1년 뒤 죽는다는 '사망예정일'을 발표했다. 이 당시 '예수의 길'을 걷는 의식이 더욱 뚜렷해진 것 같다. '다석일지'를 쓰기 시작한 것도 이때였다. 1961년 낙상사고로 서울대병원에 28일간 입원했다. 1977년 죽음을 찾아 떠나는 길을 나섰다가 혼수상태가 됐고 열흘 만에 일어났다. 1981년 2월 3일 오후 6시 30분에 3만 3,200일을 살고 숨을 거뒀다.

류영모는 말년末年에 치매를 겪었다. 그 또한 '육신'이 지닌 무기력과 비극을 피할 수 없었다. 이것이 인간이다. 예수도 넝마가 된 몸을 십자가 위에 전시할 수밖에 없었다. 그러나 육신과 영별한 그 순간, 그는 '얼나'로 솟나 하늘로 귀일했다.

저녁의 참사람

●　류영모의 사상

그의 사상은 크게 얼나사상, 몸죽얼삶(죽음)사상, 참삶사상, 무유신관, 정음사상으로 나눠서 생각해볼 수 있다.

다석사상의 기틀은 기독교사상이며 그 본령을 벗어나지 않았다. 동양의 사유체계나 철학적 관점들을 두루 꿰뚫으며 서양사상을 새롭고도 뚜렷하게 읽어 내는 동서회통東西會通의 대지식인이었지만, 그것은 기독교가 세속화하는 과정에서 잃어버린 신과의 참된 접속을 보정補正하는 방편으로 석가, 노자, 공자가 추구하고 득의得意한 경지를 빌려 쓴 것에 가깝다. 다석의 통지(通知; 두루 통달한 지식)보다 더 중요한 것은 정지(正知; 제대로 아는 것)다. 서구사상의 동맥경화를 동양의 깊은 성찰로 뚫어 바르게 통하게 했다는 점에서 동서의 회통會通을 이룬 것이 다석사상이다.

1.　얼나사상, 내 속의 하느님 만나기

얼나사상은 다석이 제창한 종교적 사유의 핵심이다. 얼나는 기독교의 성령(얼)을 '나'라는 주체적 인간과 결부함으로써 '신앙의 개별성個別性과 자율성'을 부각한 개념이다. 즉, 내 속에 하느님의 소립자素粒子인 얼나가 산다. 그 소립자는 상대세계와는 차원이 다르다. 얼나는 태어나지도 않았으며 죽지도 않는다. 몸생명과는 다른 생명이기 때문이다. 내 안에 있는 신은 몸나가 아닌 진짜 나다. 예수는 바로 스스로가 '얼나'이며, 얼나를 증명하러 온 신의 메신저다. 인간의 얼나는 신의 사랑이 들어온 것이며, 그것은 죽지 않는다. 그렇게 부활과 영생은 설파했다.

2. 얼삶사상, 죽음은 얼생명의 탄생 순간

얼삶(靈生)사상은 얼나사상이 결국 '죽음의 역발상'을 전하고 있음을 드러낸다. 즉, 죽는 것은 죽는 게 아니다. 생명을 받은 짐승인 몸이 죽는 것일 뿐이다. 죽음의 순간은 신과 귀일(하나에게로 돌아감)하는 얼생명 탄생의 순간이다. 예수는 '죽는 시범'을 보이기 위해서 온 존재다. 죽음이 어떻게 삶이 되는지를 십자가 위에서 몸으로 증명했다. 예수도 몸은 죽었다. 이 사상은 육신멸망이 빚어내는 생물학적인 충격에 휘둘리지 말고, 죽음과 참삶의 교차를 직시하라는 신의 명령을 들려준다. 그것을 다석은 생명, 곧 살아 숨쉬는 인간에게 신이 내린 명령이라 부른다.

3. 참삶사상, 탐진치 원죄론과 신앙적 수신

참삶사상은 '죽음'에 대해 확고한 관점을 지닌 인간이 어떻게 살아야 하는가에 대한 사상이다. 우선 몸을 이해해야 한다. 인간의 몸은 짐승들이 받은 육신과 다르지 않다. 짐승 성질을 고스란히 가지고 있다. 그것이 탐진치貪瞋癡다. 류영모는 기독교의 원죄론이 '인간의 자유의지의 오작동'을 겨냥한 것이라고 본다면, 인간의 짐승 욕망이 선악과일 수 있다고 봤다. 즉, 식욕(貪)과 성욕(癡)과 호전성(瞋)이 선악과다. 그 선악과를 따먹지 않기 위해 제어하는 수신修身 매뉴얼이 필요한데, 기독교는 이것을 교리와 교회로 풀고자 했다. 그러나 그 수신은 개인이 스스로 신과 직면하면서 해야 하는 수신이다. 탐진치 원죄론은 류영모가 확립한 사상이다. 그는 이 원죄를 제어하는 생을 실천적으로 보여줬다. 참삶사상은 또한 살아 있는 기간을 어떻게 쓰느냐의 문제를 담는다. 그가 제시한 것은 하루살이 사상이다. 예수가 3년여의 공생활 끝에 죽음을 맞은 그 절박한 '생명의 대기 상태'를 유지하는 것을 삶을 경영하는 핵심으로 봤다. 하루살이처럼 살라. 9억 번의 숨을 쉬는 시시각각으로 살라. 날수 계산은 '예수의 시간'을 살자는 것이다.

4. '없이계심' 신관

'없이계심' 혹은 '무유無有' 신관神觀은 류영모가 주창한 '없이 계시는 하느님'이라는 탁월한 존재 논증을 한 마디로 표현한 것이다. 노자 도덕경에 등장하는 '무유입무간無有入無間'에서 따온 말로, '있음이 없으면 없음 사이로 들어간다.'란 의미다. 서구에서 신의 존재논증을 꾸준히 벌여 왔으나 명쾌한 성과를 거두지 못한 까닭은 그들이 고대 때부터 유지해온 '로고스'의 세계관 때문이다. 즉, 신과 인간이 존재론적인 로고스 아래에서 그 존재의 문제를 해결하려나보니 절대의 세계를 표현해 내지 못한 것이다. 동양은 로고스를 넘은 존재에 대해 오래전부터 사고해 왔다. 그 존재논리를 설명한 것이 도덕경의 '무유입무간'이다. 상대세계와 절대세계의 접속을 표현하고 있다. 류영모의 '긋'이란 개념 또한 그렇다. 점點 혹은 '긋'이란 개념적으로는 존재하지만 상대세계에서 실체로 존재할 수는 없다. 그는 긋으로 얼나의 위치와 신과의 접점을 가리켰다.

5. 정음사상은 말숨 살이

정음正音사상은 '훈민정음'이란 말에서 빌린 것이다. 정음은 인간에게 참된 바른 말, 즉 신의 복음을 의미한다. 훈민訓民은 사람들을 일깨운다는 의미다. 정음으로 사람들을 일깨우는 것이 바로 '신의 메시지'다. 말숨은 신과 인간 사이에 '말'이 숨결(생명)을 불어넣어 준다는 의미다. 류영모는 한글이 지닌 형상의 기호를 신학으로 숙성시켜 '한글신학'을 낳았다. 한글은 천지인天地人의 형상을 바탕으로 동양의 철학적 관념을 기호화하여 대중들이 문자소통을 할 수 있도록 조선의 군주가 직접 창안한 유례없는 문자다. 류영모는 한글과 우리말로 탁월한 사상체계를 오롯이 전개했다. 빈탕한데, 없이계심, 한얼, 긋, 깨달음, 가온찍기, 신의 막대기(한글 모음 'ㅣ'), 신비와 신통 등 언어를 십분 활용한 개념들을 제시했다. 류영모의 사상은 우리말사상이자 한글사상이다. 이런 주체적인 사고방식은 한국의 언어로 우주와 세계를 고차원으로 사고한 K-영성의 독보적인 모델이다.

　이런 뚜렷한 철학사상가를 우리가 역사 속에서 이미 가지고 있었으면서도 제대로 알지 못하고 함부로 묻어둔 채 살아온 일이 부끄럽고 송구할 따름이다. 몹시 늦었으나 솟나로 거듭나신 날 그 값진 길을 새삼 우러르며.

북촌 향상재香象齋에서
빈섬 이상국

　　　　　　　　　　　　　　　　　　저녁의 참사람

새벽에 덩실덩실 춤을 추었습니다

지금 우리는 일 년 반이 넘게 코로나 바이러스가 인간의 생사를 지배하는 코로나 시대에 살고 있다. 사람들이 만든 가장 무서운 핵무기도 코로나에는 무용지물에 지나지 않는다. 세계에서 무력으로 으뜸가는 미국이 이미 코로나로 죽은 이가 60만 명이 넘는다고 한다. 그런데도 꼼짝을 못하고 있다.

　　가장 안전한 방법은 방안에 콕 들어앉아 아무도 안 만나고 있는 것이다. 나를 위해서나 남을 위해서나 서로 만나지 않는 것이 코로나를 이길 수 있는 가장 좋은 방법이다. 수도권에 유난히 코로나 환자가 날마다 많이 생기는 것은 자꾸 만나기 때문이다. 혼자 방에 있는 것을 참지 못해서다.

방 안에 홀로 있는 좋은 길이 있다. 한얼님을 만나는 것이다. 예수가 기도는 골방에서 혼자서 하라고 말한 것은 한얼님은 고독 속에서 만날 수 있기 때문이다. 그래서 기도할 때는 눈조차도 감는다. 제나(몸나)는 살아 있어도 죽어야 한다. 한얼님을 그리는 마음만으로 생각이 충만해야 한다. 몸의 시련은 참아내야 한다.

석가는 니르바나님(한얼님)을 깨달아 만나고자 죽기살기의 6년 고향을 참아 이겨 내었다. 코로나 시련을 명상 기도로 이겨내며 진리정신이 자라 코로나가 끝나 만날 때 서로가 괄목상간刮目相看 하리 만큼 진리 정신을 깨닫는다면 코로나에게 오히려 감사하게 될 것이다. 이것이 만물의 영장답게 코로나를 이기는 길이다.

> "사람은 왜 한얼님을 알려고 하는가? 한얼님을 알 때
> 한얼님의 뜻을 받아서 그대로 사람 노릇을 하겠다는
> 것이다. 그러므로 사람으로서 사람 노릇을 하려는 이는
> 마땅히 한얼님을 알아야 한다. 교육을 하는데도 사람의
> 본질이 무엇인가를 가르치는 데 근본을 두어야 한다.
> 운동이나 잘한다고 교육하는 것이 아니다. 인생의 본질을
> 외면한 교육은 도둑놈의 교육이다."
> ― 류영모,《다석어록》중에서

이 사람이 22세 때 함석헌을 알게 되었고, 함석헌을 통해 다석 류영모를 알게 되었다. 함석헌이 금요일마다 서울 YMCA에서 열리는 다석 선생의 금요강좌를 들으러 간다고 하였다. 일주일 사이에 다석 선생님만큼 정신 생산을 하는 분은 없을 것이라고 말하여 대단한 분인 것을 알게 되었다. 38세에 다석님에게 올린〈세월歲月〉이라는 한시 한 수를 회상하며 옛 마음으로 돌아가 스승님을 기린다.

저녁의 참사람

日苦勤勞生

날로 부지런히 힘써 살고

月望信仰子

달마다 한얼 그리며 믿는 이

年老尊嚴師

나이 늙으신 존엄의 스승님이시라

世變一貫道

세상은 달라져도 한결같은 참을 지녀

이제 이 사람도 이 땅을 떠날 때가 되었다. 이 사람이 없는 뒤에도 다석사상의 진리정신은 줄곧 이어지기를 바란다. 다석 때문이 아니라 한얼님을 그리고 높이는 이들이 이어지기를 바라서다. 그것이 인류가 존재하는 목적이요 가치이기 때문이다. 그런데 이번 〈아주경제〉 신문 지면에 이상국 논설실장님이 다석의 생애와 사상을 주 일회씩 연재하는 글을 읽고 그렇게 반갑고 기쁠 수가 없었다.

지기知己의 도반이 정신적인 사상의 배턴 터치를 성공시킨 것으로 믿어졌기 때문이다. 한얼님께서 이 겨레와 이 인류를 버리시지 않는구나 하는 믿음이 생겼다. 한밤중 새벽에 일어났는데 방 한가운데서 덩실덩실 춤이 추어지기까지 하였다. 평생 춤이라고는 추어본 적이 없는 사람인데도 말이다.

신문에 연재한 것을 단행본으로 엮어 출판까지 한다니 고맙기 그지없다. 거기에 〈아주경제〉 발행인 곽영길 회장께서 다석학회 회원인 김성언님과 같이 유튜브로 금요명상을 만들어 다석사상의 요지를 알리는 수고를 해주시니 한얼님의 뜻으로 여겨진다. 이상국 선생의 이 책을 읽고 또 그 동영상도 보면서 다석사상을 아는 이들이 많아지기를 바라는 바이다.

2021년 8월 1일
박영호

차례

6부

동양의 기독교

7부

저녁의 십자가

1부
날마다 한 치씩 나아간다

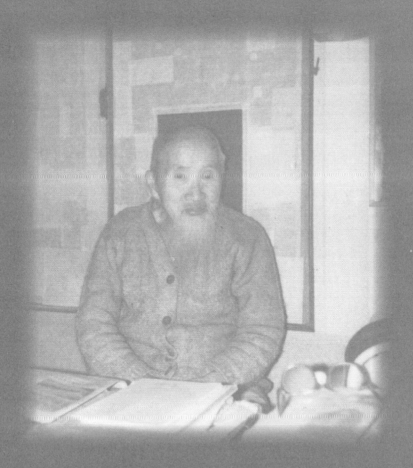

내 생각이 그 생각 어디서 온 것인가

참으로 놀라운 것 누가 대체 주었나

我不知아부지 신난다 하네 나는 통 모른다네

거룩한 생각 하나 누가 내게 연락했나

그 연락 못 받을 땐 아무 생각 없었네

생각이 불꽃이 되니 온 생각 절로 돈네

몸에는 생각 없네 몸생각 밖에 없네

몸으로 생각한 건 못생긴 마음 밖에

생각 끝에 그가 있구나 念在神在염재신재 참생각

〈생각〉, 이빈섬, 다석頌송

저녁의 참사람

1. 나는 상놈이다

태어난 것이 사변이다

류영모는 1890년에 태어났다. 태어난 것으로 치면 19세기 사람으로 류영모 스스로 "나는 19세기 사람"이라고 하였다. 류영모가 존경하고 사상으로 일치한 동시대인은 레프 톨스토이와 마하트마 간디다. 류영모가 태어난 1890년에 톨스토이는 62세였고 간디는 21세였다. 류영모는 톨스토이와는 20년 동안, 간디와는 58년 동안 같은 해와 달 아래에 숨쉬며 살았다. 세 사람이 함께 산 날은 류영모가 태어난 1890년 3월 13일부터 1910년 11월 7일 톨스토이가 죽을 때까지 20년 동안이다. 따라서 이 세 사람은 동시대 사람이라고 할 수 있다. 톨스토이·간디·류영모는 19세기에 태어나서 두 세기에 걸쳐 산 참사람, 진인眞人들이다.

류영모의 육신의 삶은 1890년 3월 13일(음력 경인년 2월 23일) 류명근과 김완전 사이에서 태어나며 시작했다. 당시 류명근의 나이 스물넷, 김완선은 스물일곱이었다. 류영모는 스스로의 탄생을 '사변事變'이라고 하였다. 생에 관한 그의 인식에는 치열한 비판의식이 엿보인다.

"내 몸이 태어난 것은 사변입니다. 이 사변이 없었으면 인생의 우주는 없었을 것입니다. 사변 중에 큰 사변이 인생이 태어난 것입니다. 평안하게 부모의 품안에서 자라 따뜻한 이부자리에서 평생을 지내고 모두가 환영하고 모두가 즐거운 것이 인생으로만 알면 틀린 것입니다. 이 사변이 없었으면 배고프다는 것이 없었을 것이고, 자식이고 부모가 어디 있겠어요. 노골적으로 말해서 남녀관계란 치정癡情인데 치정이 사람의 대를 이어주어요. 어리석은 남녀의 혼인으로 인해서 우리가 오늘 여기에 있는 것입니다. 남녀가 깨끗하고 말쑥하였던들 우리는 이 세상에 나오지 않았습니다. 그러나 사람은 깨끗하고 말쑥할 수가 없고, 어떻게든지 삼독三毒이 나타납니다. 우리의 근본은 죄다가 독입니다. 정충시대부터 투쟁적이고 배타적이에요. 우리 어머니, 아버지의 노怒한 끄트머리로 나온 것이니 진생瞋生이 아닐 수 없어요. 나와서도 젖을 탐합니다. 탐욕으로 자라게 됩니다. 만일 우리가 탐욕이 없다면 나오지도 자라지도 못하였을 것입니다."

그가 태어난 곳은 지금 남대문경찰서와 신한은행 남대문지점이 있는 옛 남대문 수각다리水閣橋 근처다. 아버지 류명근이 태어난 곳은 자하문 밖 부암동으로 류영모의 고조부 때 황해도에서 옮겨 왔다. 고조부 이상의 선조들은 문화 류씨의 본향인 황해도 구월산九月山 아래에 있는 문화마을(황해도 신천군 문화면)에서 살았다. 그곳에는 아직도 문화류씨 시조의 무덤과 사당이 있다.

류영모는 선조의 가계에 대해서 일기 '다석일지多夕日誌'에 이렇게 적어 놓았다.

"내 위로 다섯 번째 갈림에 계시었던 류윤복 할아버지께서 남의 고을살이에 따라다녔고, 의령 남씨 할머님께서도 나라에서 호적할 때 남의 호적이나 대서代書하시게 되셨다고 전할 만큼 집안 살림이 어려우셨던지, 아드님 곧 내 고조 되시는 류동식, 할머니 남양 홍씨 내외분께서 시모님 남씨를 모시고 본향인 문화고을을 떠나신 듯합니다. 새 복지福地로 한성 서북쪽 무계武溪와 삼계三溪의 협곡으로 잡으셨습니다. 내 5대 조부모님께서는 그 뒤에 아드님이 잡으신 복지로 오신 듯하므로 5대 조부모님 산소가 서교西郊에 계셨고, 6대 조부모님 류성기, 7대 조부모님 류준만 함자는 장지壯紙에 묵서墨書한 고호적古戶籍에서 살폈을 뿐입니다. 준만俊萬 7대, 성기成起 6대, 윤복潤福 5대, 동식東植 고조 덕신德信 증조, 무연務連 조부, 명근明根 부, 영모永模."

이상하게도 비상한 정신

류영모의 고조부인 류동식이 30대에 생계를 찾아 서울로 옮겨 온 때가 조선 영조 말 무렵이다. 류동식이 서른쯤이었다면 1770년 경이다. 정조 13년에 한성부漢城府의 인구가 18만 9,000명이었는데, 그 인구의 절반 가까운 7만 6,000명이 서울 도성 밖에 살고 있었다. 옛날에도 흉년이 들면 살기 어려운 백성들이 서울로 모여들어 수로 정계천변에 빈민촌을 이루었다. 나라에서 이들 빈민에 대한 구제책을 세우기도 하였다. 류영모의 일가는 산지를 택하여 자하문 밖에 자리를 잡았다. 역시 성 밖의 인구에 포함된다. 임진왜란 직전까지 서울의 인구는 10만 명 선을 유지하였고, 정조 이후 조선조 말까지는 20만 명 수준을 유지하였다.

류영모는 유교사상에서 온 씨족과 가족만을 지상으로 여기는 생각 때문에 조선이 멸망하였다고 말하였다. 그리하여 선조의 족보타령이나 양반타령을 아주 싫어했다.

"이제 우리는 몇 대조 할아버지 들추는 족보타령은 집어치워야 해요. 내가 위대해야지 조상만 위대하면 무얼 해요. 조상은 위대한데 내가 망국지종亡國之種이라면 조상에게 불효입니다. 무슨 면목으로 조상을 들출 수 있습니까? 기독교가 처음 들어왔을 때 상민들이 많이 믿어 상놈의 종교라 하였어요. 유교는 양반의 종교라고 하니 거기에 빗대어 부르게 된 말이지요. 참종교는 상놈의 종교가 되어야 해요. 종교가 귀족적이 되면 이미 영원한 정신을 잃은 것입니다."

1930년대에 학교 학적부(지금의 생활기록부)를 쓰는데 양반·상민의 계층을 밝히는 신분란이 있었다. 또 가정환경 조사서에도 반상班常을 밝히게 되어 있었다. 류영모는 자녀들의 가정환경 조사서에 자신이 직접 평민이라고 적어 넣었다. 상놈이라 자처한 것이다. 문화 류씨는 왕건을 도와 고려를 세운 고려 개국공신의 후예다. 조선에서도 류성룡을 비롯해 내세울 이가 많고 결코 평민일 수 없지만, 그 스스로 그런 의식을 벗어 버렸다. 류영모가 옛 수첩에 이렇게 써놓은 글이 있다. "이 상常놈. 심상尋常하게도 무상無常한 물신. 이상하게도 비상非常한 정신."

류영모는 참사람이 되자면 가장 미천한 자리에 서야 한다고 했다. 예수와 석가가 무소유의 삶을 산 것은 이 때문이다. 무소유의 삶이란 거지의 삶이다. 톨스토이가 러시아 농민들이 입는 루바슈카를 입고 농사를 지은 것도, 마하트마 간디가 카스트제도의 가장 바닥에 있는 불가촉천민 하리잔(달리트)과 같이 웃통을 벗고 맨발로 다닌 것도 가장 미천한 자리에 서고자 함이었다. 예수가 "사실 사람에게 떠받들리는 것이 하느님께는 가증스럽게 보이는 것이다."(누가 16:15)라고 한 것은 소위 잘났다는 지배층인 귀족을 나무라는 말이다. 양반의 우월의식은 죄악이란 말이다.

"상놈의 한이 골수에 사무친 나로서는 동학의 평등주의가 더할 수 없이 고마웠다."는 김구. 그의 호 백범白凡은 백정白丁과 범부凡夫의 앞글자를 땄다. 못난 상놈이란 뜻이다. 류영모의 상놈 정신이 김구의

저녁의 참사람

백범 정신이다.

본디 가난하고 못난 사람들을 품던 기독교가 어느 순간에 귀족들의 종교가 되었다. 종교집단에 정치집단처럼 위계가 있다는 것은 말이 되지 않는다. 오직 스승과 제자가 있을 뿐이다. 예수는 마지막에는 스승의 자리도 버리고 제자들을 친구라고 하였다. 재산 없고 지위 없는 사람들의 마음을 품는 상놈의 종교가 되어야 한다. 예수는 말하기를 "나는 선한 사람을 부르러 온 것이 아니라 죄인을 부르러 왔다."(마태 9:13)고 하였다. 우리는 언제나 "저희는 보잘 것 없는 종입니다."(누가 17:10)라고 해야 한다.

회화나무를 추억하며

류영모의 고조 류동식은 자하문 밖 차일바위 아래 삼계동천三溪洞天에 정착했다. 동천이란 말은 하늘동네란 뜻이다. 삼계동천 부암동에서 그의 집안은 100여 년 동안 살았다. 부친 류명근은 13세의 나이에 16세의 신부 김완전을 아내로 맞이하였다. 김완선은 20리 떨어진 박석고개 너머에서 시집을 왔다. 인왕산에서 범이 내려와 집에서 기르는 개를 곧잘 물어가던 시절이었다. 돼지를 지키려고 우리에 굵은 밧줄로 그물을 엮어 덮어씌우던 때다. 김완전이 시집을 와서 이른 아침에 물동이를 이고 물을 길어 오는데, 돼지우리에 짐승이 웅크리고 있다가 슬쩍 도망가는 것을 여러 번 목격하였다. 1890년까지 나라에는 호랑이 잡는 방호군防虎軍이 있었다.

세검정을 지나서 구기동 입구에 활 쏘는 사정射亭이 있으며 그 자리에는 늙은 홰나무(회화나무)가 한 그루 서 있다. 팔순을 넘긴 류영모가 그 나무를 보고 어머니와 걷던 길을 회상하며 시를 썼다.

사정 앞 홰나무, 네다섯 살 적부터 외가 갈 적에

활 쏘는 정자 앞을 지나면 저 큰 나무 봬. 우리 다 왔구나.

우리 외갓집에.

그 나무는 그저 날 보네. 여든 바퀴 몇 바퀴.

김완전의 친정은 박석고개 너머에 있다가 구기동으로 이사를 간다. 류영모가 나중에 구기동에서 살게 된 것도 외가가 그리웠기 때문이다. 팔순에 회화나무를 보면서 류영모는 네다섯 살 때 외가에 가던 당시의 마음을 기억해낸 것이다. 회화나무 근처에는 종이를 만드는 조지서造紙署가 있었다. 1960년대까지도 장판지를 만드는 제지공장이 있었는데 구기터널이 뚫리면서 아주 달라져 버렸다.

류명근은 어릴 때 서당에 다녔던지라 학문에 열의가 있었다. 자녀와 손자들에게 직접《천자문千字文》과《동몽선습童蒙先習》을 가르쳤다. 류명근은 지금의 종로타워 자리에서 일찍부터 가업으로 신발 만드는 데 필요한 재료를 취급하는 '경성피혁京城皮革'을 경영했다. 구두의 모양을 갖추게 하는 구두골을 잘 만들었다. 나무를 깎아서 오리알을 만들었는데 실물과 같았다.

김완전은 왜소한 남편과 달리 크고 씩씩한 풍모를 지녔다. 학문은 배우지 못했으나 부지런했고 뛰어난 재능을 지녔다. 대한제국 군인들의 모자 테두리를 누비는 일을 했다. 또 방직공장에서 나오는 자투리 실을 사서 고운 색깔로 물을 들여 방석을 비롯한 수공예품을 만들었다. 그런 물건들은 파는 게 아니라 집에서 쓰거나 선물용으로 썼다.

류영모는 공부에 관심이 많았다. 문과와 이과를 다 좋아했다. 미술에도 흥미가 있었으나 음악과 체육에는 소질이 없었다. 5년간 교회를 다니면서도 찬송가를 잘 부르지 못했다. 하지만 생각할 때나 일할

저녁의 참사람

때 찬송가를 흥얼거리는 걸 좋아했다. 또 자신이 지은 시에 음률을 붙여서 노래처럼 읊는 것을 즐겼다. 그는 스포츠에 관심을 보이는 경우가 드물었지만, 자신의 건강을 관리하는 것에는 열성을 지녔다.

"몸을 부모님으로부터 받았으면 다치지 말고 가야 해요. 몸이란 자기의 영혼을 담는 그릇입니다. 전선에 가서 싸우다 죽을 줄도 알아야 하지만 죽지 않을 곳에 가서 죽는 개죽음은 하지 말아야 합니다. 영혼의 그릇을 다치면 그 영혼도 온전하지 않아요. 성하게 받은 몸을 성하게 가지고 가야 해요. 남에게 빌린 그릇을 그 사이 잘 썼으니, 늙어 버렸지만 될 수 있는 대로, 아니 꼭 성히 도로 갖다 놓는 것이 옳아요. 적극적으로 성해야 합니다."

사는 것이 사는 것이 아닙니다

류영모는 일곱 살 때 구사일생으로 다시 태어났다. 류영모가 나기 4년 전인 1886년에 나라에는 콜레라가 크게 번졌다. 서울에서도 수많은 사람이 죽었다. 송장을 나르는 들것이 수구문 밖으로 줄을 잇다시피 하였다. 그 뒤로 해마다 여름이면 콜레라가 돌았다. 콜레라가 얼마나 무서웠으면 범 같다 하여 호열자虎列刺라 이름하였을까. 세균에 대한 지식이 없으니 한방의학으로는 속수무책이었다. 1897년 일곱 살 류영모도 콜레라에 걸렸다. 쌀뜨물 같은 설사를 계속하여 탈수증으로 거의 죽어가고 있었다.

고쳐줄 수 있는 의사가 없으니 그야말로 천명에 맡기는 수밖에 없었다. 어머니 김완전은 설사 때문에 아이가 죽어 간다는 데 생각이 미치자, 설사를 억지로라도 막으려고 손바닥으로 아들의 항문을 막았다. 항문을 막고 7~8시간이 지나자 죽어 가던 영모의 몸에 생기가 돌기 시작하였다. 기적이었다. 항문을 솜으로 틀어막고서 미음을 끓여 떠

먹이니 아이가 다시 살아났다. 어머니 김완전은 죽음에서 아이를 건져 냈다. 류영모는 그때 다시 태어난 것이나 다름없다. 어린 시절 의사는 말했다. "이 아이는 서른 살을 넘기기도 어렵겠는데요."

형제자매가 13명이었다. 그중에서 스무 살을 넘기며 살아남은 것은 두 명뿐이었다. 류영모와 동생 류영철인데, 류영모 위로 형이나 누나가 몇인지, 혹은 아래로 동생들이 몇인지 알려져 있지 않다. 여러 형제들의 죽음을 목격하면서 자랐다는 점은 의미가 깊다. 인생관 형성에 영향을 주지 않을 수 없기 때문이다. 여러 형제의 요절 가운데서도 류영모가 21세 때 잃은 동생 영묵의 갑작스런 죽음은 그에게 잊을 수 없는 충격으로 남았다고 한다.

형과 아우들이 죽어가는 걸 보며, 그는 서른을 못 넘길 거란 의사의 말을 거듭 떠올릴 수밖에 없었다. 왜 이렇게 많은 형제자매가 죽었는지 구체적으로는 알 수 없다. 망국의 시절 그리고 식민지 초기의 처절한 궁핍과 폭력과 혼란이 어린 아이들의 생명을 위태롭게 하지 않았을까. 또 수시로 돌았던 콜레라 따위의 전염병, 역병에 대처하는 의료 체계의 미비가 사람들을 죽음으로 떠밀었을 것이다. 숱한 자식의 임종을 지켜봐야 했던, 류영모의 부모가 겪었을 고통은 짐작할 수도 없지만, 그들은 그 피눈물을 닦아가며 비교적 긴 삶을 살았다(부친 류명근은 67세, 모친 김완전은 88세까지 살다 돌아갔다).

의사가 요절을 예언했던 류영모가 91세까지 살게 된 것은 극기를 바탕으로 하는 투철한 자기 관리 때문일 것이다. 그는 체구가 작고 몸이 약했던 아버지를 닮았다는 소리를 들었다. 류영모는 자신의 키에 대하여 이런 말을 한 적이 있다.

"내 몸은 오 척쯤 돼요. 여러분은 두세 치 더 클 것입니다. 같은 오 척 단구短軀라도 이를 비관하는 사람이 있고 낙관하는 사람이 있어요.

나는 키가 작은 것을 아무렇지 않게 생각합니다. 그건 관觀이 달라서 그렇습니다. 사람은 관으로 산다고 할 수 있습니다. 관이 다르면 사는 세계가 다릅니다."

작은 몸과 약한 체질을 타고난 류영모는 스무 살 전후부터 냉수마찰과 요가체조를 했다. 오래 걷기를 평생 즐겼다. 그는 약국이나 병원에 가는 법이 없었다. 감기조차 앓는 법이 없었다. 그는 죽음을 잊지는 말되 몸은 성해야 한다고 역설했다. "몸의 털과 살갗까지도 어버이로부터 받았으니 구태여 함부로 하거나 다치게 해서는 안 된다."는 증자曾子의 생각을 평생 실천했다. 그는 몸의 건강이 하느님의 사명을 실천하기 위한 기초라고 여겼다. 류영모는 이렇게 말하곤 했다. "건강은 책임의식에서 나온 것입니다. 어린아이 때문에 앓지 못하는 어머니처럼 인류의 구원을 위해서 앓을 수 없는 육체를 갖자는 것입니다."

형제의 죽음을 여러 번 겪으면서 성장한 류영모는 23세에 세상에 대한 미련과 아쉬움을 버리고 신앙생활로 일생을 마감하겠다는 서원誓願을 세운다. 그의 삶은 죽음을 품은 삶이었다. 인생의 공통숙제라 할 수 있는 죽음의 문제를 이렇게 들여다보았다.

"종교의 핵심은 죽음입니다. 죽는 연습이 철학이요, 죽음을 없이 하자는 것이 종교입니다. 사는 것이 사는 것이 아니고, 죽는 것이 죽는 것이 아닙니다. 산다는 것은 육체를 먹고 정신이 사는 것입니다. 사람의 몸뚱이는 벗어 버릴 허물이요, 옷이지 별것이 아닙니다. 주인은 얼입니다. 이 몸뚱이는 멸망입니다. 멸망해야 할 것이니까 멸망하는 것입니다. 회개란 쉽게 말하면 몸뚱이는 참나가 아니라는 것을 아는 것입니다. 몸이 죽어도 얼은 죽지 않는다는 것입니다. 자신의 몸을 참나로 착각하는 것이 비방입니다."

2. 공부 좀 하셨습니까?

천자문에서 시작한 공부

류영모는 어떻게 그 해박한 지식과 깊은 통찰에 이르렀을까. 어린 시절의 교육은 어땠을까. 세상의 정신을 이룬 동서고금의 종교와 신앙을 오직 흉중에서 융합하여 그 정채精彩를 거미줄처럼 뽑아낸 성취는 대체 어디에서 왔을까. 스스로 노력하고 사상을 만들어 간 측면도 분명 있겠지만, 그것에 도달하는 과정에는 학문과 교육을 통해 위대한 각성에 이르렀던 촉매의 지점들이 있지 않았을까. 다석과의 접점을 찾는 노력으로 먼저 '첫 공부의 추억과 개안開眼의 기억'을 순례할까 한다. 류영모는 이렇게 기억을 끄집어낸다.

"다섯 살에 아버지에게서 《천자문》을 배웠는데, 아주 신기해서 이걸 거듭 읽고 외워 버렸습니다. '천지현황 우주홍황' 이렇게 외우다가, 아이다운 호기심으로 '황현지천 황홍주우' 이렇게 외우기도 했습니다. 아예 처음부터 끝까지 거꾸로 '아호재언 자조어위… 황홍주우 황현지천'으로 줄줄 읊기도 했습니다. 일종의 놀이 같은 것이었죠. 눈을 감으면 글자들이 훤히 보였기에, 암기에 의존해 외우는 게 아니라 천장에 떠오르는 글자들을 보고 읽는 기분이었죠."

류영모가 시작한 공부는 《천자문》에 담긴 심오한 뜻을 접하는 일이 아니라, 네 글자의 연속으로 이어진 250줄의 노래를 즐기는 것이었다. 그 노래가 세상의 핵심적인 이치를 담는 것을 알게 된 것은 훨씬 뒤의 일이었을 것이다. 하늘과 땅은 검고 누렇다, 우주는 넓고 거칠다. 이 태초의 원시와 영원의 풍경은 나중에 그가 세상의 종교와 지식을 통섭統攝적으로 이해하는 의미심장한 경험의 기반을 이룬다. 이것을 다섯 살 어린아이가 어찌 처음부터 알았겠는가. 교육은 이렇게 한 사람의 내면에 위대한 발견과 성장의 씨를 뿌려 놓은 셈이다.

《천자문》을 가슴속에 담은 소년은 드디어 '유학遊學'을 시작한다. 홍문서골(지금의 무교동)의 홍살문이 있는 부잣집에 차린 글방이었다. 서당 선생은 충북 괴산 사람으로 《통감通鑑》을 가르쳤다. 《통감》은 중국 북송시대 사마광司馬光, 1019~1086이 편찬한 역사책이다. 기원전 403년부터 기원후 960년까지 중국의 1362년간의 역사를 기록해 놓았다. 중국의 역사를 통해 정치의 규범을 찾는다는 취지로 널리 읽혔다. 왕조의 흥망 원인을 분석하고 무엇이 옳고 그른지를 풀어 놓은 책이다. 《통감》이 서당 교과서로 쓰인 이유는 소년기에 세상의 큰 그림을 접하게 하려는 의도였을 것이다.

선생은 한자로 된 교재를 나눠주고 학생들에게 먼저 읽어보게 시켰다. 어려운 한자가 많은 만큼 아이들은 당연히 쩔쩔맬 수밖에 없다. 예습을 해와야 했다. 소년 류영모는 이미 한자에 익숙했던지라, 이 공부가 재미가 있었다. 선생은 엄했지만, 의미를 새겨보는 것이 흥미로웠다. 글을 읽고 난 뒤 그 구실을 붓으로 쓰는데, 선생은 손에 먹물이 묻어 있으면 꾸지람을 하고 회초리를 들어 종아리를 때렸다. 그런 일이

잦았다. 옛 서당에서 흔했던 풍경이겠으나, 이것을 당하는 소년 류영모는 견디기 어려웠다. 공부는 자발적이고 즐거워야 하는데, 왜 이렇게 고통을 주면서 가르치려 하는가. 매 맞는 것이 몹시 싫었다. 그는 서당에 가고 싶지 않아졌다. 그런데 문제는 서당에 가지 않으면 아버지의 회초리가 기다리고 있는 것이었다. 류영모는 어린 마음에 회초리를 피할 꾀를 낸다.

거짓말은 참말보다 훨씬 '진화된 말'이라는 얘기가 있다. 참말만 하고 살 수도 있지만, 형편이나 상황에 따라 거짓말을 하게 되면 참말보다 더 이익을 얻는 경우가 있다는 것을 알게 되면서, 사람은 거짓말을 입에 담는다. 선생과 부모, 양쪽의 회초리를 피하면서 양쪽 모두에게 비난 받지 않는 방법을 류영모는 생각해낸다. 생각보다 쉬운 일이기도 했다. 서당에 가는 듯이 책을 가지고 집을 나와서는 서당과는 반대편으로 향하였다. 종로시장 골목을 이리저리 돌아다니면서 구경을 하였다. 저쪽 멀리엔 동대문이 우뚝하고 거리엔 초가집 가게가 늘어섰다. 가게 뒤쪽엔 기와집들이 촘촘히 박혔다.

세상에 속일 수 있는 일은 없다

그 길에 류영모가 있었다. 머리채를 늘어뜨린 어린 총각이 《통감》책을 겨드랑이에 끼고 혹시 아는 사람을 만날까 저어하며 고개를 숙인 채 시장바닥을 걷고 있었다. 동대문 밖은 밭, 남대문 앞은 미나리꽝, 서대문 밖은 솔밭이던 시절이다. 사대문 성안에도 채소밭이 많았고 밭 둘레에는 앵두와 자두 같은 과일나무가 지천이었다. 인구 17만의 1900년대 초 서울 풍경이다.

류영모는 서당 공부를 빼먹고서 서당 아이들이 집에 돌아갈 때쯤 되어서 시치미를 떼고 집으로 돌아온다. 그런데 아버지의 표정이 심상

찮았다. 영모를 보자 버럭 화를 내며 "이놈, 어디엘 갔다 오느냐."면서 다짜고짜 앞에 세워 종아리를 쳤다. 영모가 대답을 못하자, 아버지 류명근은 "서당엔 왜 안 가고 돌아다녔느냐."고 족집게처럼 말하지 않는가. 철썩철썩 쏟아지는 매를 맞으면서도 소년은 아버지가 어떻게 그걸 알았는지 궁금하기 짝이 없었다. 시장 길에서 아는 사람을 마주치지도 않았는데 말이다.

그 비밀은 나중에 어머니한테 들었다. 영모가 서당에 오지 않자 서당 선생은 학동들을 시켜 영모를 데려오도록 집으로 보냈다. 영모는 집에 없었고, 부모는 서당에 간다던 영모가 옆길로 샜음을 알아챘다. 시장을 거닐던 영모는 모르고 있었지만 부모는 몹시 화가 나기도 하고 걱정이 되기도 하여 종일 아이를 기다리고 있었고, 서당에서는 서당대로 학생이 잠적한 것에 대해 난리법석이었다. 그토록 피하고 싶었던 매를, 그 몇 배로 맞고 난 뒤 류영모는 생각했다. "남을 속이는 일이 이토록 큰일이구나. 그리고 남을 속일 수 있다고 생각한 내가 참으로 어리석었구나." 그는 다시는 남을 속이는 일을 하지 않겠다고 마음먹는다. 세상을 속일 수 있는 길은 없다. 그것을 가슴에 새겼던 계기였다. 류영모는 팔순을 넘긴 어느 날 그때를 회상하며 이렇게 말했다. "그땐 얼마나 부끄럽고 슬프던지, 죽고 싶은 생각까지 들었어요."

70여 년을 따라온 그 기억과 '죽고 싶었다'는 고백은 많은 생각을 하게 한다. 거짓에 대해 그토록 엄격하고 진실에 대해 강직했던 마음자리가 거기서부터 생겨났을까. 그날의 깊은 트라우마도 느낄 수 있다. 회초리를 피하고 싶었던 마음이 낳은 거짓말과 그것이 다시 회초리를 부른 그 사건 앞에서, 그는 부모가 자식을 대하는 일에 좀더 면밀하고 부드러울 필요가 있음을 '죽고 싶었다'는 말로 표현한 게 아니었을까.

언젠가 류영모는 죽음에 대해 이런 말을 했다.

"파란만장한 고해苦海를 헤쳐 나가는 인생길에 자살의 유혹을 한 번도 안 느꼈다면 그것은 모자라는 사람이든지 미련한 사람일 것입니다. 톨스토이는 50살에 자살의 유혹을 극복하고서 진리의 나를 깨달았지요. 석가나 예수의 구도를 위한 고행은 죽어도 좋다는 결심 없이는 할 수 없습니다. 로댕의 조각품 '생각하는 사람'이 진짜 산 사람이라면 무엇을 생각하였을까요. 육신의 생명이 살 만한 가치가 있을까 없을까를 고민하고 있을 것입니다."

하지만 그 고민에서 그친다면 어떤 빛도 만날 수 없다. 가치가 없는 삶을 피하려다가 가치가 없는 죽음에 이를 뿐이다. 죽음을 생각하는 이는 삶에서 주어진 문제들을 보다 치열하게 들여다보는 것이 중요하다. 류영모의 말은 이렇게 이어진다.

"제나(자아自我)[1]를 넘어서게 되면 죽고 싶다는 생각도, 살고 싶다는 생각도 없어집니다. 오로지 하늘의 뜻을 따르고 좇는 것입니다. 살고 싶다는 사람이 미차라면, 죽고 싶다는 사람은 과過입니다. 공자는 '과유불급過猶不及' 지나친 것은 못 미치는 것과 같다고 하였지요. 참사람은 살고 싶다, 죽고 싶다를 입에 올리지 않습니다."

새가 날갯짓을 배우듯이

공부가 가장 쉬웠다고 말하는 사람도 있지만 누구나 공부를 그리 쉽게 여기는 건 아니다. 무엇인가를 인간의 생각이나 기억 속에 추가하는 일은 내부의 맹렬한 저항을 견디는 수고가 필요하다. 공부하는 일이란

---

1. 제나와 얼나는 다석의 사상에서 가장 핵심적인 개념 중 하나다. 다석은 예수의 말 중에서 주어인 '나/내'를 '하느님이 주신 얼나'라고 해석했다. 얼나는 얼뿔의 나를 줄인 말로 '성령으로 태어난 나'를 말한다. 이에 비해 '제나'는 흔히 우리가 자신을 주장하는 '자아'를 말한다.

저녁의 참사람

대개 귀찮고 번거롭고 까다로운 일이다. 마음은 긴장할 수밖에 없고 그 긴장을 유지하는 일은 늘 힘겹다.

그런데 아는 것이 즐거움이 되고 그 즐거움의 길을 따라가는 방법이 있다. 공부가 즐거워져야 지식이 내부에 제대로 쌓인다. 옛사람들도 이런 문제를 이미 간파하고 있었다. 《관자管子》2에서는 공부하는 태도를 '온공자허 소수시극溫恭自虛 所受是極'이라 말한다. (스승이 가르침을 베풀 때 제자는 이를 본받아서) 온화하고 공손한 태도로 겸허하게 배우고, 배운 바를 극진히 해야 한다는 말이다. 온순하고 공손한 마음으로, 스스로 마음을 비워놓아야 그 안에 지식이 들어갈 수 있다. 그런 마음가짐으로 얻은 지식을 어떻게 관리하는가. 받은 것을 극대화해야 한다. 어떤 가르침을 받았느냐보다도 더 중요한 것은 그 가르침을 어떻게 인식하고 활용하느냐다.

어린아이들에게 이런 가르침이 필요한 건 예나 지금이나 다름없다. 또 이런 말도 있다. '조익모습 소심익익朝益暮習 小心翼翼'. 아침에는 새 공부를 하고 저녁에는 공부한 것을 세심하게 복습하라. 이른 시각에는 마음도 새롭고 열의가 생겨나 있으니 새 지식을 습득하는 데 유리하고, 늦은 시각에는 몸과 마음이 좀 피곤하긴 하나 하루의 활동으로 머리가 유연해져 있는 만큼 복습이 효율적이다. 공부는 한꺼번에 왕창 이룰 수가 없다. 큰 욕심 부리지 말고, 또 작은 것에 치밀하고 세심하게 물고 늘어지는 게 좋다. 그러면 어린 새들이 날개 돋는 것처럼 조금씩 날 수 있게 되리라. 조선의 대학자인 화담 서경덕은 어릴 때 이미 '새가

---

2. 《관자》는 춘추시대 제齊나라의 재상이던 관중管仲의 저작으로 알려졌으나, 현재는 전국시대 제나라에 모인 사상가들의 언행을 전국시대부터 전한前漢 때까지 현재의 형태로 편찬한 것으로 여겨지고 있다. 정치·법률·제도·경제·군사·교육·철학 등 다방면에 걸친 내용을 다루고 있으며, 도가와 법가를 비롯해 당시 유행하던 유가, 묵가, 병가, 농가, 음양가 등 여러 학파의 학설을 함께 다루고 있다.

거듭 날 듯이 훈련'하는 조삭비鳥數飛의 교훈을 통찰했다고 한다. 화담은 소년시절 어린 새가 날마다 조금씩 더 높이 날아오르는 것을 보고 "배움이란 저래야 하는구나."라고 무릎을 쳤다. '조삭비'는 새가 (부지런히) 자주 날개를 퍼득여 본다는 의미다.《관자》에서 이야기하는 것과 같은 얘기다.

1895년 학부관제에 관한 법령 46호에 의거하여 서울에 처음으로 4개의 소학교가 생겼다. 일본인들이 세운 학교였기에 많은 조선사람들은 자녀를 소학교에 보내려 하지 않았다. 하지만 서당에도 다니지 못해 배움에 굶주렸던 가난한 집 아이들은 거기라도 가고 싶어 했다. 소년 류영모는 서당을 나온 뒤《통감》을 공부하던 생각이 자꾸 났다. 그때는 회초리를 맞는 것이 그렇게 싫었는데, 지금은 공부를 몹시 하고 싶었다. 아버지도 그 마음을 이해한 듯 그를 소학교에 보냈다.

인생의 길목 길목마다 모두 시험

류영모는 1900년 열 살 때 수하동소학교에 입학하였다. 이미 소학교가 세워진 지 5년이 지나 서울에만도 9개 학교로 늘어나 있었다. 수하동소학교, 장동소학교, 재동소학교, 정동소학교, 양사동소학교, 양현동소학교, 주동소학교, 인동소학교, 교동소학교다. 9개 학교에 교장은 두 명뿐이었다. 학년말 시험은 9개 학교 학생 500여 명이 모두 교동소학교에 모여서 한꺼번에 치렀다. 류영모는 1학년 때 1등을 했고 2학년 때 5등을 했다고 한다.

류영모는 팔순이 지난 뒤 그때를 회상하면서 꿈을 꾼 일을 말했다. "성적을 발표하는 전날 밤이었죠. 교실 외벽에 성적순으로 이름이 붙어 있었는데 내 이름이 5번째였어요. 그런데 실제로 이튿날 학교에 가서 보니 5등이 되어 있더군요." 이 신기한 일이 오랫동안 잊히지 않왔던 까닭은, 당시 우등생이 되려는 마음이 몹시 컸기 때문일 것이다. 류영모는 성적보다 중요한 것은 꿈을 꿀 수 있는 마음이라고 말했다. 어린아이들에게 교육이 필요한 까닭은 무엇인가를 스스로 이뤄 내려는 첫 마음을 그 과정에서 경험하기 때문이라는 것이다.

그는 '시험'이라는 제도가 몹시 흥미로웠다. 시험문제가 아리송할 때 타들어 가던 마음을 기억하고 있었다. 학년말 시험 때 '試驗'이란 한자에 토를 달라는 문제가 나왔다. 당연히 '시험'이라고 생각했는데, 문득 '시엄'³이 맞을 것 같은 생각이 들었다. 왜 그런 엉뚱한 생각이 끼어들었는지 알 수 없었다. 너무 많이 생각하다 보니 그런 생각이 들어온 것일까. 다른 문제를 다 풀어 놓고, 이 문제를 다시 보는데 도대체 시험인지 시엄인지 알 수가 없었다. 문제에 답을 표시하는 순간 그간의 고민은 흔적도 없이 사라지면서 맞거나 틀리거나 둘 중에 하나겠구나, 아슬아슬한 기분으로 처음에 생각했던 '시험'을 찍었다.

류영모는 이 일을 언급하면서 "인생이란 280번을 시험을 본다고 히었는데, 징밀 인생의 길목 길목마다 모두 시험입니다."라며 껄껄 웃었다. "《중용中庸》에 보면, 사람의 마음은 오로지 변덕이 심하고 진리의 마음은 오로지 아리송하다고 했는데, 이게 딱 시험 치는 그 마음 아닙니까."라고 말하며, 그는 즉흥 한시를 읊었다.

試驗中之試驗中
시험 가운데 또 시험 중이네
三重九重參與中
삼중으로 구중으로 시험 보는 중이네

3.　엄자 중에 험자와 비슷하게 보이는 글자는 '입 벌름거리다'의 噞 자가 있다.

다석은 하루에 일생을 살자는 일일일생주의자다. 오늘 하루를 살고 죽는다는 생각으로, 오늘 하루 동안의 삶을 시험받고 심판받는 정신으로 살자는 뜻을 시에 담았다. 순간순간을 깨어서 삼중 구중으로 깨어서 시험과도 같은 하느님의 뜻을 온전히 이루자는 의미다.

산수 공부가 좋았던 소년

소년 류영모의 '시험 일화'는 기독교 '주기도문The Lord's Prayer'의 "우리를 시험에 들지 않게 하옵시며And lead us not into temptation"라는 구절을 연상시킨다. 시험이라는 말은 영어 원문에서는 유혹temptation이라고 되어 있다. 류영모는 '시험'이라는 글자에 관해 시험을 보았는데, 그 문제에서 엉뚱한 것이 정답인 척하며 유혹하는 상황을 만난 셈이다.

류영모는 '시험'을 경험하면서 인생의 모든 것이 시험이기에 매 순간 깨어 있을 수밖에 없다는 것을 깨달았을까. 육체의 제나가 빠지기 쉬운 함정(유혹)들을 뚫고 참(진실)을 만나는 것은 성령으로 솟아난 얼나밖에 없다. 하느님을 찾아가는 것이 아니라, 이미 내 안에 들어 있는 하느님을 만나는 일이다.

류영모는 "하느님이 따로 계시지 않는다."고 말했다. "하느님은 어린아이 같은 내 마음속에 있다. 내 속에 진실로 하나의 점인 '참긋점'이 있으며 그것이 하느님이다. 사람이 초월하여 영원한 세계로 들어갈 때 하늘로 날아오르는 것이 아니라, 자기 속에 있는 밑둥을 파고 들어간다."고 류영모는 말했다.

물론 공부와 시험, 유혹에 대한 위와 같은 깨달음은 나중의 일이다. 일단 소년 류영모에게 공부는 그 자체로 흥미진진한 하나의 신세계였다. 가장 즐거웠던 건 산수를 배우는 것이었다. 서당에서는 배우지 않았던 가감승제加減乘除의 법칙을 배우는 데 그렇게 신통할 수가 없

저녁의 참사람

었다. 독감에 걸려 온몸에 열이 나는데도 산수를 배우고 싶어 학교로 달려갔다.

산수 공부에 유난했던 소년이 종교철학으로 나아간 까닭은 무엇일까. 수학과 과학이 지향하는 진실과 진리의 갈증은 종교와 철학이 지향하는 것과 일맥상통하는 것인지 모른다. 피타고라스는 수학자면서 철학자였다. 피타고라스는 "우주를 구성하는 실체가 수數"라고 말했고, 류영모는 "수를 바라보면 형언할 수 없는 아름다움을 느낍니다."라고 말했다.

수하동소학교에서 알게 된 친구가 있었다. 죽을 때까지 70여 년 동안 우정을 나눈 우경 이윤영이다. 다석은 이윤영을 따뜻하게 기억했다. "그를 길에서라도 만나면, 아무리 바빠도 인사만 하고 그냥 지나갈 수 없었죠. 서로가 약속한 것은 일생 동안 한 번도 어긴 일이 없었습니다." 나이가 동갑인데다 학교 성적도 비슷하여 1등 자리를 주거니 받거니 했던 사이였기도 하다. 류영모는 소학교를 2년 다닌 뒤, 다시 서당 공부를 하기 시작한다. 이윤영과 함께 공부했던 기간은 2년뿐이었지만 그 뒤에도 두 사람은 서로의 집을 오가면서 우정을 나눴다.

1905년 류영모는 기독교에 입문을 한다. 그 무렵 그는 이윤영에게 신약성경을 선물한다. 이것이 계기가 되어 이윤영도 기독교 신자가 되었다. 이윤영은 집에서 가까웠던 궁정동교회에 다녔다. 그는 소학교 3년을 졸업한 뒤 중학교에 진학했고, 제대로 3학년 과정을 모두 마치고 졸업했다.

당시로선 '최고 학부'를 졸업한 이윤영은 그리스도의 사랑을 실천하기 위해 맹아학교 교사를 지원한다. 이후 구기동에 청운양로원을 세워 외로운 노인들을 보살폈다. 아직 양로원이라는 개념조차 없던 시절이었다.

이윤영은 평생 이웃을 위한 봉사로 살았다. 그러다 1974년 84세로 류영모보다 7년 앞서 세상을 떠난다. 그를 잃었을 때 류영모는 이런 말을 했다.

"그이는 나와 동갑이고 내가 일주일 빨리 태어났죠. 얼마 전 생일을 한다기에 다녀왔는데, 사흘 뒤에 부고를 받았습니다. 평생 선한 사마리아인으로 살았던 이를 그렇게 보냈지요."

저녁의 참사람

3. 영혼의 개벽

하느님에 눈뜨게 한《맹자》

다석 류영모를 이야기하기 위해선 13세에 배운《맹자孟子》를 지나칠수 없다. 고전 경전으로는 처음 만난 책이었다. 그는 일본인이 세운 소학교에 들어가 3년을 채우지 못하고 2년 만에 나오고 말았다. 당시는 청나라, 일본, 러시아가 조선을 쟁탈하기 위해 전쟁을 벌이던 와중이었다. 1894년 청일전쟁에서 일본이 이겼고, 1904년 러일전쟁에서도 일본이 승리를 거둔다. 1905년에는 사실상 국권을 상실하는 을사조약이 강제로 체결된다.

나라를 빼앗기는 상황에서 소년 류영모는 일본인이 만든 학교에 다니는 일을 마음속에서 견딜 수 없었을 것이다. 어쩌면 눈앞에 닥쳐오는 국가의 치욕을 지켜보며 소년으로서의 '결단'을 내렸다기보다는 좀 더 본질적인 문제를 이해하고 싶었던 것인지도 모른다. 인간들이 벌이는 탐욕과 폭력과 억압은 대체 어디에서 오는가. 인간의 본능은 무엇이며, 삶의 본질은 무엇인가.

소학교를 나온 류영모는 서당에 들어간다. 이운 김인수 선생으로부터 3년간《맹자》를 배운다. 1905년 15세 때 서당을 마쳤고 이 무렵에 기독교에 입교한다. 그전에 그는 신앙을 가져본 일이 없었다. 맹자와 기독교로 이어지는 '정신적 발견'의 사건들이 이 무렵에 펼쳐졌다고 할 수 있다.

그중에서도《맹자》는 당시 소년의 갈증과 의문을 풀어주는 놀라운 '말씀'을 그에게 던졌다. 다석에게 '하느님'에 눈뜨게 한 건 맹자였다. 스스로 맹자를 몹시 좋아했으며 좋아한 만큼 영향을 많이 받았다고 고백하고 있다. "나의 정신은 모세와 예수, 그리고 공자와 맹자로 영향된 것입니다."라고 '다석일지'에 기록해놓을 정도다.

맹자의 무엇에 깊이 영향을 받은 것일까. YMCA 강의 시절 류영모는《맹자》에서 발췌한 '맹자초孟子抄'를 가르쳤다. 힘주어 강의를 한 대목은《맹자》진심 하편 제24장'의 이 대목이었다. 그는 고전 중에서도 명구로 꼽히는 구절을 특유의 우리말 해석으로 가르쳤다. 쉽지 않은 문장이지만 류영모를 이해하기 위해서는 지나칠 수 없는 대목이다.

口之於味也, 目之於色也, 耳之於聲也,
鼻之於臭也, 四肢之於安佚也, 性也, 有命焉,
君子不謂性也。仁之於父子也, 義之於君臣也, 禮之於賓主也,
智之於賢者也, 聖人之於天道也, 命也, 有性焉,
君子不謂命也。
仁之於父子也, 義之於君臣也, 禮之於賓主也, 智之於賢者也,
聖人之於天道也, 命也, 有性焉, 君子不謂命也。
입은 맛을 향하고, 눈은 빛깔을 향하고, 귀는 소리를
향하고, 팔다리는 편안한 것을 향하는데 이것은 '사람의

본질性'이지만 '삶의 에너지命'다. 군자는 삶의 에너지를
사람의 본질이라 하지는 않는다.

어진 것은 아버지와 자식을 향하고, 의로운 것은 임금과
신하를 향하고, 예의 바른 것은 손님과 주인을 향하고,
지혜로움은 현자를 향하고, 성인은 하늘의 도를 향하는데
이것은 '삶의 에너지命'지만 '사람의 본질性'이다. 군자는
사람의 본질을 삶의 에너지라 하지 않는다.

어려운 말들처럼 보이지만 성性과 명命이라는 두 글자의 차이에
대해 명쾌하게 설명하고 있는 글이다. '성'은 선천적인 마음이다. 즉, 사
람이 본래부터 갖추고 있는 불변의 본질을 말한다. '명'은 사람이 살기
위한 바탕이 되는 에너지이며 생명활동의 뿌리다. 이 두 가지는 서로
떼려야 뗄 수 없는 관계다. '성'은 류영모의 표현으로 말하자면 하느님
이다. 태어나기 전에도 있었고 태어나서도 있었고 죽어서도 있을 바로
그것이나. '명'은 우리가 태어나서 살아가는 동안 우리의 생명을 영위
하게 하는 힘의 뿌리다.

입과 눈과 귀와 팔다리는 맛과 빛깔과 소리와 편안함을 추구한
다. 이것은 생명이기 때문에 그렇다. 하느님이 있기 때문에 이것이 생
겨났지만, 그렇다고 해서 이걸 하느님이라 하지는 않는다. 그런 반면
어질고 의롭고 예의바르고 지혜롭고 성스러운 것은 우리가 생명이기
때문에 추구하는 것이지만, 그렇다고 이걸 '목숨의 문제'라고만 보지
는 않는다. 바로 이런 얘기다.

소년 류영모에게 이 구절이 충격적으로 다가온 까닭은 우리 목숨
에 붙은 것과 우리 목숨을 초월한 영원한 것이 서로 불가분의 관계로
함께 존재한다는 점 때문이었다. 내 안에 '목숨'보다 크고 깊고 길고 먼

무엇이 있구나. 이것을 류영모는 《맹자》에서 발견한 것이다.

맹자는 류영모에게 이렇게 말하고 있다. "자기의 마음을 다하는 자는 자기의 성性을 알 것이니, 자기의 성을 알면 하늘을 안다. 자기 마음을 보존하여 그 성을 기르는 일이 바로 하늘을 섬기는 도리다. 일찍 죽거나 오래 사는 일에 개의치 않으면서 몸을 닦으며 기다리는 일은 하늘의 명령을 보존하여 세우는 방법이다."

다시 맹자는 목숨에 대해 이렇게 말한다. "목숨은 하늘의 명령이다. 모든 것이 하늘의 명령이 아닌 것이 없지만, 자기에게 주어진 바른 목숨을 순리대로 받아야 한다. 하늘의 명령을 아는 자는 쓰러지는 담장 아래 서 있지 않는다. 자기의 도를 다하고 죽는 자는 바른 목숨이며, 형벌을 받아 죽는 자는 바른 목숨이 아니다."(《맹자》진심장구 상편 제46장)

나라가 무너지는 시절, 모든 삶이 허물어지는 듯한 시대에 소년 류영모는 이 같은 맹자의 강렬한 명령과 가르침 속에 파묻혀 3년을 살았다. 이것은 그가 기독교를 만나게 되면서 정신의 천지개벽을 느끼게 될 때, 그 '폭발'을 이루는 긴요한 질료가 되었다. 그는 《맹자》를 강의하면서 이렇게 말했다.

"나는 장자莊子도 맹자도 다 성령聖靈을 통했다고 생각해요. 성령을 통하지 않고는 그렇게 바탈性을 알 수가 없어요. 맹자와 장자는 성령을 통한 사람인지라 꿰뚫어본 것입니다. 볼 걸 다 본 사람들입니다. 어느 날 《맹자》를 펼치니 이런 말들이 다 나오지 않겠습니까? 쭉 읽어보고는 섬뜩해졌습니다. '이렇게도 맹자가 깊고 깊은 사람이었나.' 하고 말입니다."

류영모는 《맹자》등문공 하편에 나오는 '사나이'를 좋아하였다.

"맹자의 사나이大丈夫라는 소리는 참으로 시원한 말씀이에요. '사나이 살기는 누리 넓은 데, 서기는 바른 자리에, 가기는 환히 넓은 길로,

뜻대로 되면 씨알民과 함께 가고, 뜻대로 안 되면 나 혼자서 가련다居天下之廣居 立天下之正位 行天之大道 得志 與民由之 不得志 獨行其道 (此之 謂大丈夫)'. 맹자의 이 말씀은 훌륭한 바이블입니다. 성경 말씀 안 될 게 없습니다."

세기의 벽두에 서서 묻다

다석 류영모는 한 세기의 벽두에 서 있었다. 동 트는 시대의 여명을 온몸으로 느끼며 새로운 공기를 호흡하고 있었다. 2000년이 시작되던 기점 무렵에 태어난 사람들을 밀레니얼 세대라고 부르는데, 1900년이 돋아나던 날들을 열 살의 맹렬한 감관感官으로 숨 쉰 그를 20세기의 신인新人이라 불러도 되지 않을까. 함께 그 시대를 살아낸 이들은 많았지만 류영모가 돋보이는 것은 20세기 태동과 함께 시작된 망국의 역사적 모순과 동서 문명이 개통되고 융합되는 세계사적 기회를 동시에 읽어 냈기 때문이다. 읽어 냈을 뿐만 아니라, 그 세기의 주체적 인간으로 참여하여 이 땅에 심오한 생각의 씨를 뿌렸기 때문이다.

    20세기는 19세기에 이어지는 하나의 100년이기도 했지만, 그 이전의 모든 세기와는 '결별'했다고 할 만큼 다른 시대이기도 했다. 단군이 이 땅에 나라를 세운 이래 삼국과 고려, 조선으로 맥을 이은 전통이 그 정점에 이르러 무너지고 있는 시점이었고, 서양의 새로운 문명이 한꺼번에 쏟아지듯 들어오면서 혼란과 충격으로 그간의 삶과 가치를 서둘러 청산할 수밖에 없는 시점이었다. 더하여 이웃나라 일본의 침탈로 국가 정체성을 상실하는 악몽 속으로 진입하는 시간이었다. 다석은 이 다중적인 전환기에 서서 '나는 무엇인가', '삶은 무엇이며 죽음은 무엇인가', '무엇을 할 것인가' 혹은 '진실로 무엇이 중요한가'를 깊이 고뇌하며 성찰한 세기적 인간이었다.

    100년을 건너온 지금 류영모를 얘기하는 것은 '세기적 인간' 류영모가 이루고 보여준 시대인식과 삶의 본질 포착이 여전히 유효하기 때문이다. 유효한 정도가 아니라 '류영모의 길'이 더욱 절실한 형태로 우리에게 영감을 불러일으키기 때문이다.

식민지의 굴레 속에서, 밀려오는 서구문명의 해일 속에서, 거기에 수천 년 왕국의 신민으로 살아온 체제와 삶의 불가피한 혁신 속에서, 많은 가치들이 전도되거나 뒤엉키고 삶의 의미 전체가 의문시되는 혼돈 속에서, 그 20세기의 격정적인 태동 속에서, 류영모는 어떤 길을 걸었는가.

그는 석가와 공자와 맹자와 노자와 단군이 밝혀 놓은 동양의 사유가 예수에 의해 정립된 서양의 기독문명의 핵심적 기틀과 놀라운 일치를 보이고 있음에 깊이 주목했고, 그의 사유의 바다 속에서 그것을 하나의 씨알로 돋웠다. 그것은 인류 모두가 갈 수 있는 위대한 길을 찾아내는 여정이었다. 류영모는 남의 생각, 이미 정의된 관점들을 인용하고 추종하는 '신자'가 아니라, 자신의 말과 생각으로 철학과 종교를 말하고 주체적으로 삶과 세상과 인간의 문제를 성찰한 사상가이자 행동가였다.

류영모의 길은 21세기의 우리에게 목표가 아니라 방식을 가르쳐 준다. 20세기의 대변동은 인류역사가 획기적인 전환점을 맞는 상황의 예고편이었다고 할 수 있다. 이제 인간은 이전 시대 문명의 체계와 노하우를 버리고 디지털 세계 속으로 발을 디뎠다. 이전 시대의 정답이 지금은 맞지 않을 수 있으며, 오래된 가치가 더 이상 가치가 아닐 수 있는 시대다. 우리가 겪고 있는 '신문명앓이'의 핵심은 거기에 있는지 모른다.

비장하고 착잡하게 일본어를 배우다

1905년 11월 17일은 을사조약이 체결된 날이며 열사흘 뒤인 30일은 충정공 민영환이 지도층으로서 망국의 책임을 통감하며 목숨을 끊어 사죄한 날이다. 뜨겁고 고통스럽던 그 11월에 류영모는 나라를 병탄한 일본의 언어를 배우기 시작한다. 15세의 소년은 왜 다니던 서당을 그만두고 일어학교인 경성학당에 들어갔을까. 격변기에 시대 상황을 좀 더 정확하게 알고 싶은 소년다운 탐구심이 있었을 것이다. 우선 일본의 말을 아는 것이 일본의 마음과 영혼을 읽는 방편이라고 판단했을까. 류영모는 언어에 대한 관심이 많았다. 언어가 단순히 소통을 위한 수단만이 아니라, 개념을 만들고 생각의 방식을 결정하고 또 철학의 폭을 확장할 수 있는 힘임을 느끼고 있었다. 말이 생각이며 믿음이며 교유交遊라고 생각했다. 일본의 말은 일본의 뿌리를 담고 있다. 지피지기에 이보다 유용한 것은 없을지 모른다.

하지만 그보다 그의 흉중에 3년간 서당에서 습자지처럼 빨아들였던 《맹자》가 있었기 때문은 아닐까. 맹자는 그에게 인간이 영원할 수 있는 비밀을 일깨워주었다. 맹자는 인간에게 들어 있는 선천적인 마음인 성性이 있고, 감각으로 이뤄진 에너지인 명命이 있다고 말했다. 그 두 가지를 살펴볼 때, 일본은 '본성(性)'을 망각하고 '목숨(命)'에 딸린 탐욕을 극대화하여 조선 침탈을 감행한 셈이다. 일본어를 배워 우선 그들의 정신세계를 알고 싶었다. 그리고 향후 기회가 오면 '맹자의 가르침'을 벗어난 무도한 그들이 돌려받게 될 뼈저린 후환을 일깨워주고 싶었다. 그러기 위해서는 유창한 소통이 필요하다고 생각했으리라. 분노를 감추고 원수국가의 말을 배우는 소년의 비장하고 착잡한 얼굴이 떠오른다.

당시 경성학당은 일본인 와타제 츠네요시渡瀨常吉와 한국인 홍병선이 함께 경영하고 있었는데, 일어학교로 이름이 나 있었다. 이광수는 《춘원전집》에서 당시 서울의 학교에 대해 언급하면서 "배재학당과 이화학당, 관립 외국어학교와 육군연성陸軍硏成학교가 있었으며 또 일어학교로는 경성학당이 꽤 유명했다."고 말하고 있다. 류영모가 이 학당에서 함께 공부했던 사람으로 유일선柳一宣이 있었다. 류영모처럼 수학을 좋아했던 학생으로, 이후 중앙학교의 수학·물리학 교사가 된다. 출판과 언론에도 관심이 있어서 《초등산술교과서(상·하)》와 《수리잡지數理雜誌》를 출간하기도 했다.

류영모는 경성학당에서 2년간 일어를 배워 그들의 언어에 능통해졌다. 류영모는 일본어를 공부하면서 구름과 구모, 씨름과 스모, 닭과 도리, 옷의 고름과 고로모처럼 우리말과 일본어가 닮은 게 많다는 걸 확인한다. 그는 이런 말을 한 적이 있다. "그들이 침략한 것은 어머니 나라를 공격한 것입니다. 그들의 조상이 한반도에서 실세失勢하여 쫓겨간 한이 맺혀 있다 하여도 그들의 뿌리를 외경해야 하는 것입니다. 일본 사람들이 불경佛經의 아뇩다라삼먁삼보리를 외울 때 '아노구다라노산막구'라고 하죠. 이 말은 '저 백제(구다라)의 산맥'이란 뜻입니다. 이게 바로 그들의 뿌리인 것을⋯."

개벽의 시대를 살다

시간은 어떻게 밝아오는가. 그 허허벌판의 여명에 선 사람의 가슴에 불어오는 바람은 무엇인가. 우리는 이 땅의 1900년이 어떻게 시작됐는지에 대해, 거기 서 있던 사람의 눈으로 돌이켜본 적이 별로 없었다. 그저 나라를 빼앗기던 시절에 무기력하게 우왕좌왕했던 기억과 망국에 대한 분노로 들끓었던 일들을 단편적으로 떠올릴 뿐이다. 20세기의 시작은 우리에게 깊은 부끄러움과 실패의 역사로 각인되어 있다. 그 부정적 기억 때문에 우리는 서둘러 거기에서 눈을 돌림으로써 그 '중요한 시대의 시작'을 외면해온 것인지 모른다. 오늘은 소년 류영모가 되어 그 시대의 한복판에 서서 그의 눈과 귀에 다가온 놀라운 것들을 음미해보기로 하자.

조선이 망하면서 당시 조선의 국민들은 나라 없는 국민이란 모순을 떠안게 되었다. 그런데 그 시대는 다른 의미에서 신생新生을 경험한 때이기도 하다. 오랜 세월 동안 각자의 문명으로 고유하게 발전해온 동·서양이 급박한 방식으로 조우하게 되는 문명사적인 전환기였다. 조선의 소년 류영모는 제국주의의 갑옷을 입은 일본을 통해서 혹은 서양에서 건너온 낯선 용모의 사람들에게서 지금껏 살아왔고 인식해 왔던 세상과는 다른, 넓고 다양한 세상에 관한 이야기를 접한다.

소년에게 이것은 세계관을 뒤바꾸는 혁명이었고, 모든 인식을 뒤흔드는 영혼의 개벽이었다. 류영모는 성경을 읽고 외국 선교사의 설교를 들으면서 '서양'이란 블랙홀에 빨려든 것이 아니라, 오히려 그 이상을 통찰했다. 기독교 속에 들어 있는 본실은 그가 이미 알고 있던 동양적 사유체계를 용어와 개념만 달리 표현한 것이었을 뿐 동일한 '믿음'이었다. 식민지 나라에 살고 있던 한 소년의 '생각' 속에서 동·서양이 서로 맞물리는 태극처럼 회오리치며 같은 궤도로 돌기 시작했고, 그는 누구에게도 배타적이지 않은 인류 보편의 '완전한 신앙'을 향한 평생의 임무와 도전에 나선다. 20세기 정신사의 태동이라 할까. 갇히고 닫힌 땅 조선의 문을 두드린 기독교가 이미 '하늘'과 '도道'를 스스로의 원천이라 믿어온 이 땅의 선각先覺과 상봉하는 장면. 소년 류영모는 그 결정적인 순간에 서 있었다.

왜 하필 그였을까. 왜 그에게 이 같은 깨달음과 대융합의 사건이 일어났을까. 그가 그 암담한 날들에 순수하고 빛나는 마음 한 줄기로 삶과 죽음의 오롯한 진리를 갈망했기 때문이 아닐까. 시대의 흐름과 불변의 본질을 함께 읽는 힘이 있었기 때문이 아닐까.

청년들 사이에 기독교가 퍼지다

"조선 청년들은 기독교를 통해 민족의 전통적인 신앙이 다시 소생할 수 있다고 믿고 있다. 그들은 예로부터 하느님을 믿는 민족으로 기독교가 하느님을 믿는다는 데에 처음부터 공감을 느끼고 있었다. 그들은 기독교를 통해 민족의 전통신앙이 살아날 수 있다고 생각한다."

1903년 4월, 당시 주한 외국인들에게 한국을 소개하던 영문 잡지 〈코리아 리뷰〉4에 실린 기고문의 일부다. 조선의 기독교 선풍을 전하는 내용으로 황성기독교청년회 의장이던 H.B. 헐버트가 썼다. 조선 청년들이 기독교에 비교적 저항 없이 공감할 수 있었던 이유에 대해 그 이전에 지녀왔던 신념체계와의 동질감 때문이라고 분석한 외국인 선교사의 관점이 인상적이다. 류영모 또한 그런 청년들 속에서 기독교를 접하고 있었을 것이다.

YMCA^{Young Men's Christian Association}는 1844년 영국 런던에서 22세의 조지 윌리엄스가 중심이 되어, 산업혁명 이후의 가치 혼란으로 고통받던 청년 노동자들의 삶을 바꾸고자 벌인 운동으로 '영적인 상태를 개선하는 친교'를 방법론으로 삼았다. 유럽과 미국으로 뻗어나간 이 운동이 우리나라에 들어온 것은 60년 뒤인 1903년이었다. 개신교 기독교가 조선에 들어온 것은 1885년이었고, 교회와 학교를 통해 급속도로

---

4. 1901년 선교사 H.B. 헐버트가 창간한 월간 잡지로 1901년 1월부터 1906년 12월까지 총 72호가 발간되었다. 한국의 역사·문화·정치·풍습·법률·예술·과학·종교·언어·문학 등 다양한 분야의 글을 실어 국내외 외국인들에게 한국을 소개하는 데 크게 공헌하였다. 매호 분량은 40~50쪽 내외였으며, 총 151편의 글이 실려 당시 외국인의 눈으로 관찰한 조선의 모습을 엿볼 수 있는 귀중한 자료로 남았다.

확산되고 있었다. 교회청년회는 애국계몽의 선두에 서 있었다. 1899년 150여 명의 청년들은 조선에도 YMCA 창설이 필요함을 역설했고, 언더우드와 아펜젤러 목사가 북미 YMCA국제위원회에 이 같은 뜻을 전했다.

북미 YMCA국제위원회는 조선의 요구를 접수한 뒤 D.W. 라이언을 보내 조선 현지 조사를 했고 회관 건립에 예산 5,000달러를 책정했다. 1903년 10월 28일 수요일 저녁 8시 서울 유니언회관(정동 공동서적실)에서 황성기독교청년회가 탄생한다. 초가집에 나무간판만 붙인 곳이었지만 모두들 감개무량한 표정으로 지켜보았다.

헐버트가 의장을 맡았고 제임스 게일 목사가 헌장 초안을 낭독했다. 캐나다 출신의 문학청년이었던 게일은 토론토대학 YMCA의 후원으로 1888년 부산에 왔고 40년간 한국에서 생활하면서 이 땅의 개신교 형성에 중요한 역할을 했다. 그의 한국이름인 기일奇一은 '낯선 사람'이란 의미도 되지만, '진기한 하나님'이란 뜻도 품고 있다. 그는 성서 번역에 혼신의 힘을 기울였는데, 1925년에 최초의 개인 번역본 성경인 《신역 신구약전서》를 낸다.

게일이 유명해진 것 중에는 'God'의 번역을 천주로 할 것이냐 하나님으로 할 것이냐를 놓고 언더우드와 벌인 긴 논쟁도 한몫했다. 게일은 결국 '하나님'이란 독특한 우리말을 보편화시켰다. 게일은 또 당시 한성감옥에 성경과 기독교 서적을 보급하는 일에도 열성이었다. 감옥에는 이상재, 이승만 등 개화파 지식인들이 수감되어 있었다. 이 일은 지식인들의 개종을 확대하는 결정적인 계기가 됐다.

1900년에 그는 서울 연못골 교회(연동교회) 초대 목사를 맡은 뒤 1927년 한국을 떠날 때까지 이곳에서 봉사를 했다. 그가 떠날 때의 한마디는 "내 언제까지나 내 마음에 한국을…"이란 말이었다.

큼직한 서양식 건물로 YMCA가 새로 지어진 것은 5년이 지난 뒤인 1908년 12월이다. 게일과 삼성 김정식이 주축이었다. 김정식은 YMCA 초대총무를 지냈다. YMCA 창설 초기에 연단에 나온 지사들은 안창호, 이상재, 이원긍, 김정식, 남궁억, 이승만, 윤치호, 김규식, 홍재기, 안국선, 신흥우 등이었다. 연설을 듣고자 서울 사람들은 말할 것도 없고 지방 사람들도 올라왔다. 어른들만 오는 것이 아니었다. 청소년들도 모여들었다.

소년 류영모와 연동교회의 인연

YMCA에 모여든 아이들의 모습은 어땠을까. 서울 연동교회에서 13년간 목회를 한 김우현의 회고가 남아 있다. 그는 1895년생으로 류영모보다 5살 아래다. 1903년 10월 28일 8세의 서당학동이었던 그는 태화궁 사랑채에서 가진 청년회 모임에 구경을 갔다. "사랑채엔 갓 쓴 청년들이 앉아 있었고 양복을 입은 사람 둘이 나서서 연설을 했죠. 나중에 알고 보니 안창호와 이승만 두 분이었어요. 그때까지 전 예수에 대해 전혀 몰랐어요. 이곳에 자주 나가서 얘기를 듣다 보니 기독신자가 되었습니다."

류영모는 언제 기독교에 입문했을까. 그는 13세부터 동생 영묵과 함께 YMCA에 자주 구경을 갔던 소년이었다. 2년이 지난 1905년 봄에 이 모임에 참석한 김정식이 연동교회에 나가보라고 권했다. 이후 그는 기독교인이 됐다. 서당을 그만두고 경성학당에 가서 일본어를 배우게 된 것도 이런 변화와 관련이 있을 것이다. 그를 기독교에 입문시킨 김정식은 어떤 사람이었을까.

김정식은 요즘의 치안감쯤 되는 구한말의 고위 경찰관이었으나, 당시 도탄에 빠진 국가의 개혁을 주장하는 독립협회에 동조하다가 국

저녁의 참사람

사범國事犯으로 1902년 3월 22일 투옥되었다. 김정식은 감옥에서 선교사 게일이 넣어준 신약전서를 읽었는데, 4대 복음서 속에서 예수의 생애를 접하면서 몹시 놀랐다. 자신의 억울함은 예수에 비하면 아무것도 아니라는 생각이 들었다. 그런데도 예수가 취한 태도는 너무도 의연했다. 신약전서를 7번 완독하고 8번째 읽는 가운데 1904년 2월 25일에 무죄 석방이 되었다. 김정식이 직접 쓴 회개 입신의 신앙고백서에 당시의 느낌이 잘 남아 있다.

"허다한 죄상과 허다한 회포를 다 고할 때에 두 눈에 눈물이 비 오듯 베개를 적시더니, 예수께서 손으로 내 등을 어루만지며 위로하시되 네 회개함을 내 아나니 너무 서러워 마라. (…) 만일 이 몸이 옥중에 들어오지 아니하였으면 어찌 이런 은혜를 얻었으리오. 그런즉 우리의 몸을 모함한 사람이라도 원망할 것이 아니라 다만 하느님의 뜻에 맡길 뿐이로다."

무죄로 석방된 김정식은 게일 선교사의 권유에 따라 연동교회와 YMCA 일을 보게 되었다. 그때는 아직 한국인 목사가 없던 때이고, 선교사는 여기저기에 교회를 세워 나가느라 기존의 교회들을 돌볼 겨를이 없었다. 김정식은 연지동 136번지, 지금의 연동교회 자리에 애린당愛隣堂이라는 현판이 달린 건물에 주거하였다. 그때 연동교회는 판잣집에 볏짚 이엉을 덮은 건물이었다.

"나는 지금 좋은 꿈을 꾸고 있어요."

1905년 봄부터 류영모는 서울 연동교회 예배에 참석한다. 이 나라에 천주교가 들어온 지 112년이 되고 개신교가 들어온 지 22년이 된 때이다. 1905년에서 1910년 사이 조선에서 기독교 신자의 증가는 세계적으로도 놀라운 기록이었다. 1884년 알렌이 조선에 와서 처음 개신교 복음을 전파하기 시작하였는데, 1907년에 이미 기독교 신자가 10만 명에 이르렀다. 류영모가 처음 교회에 나간 1905년에 연동교회는 늘어나는 신도들을 받아들이기 위하여 한 해 동안에 판잣집 교회당을 세 번이나 뜯어서 넓혔다. 1907년 연동교회에 등록된 신자는 어른이 550명, 주일 학생이 800여 명이 되었다.

연동교회에 다닐 때의 일을 류영모는 이렇게 회상하였다. "일요일 오전에는 연동교회에서 예배를 보고 오후에는 승동교회에서 연합 예배를 보았어요. 밤에는 새문안교회에서 밤 예배를 보았어요." 그때는 한국인 목사가 없었고 선교사들이 직접 목회를 하였다. 류영모가 다닌 연동교회에서는 선교사 게일이 주로 설교를 하였다.

류영모는 그때 들은 게일의 설교 한마디를 기억하고 있었다. "어느 선교사(게일)가 이렇게 말하더군요. '우리가 사는 이게 모두 꿈인지 몰라요. 그러나 꿈이더라도 깨우지는 마세요. 나는 지금 좋은 꿈을 꾸고 있어요. 여러분 모두 나와 같이 좋은 꿈을 꾸어 봅시다.'라고요."

우리말로 옮긴 성경은 신약성경이 1887년에 나오고 구약성경은 1910년에 나왔다. 류영모는 아브라함을 아백라한이라 옮긴 중국어 번역의 구약성경을 읽었다. 류영모는 연동교회에 다닐 때 산 신약전서를 일생 동안 고이 간직하면서 날마다 읽었다. 1909년 미국 성서공회가 출판한 것으로 실제로 인쇄하고 제본한 곳은 일본이었다. 6·25전쟁 때 부산으로 피란 갈 때도 이 신약전서는 들고 갔다. 류영모는 "15세 때 성경을 보지 않았으면 내가 어떻게 되었을지 모릅니다."라고 말하곤 하였다.

4. 날마다 한 치씩 나아간다

류영모는 1907년 6월 경성학당을 마친 뒤 경신학교에 입학한다. 당시
이 학교는 류영모가 다니던 연동교회를 교실로 쓰고 있었기에 그에게
익숙한 곳이었다. 입학 무렵, 경신학교의 전교생은 128명이었고, 급우
는 36명이었다. 류영모는 선교사 게일에게서 성경을 배웠고, 밀러 목
사에게서 물리를, 그리고 김도희 선생에게서 한문을 배웠다.

경신학교에 들어간 입학생들은 김도희 선생으로부터 《한자대자
전》한 권씩을 받았다. 이 시기에 류영모는 한자의 문리文理를 트게 되
었다. 그는 한자의 어원이 소개되어 있는 이 사전을 보물처럼 여겼다.
집에서 혼자 한자공부를 하다가 '습득習得'이란 낱말을 곰곰이 들여다
보게 됐다. 학문이나 기술을 배워서 자기의 것으로 만든다는 의미의
말이었다. 지식이 어떻게 사람 속에 들어오는지를 담아놓은 표현이 아
닌가. 학생 류영모는 이 말이 신기했다. 한자 '얻을 득得' 자의 자획을 하
나하나 뜯어보았다. 이것을 파자破字라고 부른다. 그랬더니 일日과 행行

그리고 일촌一寸, 한 치가 나왔다.

그는 학교에 가서 김도희 선생께 이 발견을 전했다. "그러니까 '득 得'이란 글자의 어원적 의미는 '날마다 한 치씩 나아간다'는 뜻이 아닐 지요?" 파자의 내용을 설명하자 김도희 선생은 놀란 눈으로 고개를 크 게 끄덕여줬다. 앞에서 이야기한 화담 서경덕이 '조삭비'를 발견한 것 에 비견할 만한 깨달음이었다.

류영모는 경신학교의 교명에 대한 자부심도 컸다. 경신儆新이란 말은 '깨우쳐 새롭게 한다.'는 의미다. 이 이름은 선교사 게일이 당시 한 문에 능통한 김정식·이창식·유성준과 상의한 끝에 지은 이름이었는 데, 원래는 '신을 경배한다.'는 뜻으로 '경신敬神'이란 한자를 검토했다 고 한다. 이 말은 "여호와를 경외하는 것이 지식의 근본이어늘(잠언 1장 7절-개역성경)"에서 따온 것이었다. 그러다가 좀 더 대중적인 취지가 담 긴 지금의 '儆新경신'이 채택됐다. 그는 지식의 근본은 하느님을 경배하 는 일임을 평생의 신념으로 삼고 실천했다.

2학년이 될 무렵, 류영모는 '일일역행一日力行'이라는 한시를 짓기 도 했다. '날마다 힘써 행하자.'는 의미의 이 시는 득得의 파자인 '일행일 촌日行一寸, 날마다 한 치씩 나아간다.'의 생각을 발전시킨 것으로 짐작 된다. 17세 때 만난《한자대자전》의 힘이다. 그는 이런 말을 했다. "한자 는 어렵지 않아요. 오히려 생각한 것을 담아 놓기 좋아서 뜻을 알기 쉽 고 기억하기가 좋지요." 그가 불경과 공맹노장을 넘나들 수 있게 된 것 또한 한자에 대한 폭넓은 이해 덕분이었을 것이다.

그런 동양적 사유의 기틀을 갖추고 성경 구절에 담긴 함의를 살 폈을 때, 그의 생각의 용광로 속에서 무슨 일이 일어났으며, 그의 신앙 속에서 어떻게 천지개벽이 일어났는지 그 종횡무진의 사유를 감히 짐 작하기도 어렵다. 그는 '동일同一'과 '합일合一'의 개념 차이를 설명하면서 "물질적인 것이 같아질 때 동일을 쓰고 정신적인 것이 같아질 때는 합일을 쓴다."고 설명한 적이 있다. 그의 심장 속에서 2000년 이상 각자 쌓아온 동양과 서양의 신앙적 기틀이 놀라운 '합일'을 찾아가고 있었다.

조선 아이들의 구원처, 언더우드학당

류영모가 다닌 경신학교는 지금의 경신중고등학교의 모체이자, 또 지금의 연세대와도 인연(경신학교 대학부에서 출발한 연희전문학교가 세브란스의학전문학교와 합쳐 연세대학교가 되었다)이 있는 유서 깊은 우리나라 근대학교 중의 하나다.

경신학교를 창립한 사람은 미국인 선교사 호러스 그랜트 언더우드H.G. Underwood다. 그는 1859년에 태어나 1916년에 죽었는데 조선에 처음 들어온 것은 1885년으로, 이때부터 4대에 걸친 인연이 시작되었다. 언더우드는 조선에 들어온 사흘 뒤에 광혜원에서 화학과 물리학을 가르치기 시작했다. 이듬해인 1886년에는 서울 중구 정동에 살던 집에 딸린 건물을 이용해 '언더우드학당'을 만들었다. 고아원을 겸한 학교였다.

당시 조선의 아이들 중에는 거의 기아棄兒 상태와 다름없는 신세가 많았다. 언더우드는 우선 그들을 구제해야겠다는 생각으로 고종에게 이 계획을 제시한다. 왕실의 승낙이 있은 뒤 남학생 40여 명을 받아들여 학당을 개교했다. 언더우드학당을 연 지 4년이 지났을 무렵인 1890년, 언더우드가 일본에 있던 피어슨 선교사에게 보낸 편지가 남아 있다.

"이 고아원엔 25명의 남자아이가 있습니다. 그들은 방을 청소하고 자기가 먹을 음식을 만들기도 하고, 학교 운영에 필요한 일도 합니다. 새벽 3시 30분에 일어나 몸차림을 정돈한 뒤 한문 공부를 8시까지 합니다. 아침 식사를 한 뒤엔 영어와 성경을 공부합니다. 오후엔 주로 놀도록 했고 복습과 한문공부를 하게 하였습니다. 특히 한문은 한국인 교육에서 중요한 과목입니다. 미국의 선교본부에서 이 학교의 예산을 크게 줄인다고 하니 걱정입니다."

언더우드학당은 이후 예수교학당, 민노아학당으로 이름을 바꿔 가며 유지하다가 1901년 종로구 연지동 연동교회를 교실로 쓰는 경신학교로 출발한다. 경신학교는 배재학당과 더불어 근대교육의 주축을 이루는 학교로 성장한다.

임시정부 부주석을 지낸 김규식(1881~1950)은 언더우드학당 출신이다. 8개 국어를 유창하게 했던 어학의 천재는 어떻게 이 학당에 갔을까. 그의 아버지는 부산 개항장에서 일본이 불평등 무역을 자행하는 것을 보고, 그 부당함을 지적하는 상소를 올렸다가 귀양을 갔고, 어머니까지 그 충격으로 세상을 떠나면서 고아와 다름없는 처지가 됐다. 그는 영양실조와 열병으로 죽은 아이로 취급받으며 뒷방의 병풍 뒤에 누워 있기도 했다.

그의 숙부가 언더우드학당을 찾아 아이를 맡기려 했으나 8세가 안 되는 아이는 받을 수 없다는 통보를 받았다. 이후 죽어 가는 소년의 안타까운 사연을 들은 언더우드가 분유와 약을 들고 강원도로 김규식을 찾아간다. 언더우드가 도착했을 때, 어린 김규식은 울부짖으면서 먹을 것을 찾으며 벽지를 뜯어먹고 있었다고 한다. 언더우드는 아이를 업고 학당으로 돌아와 그를 되살렸다. 그는 이 학당의 가장 어린 학생이 되었다.

언더우드의 도움으로 가까스로 살아나 교육 기회까지 얻은 김규식은 16세 때 미국에 건너가 버지니아주 로녹대학 영문과를 졸업하고

1905년 프린스턴대학에서 석사학위를 받았다. 프린스턴에서는 박사과정에 진학하면 장학금을 주겠다는 제안을 했으나 그는 "조국의 앞날이 걱정된다."는 한 마디를 남기고 귀국했다고 한다. 이후 김규식은 언더우드의 경신학교 일을 돕기도 했지만, YMCA학교 학생부 담당과 학감을 맡아 분주하게 일했다.

3·1운동을 촉발한 정재용과 다석

1907년 경신학교에 입학한 류영모는 아홉 살 위인 유학생 출신 김규식을 보았을 것이다. 그러나 서로 교유를 한 자취는 남아 있지 않다. 류영모는 졸업을 앞두고 학내 문제로 등교 거부에 동참하였으며, 이후 교장의 명으로 오산학교 교사로 가는 바람에 경신학교 졸업생이 되지 못했다. 당시 경신학교에는 다석보다 한 학년 아래에 정재용(1886~1976)이 있었다. 이 이름이 혹시 생소할지 모르지만, 사실상 탑골공원 3·1운동의 주역이었던 분이다. 탑골공원 내의 비석에는 독립선언서를 낭독하는 정재용이 동상이 있고 비문도 새겨져 있다.

　류영모보다 네 살이 많았던 정재용은 경신학교를 졸업한 뒤 해주의 창학교 교감을 지냈는데 이때 기미년을 맞았다. 그는 연락을 받고 3월 1일 파고다공원에 왔는데 모이기로 약속한 사람들이 보이지 않았다. 민족대표들이 약속을 바꾸어 태화관으로 장소를 옮긴 것을 몰랐던 것이다. 정오를 알리는 오포 소리가 울렸는데도 민족대표들이 나타나지 않자 모였던 수천 명의 군중들이 웅성거리며 흩어지려 했다.

　그때 정재용이 분연히 앞으로 나와 팔각정으로 올라갔다. 그는 품속에서 독립선언서를 꺼내어 읽기 시작했다. 2월 26일 고성관에서 2만 1,000장을 인쇄하여 전국으로 배포하고 남은 한 장이었다. 선언서를 읽고 나서 '대한독립만세'를 목이 터져라 외쳤다. 갑자기 파고다공원의 군중들이 불꽃처럼 일어났다. 33인을 대신해 뜻밖의 사람이 이 놀라운 일을 해낸 것이다.

류영모는 고양군 벽제면 웃골에 있는 동광원에 들를 때면 꼭 학교 후배인 정재용을 찾았다. 해주 출신인 정재용은 자신을 수양산인이라 자칭하기도 했다. 수양산에서 고사리를 씹으며 절조를 지킨 백이숙제의 자부심과 고향의 수양산을 함께 새긴 것이다.

'다석일지'에는 이런 말이 적혀 있다. "1972년 11월 17일 수양산인장莊 정재용 선생 경심." 경심敬尋은 옷깃을 여미며 찾아뵙는다는 말이다. 정재용에 대한 다석의 존경이 엿보인다. 1976년 정재용이 세상을 떠났을 때 그는 부음이 실린 신문기사를 오려서 평생 애지중지하던 《한자대자전》표지 안쪽에 붙여 넣고는 타계한 시간을 적어 놓았다. 평생지기를 잃은 아쉬움이 간결하게 거기 담겼을 것이다.

백 년이 늦은 졸업장

경신학교와 류영모의 인연은 지난 세기 초 류영모가 경신학교를 떠나고서 끝난 것이 아니었다. 1909년에 치른 경신학교 졸업시험에서 류영모는 시험을 본 36명 가운데 수석을 했다. 이 무렵 학교장 서리를 맡고 있던 랄프 라이너 선교사가 학교 재정을 이유로 기존 교사들을 강제 퇴임시키고 새 교사를 뽑는 일이 일어났다. 학생들은 라이너 명의의 졸업장을 거부하기로 결의하고 등교 거부로 그 뜻을 전하였다. 이후 14명은 취업이나 학자금 때문에 어쩔 수 없이 등교하여 졸업장을 받았다. 1910년도 제5회 졸업생은 그 14명뿐이었다.

류영모를 비롯한 나머지 22명은 결국 졸업장을 받지 못했다. 당시 졸업장의 의미가 지금과는 달리 한 사람의 인생에 있어 소중한 자산이었다는 걸 생각하면 그만큼 뜻깊은 항의 행동이었다고 할 수 있다.

경신중학교 교장을 지낸 고춘섭 연동교회 전 장로는 이 교회와 경신학교의 역사실을 만든 사람이다. 그는 《연동교회 1백년사》(1994), 《사진으로 보는 연동교회 110년사》(2004) 등의 책을 펴내기도 했다. 그는 교회 지인의 소개로 류영모의 책을 읽고 다석과 연동교회, 또 다석과 경신학교와의 인연을 알게 되었다. 그는 연동교회의 세례교인 명부와 호적부를 찾아 뒤졌다. 2010년에는 시무장로 사진액자 중 사진을 못 구했던 두 명 중의 한 명이 류영모의 아버지 류명근 장로라는 걸 밝혀냈다. 고춘섭은 경신학교 역사실을 재개관하면서 경신학교의 큰 스승에 류영모를 올리고, 학교 법인 이사회에 류영모의 명예졸업장을 제안했다.

2011년 2월 10일, 104회 경신고등학교 졸업식장에서 다석 류영모의 손녀 류희원(차남 류자상의 둘째 딸)이 다석을 대신해 명예졸업장을 받는다. 무려 102년 만에야 받는 졸업장이었다. 경신고 조영구 교장은 "교육자이자 철학자, 종교가이자 사상가인 류영모 선생이 학교와 종교계, 사상계에 끼친 공로가 지대하고 귀감이 되므로 졸업시즌을 맞아 명예졸업장을 수여한다."면서 "이를 매우 영광스럽게 생각하며, 류 선생과 제자, 학자들, 온 국민과 함께 이를 누리고자 한다."고 밝혔다. 명예졸업장에는 "재학시절 모범적인 품행을 보였으며 평생의 높은 인품과 학문은 후세에 크게 존경받기에 충분하여 이를 기리기 위해 2011학년도 제104회 졸업식 즈음에 명예졸업장을 수여합니다."라는 내용이 적혀 있다.

졸업장을 대신 받은 손녀 류희원은 류영모의 3남 1녀 자녀 중에 유일하게 국내에 남아 구기동에서 류영모의 임종을 지킨 차남 류자상의 둘째 딸이다. 당시 류희원은 "아버지가 병중에 있기 때문에 대신 졸업장을 받았다."면서 "할아버지가 형식적인 것을 중요하게 생각지 않으셨는지라 이걸 받아도 되는지 고민이 많았다."고 했다. 류희원은 할아버지 류영모에 대한 소회를 이렇게 이야기했다. "어렸을 때 할아버지와 같이 살았지만 말씀을 많이 하지 않으셔서 추억이 많지 않습니다. 다만 행동으로 보여주신 것 같아요. 많은 이들의 말씀을 들어봐도 참으로 훌륭한 삶을 사셨던 것 같습니다. 다만 후손으로, 그분처럼 살지 못해 죄송하고 부끄러울 따름이에요."

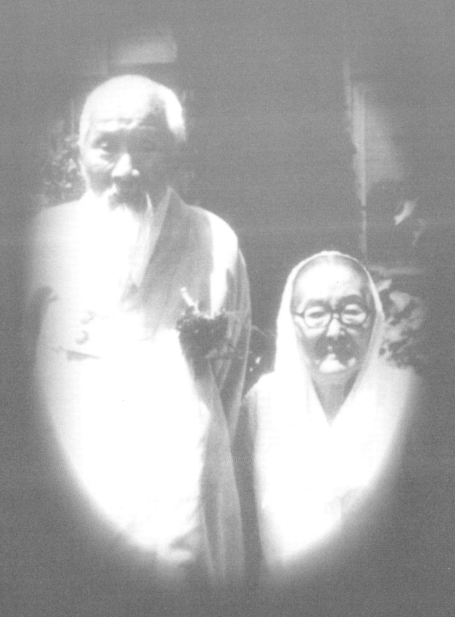

2부
육신의 삶

이어이어 예 한 점 무엇인가 생겼다
이 한 점에 힘이 붙고 무슨 수가 생겼다
몸성히 맘놓이 비워 문득 내가 여깄다

빈 맘은 담을 그릇 성한 몸 돋운 불꽃
몸과 맘이 숨을 쉬며 웃님을 그리워해
바탈아 너는 무엇을 태우고자 하느냐

목숨은 불사름에 말씀은 물 씻음
어리온 뭇 생명 바탈태워 얼이벌이
다좋이 참을 그리매 솟나고자 하노라

〈바탈태우의 노래〉, 이빈섬, 다석頌

바탈은 다석이 제시한 신학적 개념으로, 얼(성령)과 바탕을 염두에 둔
말입니다. 모든 사람이 하느님으로부터 부여받은 타고난 본성이며, 인간
공동의 본성입니다. 이 본성은 인간 사이의 차별을 넘고 신체적 사회적
자아의 차이를 넘어 존재하는 것입니다.

'바탈태우'는, 바탈을 태우는 일입니다. 태우는 것은 불로 태우는 의미도
있지만 하늘로 가는 길에 탑승하는 태움의 뜻도 담고 있습니다. 즉 우리의
얼이 하느님께 나아가는 상승의 방식을 '태우'로 드러낸 것입니다.

저녁의 참사람

5. 아름답고 담담한 백년해로의 인연

류영모는 "결혼은 안 하는 것이 가장 이상적"이라고 말하곤 했다. "인격의 온전함이 능히 독신을 가능케 한다."는 것이다. 하지만 누구나 그럴 순 없다. "만일 불완전한 두 사람이 하나가 되어 완선을 이룬다면 한 번 하는 것이 좋아요. 결혼도 하느님을 섬기기 위한 수단입니다. 가족을 사랑하는 데서 하느님을 사랑하는 것을 배워야 합니다."

류영모는 연애 등 여자관계로는 특별한 게 없다. 오산학교 교사를 지냈고 동경물리학교 유학을 다녀왔지만 비혼을 이상적인 삶이라 생각했던 까닭에 이성에 관심을 두지 않았던 듯 사귄 사람이 없었다. 곁에서 독신인 그를 지켜본 목사 김필성이 중매에 나선다. 김 목사는 자신의 친구인 김건표의 누이동생 김효정을 소개한다. 김건표는 류영모보다 7살 연상으로 전주 신흥학교 교사와 군산 우체국장을 지냈다.

신부 될 김효정은 충남 한산에서 태어났다. 아버지는 김현성, 어머니는 임씨라는 성만 알려졌다. 위로 오빠가 있고, 3살 아래의 여동생 숙정이 있다. 김현성은 구한말 무관 출신으로 기골이 장대했다. 일찍이 김옥균·박영효와 함께 개화운동에 가담했고 뒷날 전남과 목포에서 공직생활을 하였다.

김효정은 아버지와 오빠의 직장을 따라 광주·목포·전주·군산·이리 등 호남 여러 곳을 옮겨 다니며 살았다. 효정과 숙정 자매는 군산에서 소학교 3년, 중학교 3년 과정의 학교를 다녔다. 여학생이라고는 두 자매뿐이었다. 장옷으로 얼굴을 가리고 학교에 다녔는데 여름에는 덮어 쓴 장옷으로 잔등에 땀띠가 나 고생을 하였다. 나이 많은 남학생 틈에 자매가 학교에 다닌다고 사람들의 구설수에 올랐다. 어찌나 말이 많던지 자매가 도중에 학교에 가기를 그만두었다. 학교 측에서 집으로 찾아와 자매가 학업을 마치고 졸업장을 받도록 해달라고 호소하였다. 두 사람이 도중에 그만두면 앞으로 다른 여학생들이 입학할 용기를 내지 못한다는 것이었다. 이런 우여곡절 끝에 자매는 다시 학교에 나가 졸업을 하였다.

동생 숙정은 서울에 와서 경기고녀(현 경기여고)를 졸업한 뒤에 교사가 되었다. 김효정의 부모는 오빠와는 달리 신랑감 류영모를 탐탁지 않게 생각했다. 부친은 사위도 자신처럼 건장한 무인 같은 사람을 바랐다. 류영모는 작은 체격에 지적인 면모의 선비형이다. 류영모는 "지금은 서울에 살지만 앞으로 시골로 가서 농사지으며 살 것"이라고 말하였다. 그 말 때문에 김효정의 모친이 싫어하였다. 사위 될 사람이 시골에 가서 농사를 짓는다면 체력이 약한 맏딸이 농사 바라지를 감당해낼 수 없을 거라고 걱정했다. 남편 따라 밭이랑에서 김매고 오줌항아리를 이고 나르고 마당질에 도리깨질을 해야 할 터인데 효정의 체력으로는 역부족이란 것이다.

김효정은 나중에 팔순이 되어갈 무렵에, 류영모와 혼담이 있던 처녀 때의 일을 이렇게 회상하였다.

"그때 오빠 말씀이 신랑 될 사람은 학식이 깊고 생활이 철저한 사람이라고 하였어요. 사람은 참되게 살려면 농사를 짓고 살아야 한다고 주장하며, 반드시 국산품을 쓰는 검소한 생활을 실천하는 사람이라야 된다고 이야기했어요."

편지로 이룬 결혼

류영모는 당시 목포에 살고 있던 신부 효정을 한 번도 본 일이 없었다. 중매하는 김필성의 얘기만 듣고 참한 규수라 하여 혼사가 이루어지기를 바랐다. 그런데 장인·장모가 될 분들이 완강하게 반대를 한다니 난감하였다. 시골에 가서 농사지으며 살겠다는 소리만 하지 않았어도 혼담이 그렇게까지 꼬이지는 않았을 것이다. 류영모는 생각 끝에 장인이 될 김현성에게 결혼 허락을 간청하는 편지를 썼다. 김효정의 집에서는 류영모의 편지를 받고 술렁거렸다. 사위가 될 사람으로부터 장인이 될 사람에게 편지가 왔으니 그때로는 흔히 있는 일이 아니었다.

김현성은 사윗감 류영모의 편지를 읽고는 그 문장과 글씨에 놀라움을 금치 못하였다. 둘째 숙정에게 읽어보라고 하였다. 편지를 읽고 나오는 숙정에게 효정이 편지에 무슨 말이 씌어 있더냐고 물었다. 숙정의 대답은 이러했다. "붓글씨로 쓴 편지글이 《논어》를 읽는 것 같았어. 무슨 뜻인지 도통 모르겠어." 당시 숙정은 목포에서 교직생활을 하고 있었다. 어려운 한자가 많았을 거라는 짐작은 하지만, 학교 교사도 못 읽는 글이라니, 대체 뭐라고 썼기에? 그렇다고 아버지께 물어볼 수도 없었다. 류영모는 이 편지 한 장으로 혼담을 성사시켰다.

"연애를 옛날에는 상사相思라 하였어요. 서로가 생각한다는 것입니다. 요즘은 연애가 장사처럼 여겨집니다. 별 타산이 다 꿈틀거립니다. 이 세상에 당신밖에 없다, 당신의 종이 되어도 좋다, 당신 아니면 나는 죽는다는 것은 다 흥정을 하느라 그런 것입니다. 남녀가 교제를 황망히 해선 안 됩니다. 성별性別이 뚜렷해야 상사를 할 수 있습니다. 이것을 성별聖別[1]이라 합니다. 성별을 해야 구속(救贖; 죄를 대신해 구해줌)이 옵니다. 남자와 여자 사이에 시간적으로 여유를 두고 공간적으로 멀리하여, 서로를 멀리서 바라볼 수 있는 간격을 두는 것이 중요합니다. 급하게 사귀는 것은 경솔합니다. 좋다고 달려가고 곱게 보인다고 곧바로 가까이 하면 상사의 마음이 굳세지 못합니다."

이것이 류영모의 연애론이다.

전통 혼례의 방식은 신랑이 신부집(처갓집)에 가서 의례를 치르는 것이었다. 이를 '장가든다'고 하였다. 그런데 신랑 류영모는 신부에게 시집(시가)을 와야 한다고 주장했다. 조선의 임금이 아내를 맞아들이는 친영례親迎禮와 같이 잔치를 치러야 한다고 했다. 굳이 양가를 오가는 이중잔치를 벌일 필요 없이 처음부터 시댁으로 오는 방식을 택한 것이다. 서로 이런 논란이 오가던 끝에, 신부 집에서 양보를 했다. 장인 김현성은 혼례에 오지 않았고 오빠인 김건표가 누이를 데리고 서울로 왔다. 신부 김효정은 목포항에서 인천항으로 가는 여객선을 탔고 인천에서 서울로 가는 경인선 기차를 탔다. 신부는 배와 차를 번갈아 타며 계속 멀미를 했다.

서울 당주동 신랑집 마루에서 혼례가 올려졌다. 주례는 목사 김필성이 맡았다. 신부도 이미 어려서부터 교회에 나가던 신자라 교회식

---

1.   같은 음을 가진 말을 사용해 본인의 생각을 밝히고 있다. 앞의 성별이 남녀 간의 구별이라면, 뒤의 성별은 기독교에서 쓰는 말로 본다는 "신성한 일에 쓰기 위하여 보통의 것과 구별하는 일. 제사장이나 물건, 지역 따위를 구별한다."라는 뜻이다. 여기서는 '성스러운 거리距離'라는 뜻으로 쓰였다.

저녁의 참사람

으로 결혼식을 올리는 데는 의견이 일치했다. 신랑 류영모는 주례에게 예식 때 읽을 성경구절을 미리 지정해줬다고 한다. 사도 바울의 편지인 고린도전서 7장 1절에서 6절까지였다.

"남자와 여자는 관계를 맺지 않는 것이 좋습니다. 그러나 음행이 성행하고 있으니 남자는 자기 아내를, 여자는 자기 남편을 가지도록 하십시오. 남편은 아내에게 남편으로서 할 일을 다 하고 아내도 그와 같이 남편에게 아내로서 할 일을 다 하십시오. 아내는 자기 몸을 자기 마음대로 할 수 없고 오직 남편에게 맡겨야 하며 남편 또한 자기 몸을 자기 마음대로 할 수 없고 오직 아내에게 맡겨야 합니다. 서로 상대방의 요구를 거절하지 마십시오. 다만 기도에 전념하기 위해서 서로 합의하여 얼마간 떨어져 있는 것은 무방합니다. 그러나 자제하는 힘이 없어서 사탄의 유혹에 빠질지도 모르니 그 기간이 끝나면 다시 정상적인 관계로 돌아가야 합니다. 이 말은 명령이 아니라 충고입니다."

혼례를 올린 때는 1915년 9월, 늦더위가 느껴지는 초가을이었다. 혼례복으로 25세의 신랑은 무명 마고자저고리를 입었고, 22세의 신부는 옥색 치마저고리를 입었다. 김효정에게 오빠는 이렇게 말했다. "너의 남편은 훌륭한 분이다. 네가 남편의 뜻을 거스르면 너와 나 사이에 남매의 의를 칼로 자르고 소금을 치듯 끊을 것이다."

수십 년 전의 얘기를 80대의 김효정이 뚜렷하게 기억하고 있었다. 오빠의 말을 깊이 품고 평생을 살아온 것이다.

신부를 놔두고 목포행 열차를 타다

혼례식을 올린 류영모는 그 길로 호남선 목포행 열차를 타고 목포에 있는 처가로 향하였다. 신부의 부모님을 뵙기 전에는 감히 신방에 들 수 없다고 생각한 것이다. 이 상황을 전혀 모르는 신부는 신랑이 신방에 들기를 기다렸지만 밤이 늦도록 신랑이 나타나지 않았다. 그렇다고 누구에게 물어볼 수도 없었다. 다만 신랑이 행방불명이 된 셈 치고는 집안이 너무 잠잠해서 크게 불안하지는 않았다. 대체 무슨 일이 장가든 날 신부보다 더 중요한지 궁금하였다. 신식 혼례를 올렸으니 신랑이 풀어주어야 하는 족두리가 없는 것이 천만다행이었다.

옛말에 집안이 쓸쓸하면 맏딸 시집보낸 집 같다고 한다. 스물두 살이 되도록 고이고이 기른 딸을 멀리 서울로 시집보내고 부모는 쓸쓸한 마음과 온갖 걱정을 보태면서 집안을 서성거리고 있었다. 그런데 이게 누구인가. 새신랑인 사위 류영모가 목포 처갓집 대문 안으로 쑥 들어온 것이다.

두 사람은 기겁하듯 놀랐다. 겉으로 말은 못해도 '아니, 자네가 어떻게 여길?'이라고 따져 묻고 싶었을 것이다. 마땅히 서울에서 신부와 함께 있어야 할 신랑이 홍길동처럼 목포에 나타났으니 예삿일은 아니다. 사위 류영모는 집 안으로 들어서서 장인·장모에게 인사를 올렸다. "어찌 신부를 혼자 두고 이곳에 왔는가." 이렇게 묻자 류영모는 태연하게 답하였다. "장인·장모님에게 인사를 올리기 전에 어찌 신방에 들 수 있겠습니까." 이걸 나무라야 하나, 고마워해야 하나. 장인·장모는 난감한 표정으로 서로를 마주 보며 웃었다. 그리고 신랑의 손을 덥석 잡았다. "우리를 그렇게 깊이 생각해주다니 고맙구려."

장인·장모 부부는 서울에서 신부를 두고 내려온 류영모에 대해 어떻게 생각했을까. 1915년이라는 걸 생각하면, 요즘의 잣대로 해석하는 일은 어리석은 일일지도 모르겠다. 신부의 당혹감은 물론이고, 딸을 서울로 보낸 목포의 부부도 당황스럽긴 마찬가지였을 것이다. 사위를 대하는 일을 어려워하던 시절인지라, 엉뚱해 보이는 출현에도 깍듯하게 대하려 애썼을 것이다. 장모는 백년손님으로 여겨지던 사위를 위

저녁의 참사람

해 부랴부랴 음식을 준비했을 것이고, 그 시간에 장인은 별로 탐탁지 않아하던 키 작은 사위를 앞에 두고 대화를 나눴을 것이다.

사위가 배움이 높다고 하니 이것저것 물었다. "나라가 외세의 병탄에 들어갔으니 참으로 한심한 일이 되었는데 장차 어떻게 될 것 같은가?", "일본에서 공부를 하였다고 하니, 그곳에선 조선을 어떻게 보는가? 거기에서 만난 일본인들은 조선인을 어떻게 대하던가?", "서양이 물밀듯 밀려들어 오니 동양의 형세는 장차 어떻게 될 것 같은가?", "서양이 장차 더욱 동양을 노려 침탈을 할 가능성이 있는가?", "기독교나 천주교라는 서양 종교가 들어오고, 이 땅에도 유교나 노장·불교 같은 믿음들이 있는데 어느 것이 인생을 반듯하게 하고 삶과 죽음 속에서 진리를 깨닫는 데 도움이 되는 것인가?"

장인 김현성은 군수를 지낸 인물인지라 스스로도 시골에선 박학다식으로 여러 물음을 듣는 입장이기에, 내심으로 실상을 궁금해하던 질문들을 쏟아냈을 것이다. 하나하나 쉽지 않은 의문인데도, 류영모는 나직한 목소리로 당시의 최신 지식을 막힘없이 술술 풀어놓는다. 그저 마주 앉은 시간을 보내려고 던진 질문이었는데, 돌아온 대답을 들으면서 장인은 스스로 자세를 고칠 만큼 놀라고 있었다. 그러면서 속으로 생각했다. '이 사람이, 내가 지금껏 주위에서 보던 보통의 사내가 아니구나.'

대화는 오래 이어졌고, 사위의 식견 속에서 세상에 대한 새로운 안목을 느낀 장인은 문득 이런 말을 꺼낸다. "여보게, 자네 얘기들이 실상을 꿰뚫고 있고 나라의 뒷날까지 깊이 걱정하고 있는 대장부의 기개까지 느껴지게 하네. 우리 둘째 딸 숙정이가 있네. 자네 부인이 된 첫째와는 세 살 터울일세. 맏사위가 둘째의 인연도 한번 찾아주심이 어떻겠는가?"

그러면서 경탄을 이어갔다. "5척 단구短軀에서 어떻게 그런 기개와 담론이 나오는지 궁금하기까지 하네." 키가 작다는 건, 장인이 처음에 그를 마뜩치 않아 했던 이유가 아닌가. 류영모는 이렇게 말을 한다. "5척의 키나 8척의 키는 큰 차이가 있어 보이지만, 우주에 비하면 얼마나 작겠습니까. 신체의 자잘한 것에 얽매여 사람의 마음속에 들어 있는 우주를 살피지 못한다면, 그 눈이 어찌 높고 큰 것이겠습니까. 학교에 있을 때 천문학과 물리학을 배우고 가르쳐, 세상을 이루는 보다 큰 것에 대해 관심을 지니게 되니 소소한 차이들에서 마음을 쓰는 일들이 부질없게 느껴졌습니다. 그러니 단구와 생각의 크기는 아무 상관이 없는 일이 아닐까 합니다."

이 말에 호쾌한 무골인 장인의 입이 하릴없이 닫히고 말았다. 류영모는 처가의 큰 대접을 받고 귀경하는 길에 논산에 들러 관촉사 은진미륵보살입상을 구경했다. 동네 대장간에서는 솥을 만드는 장면을 구경하기도 했다. 신부를 두고 온 신랑으로선 속 터질 만큼 느긋한 행보였다. 서울의 김효정과 재회한 것은 첫날밤이 일주일이나 지난 뒤였다. 대체 왜 이토록 사랑의 입방入房을 늦췄을까. 그가 직접 이에 대해 말한 바는 없지만, 젊은 나이로 조급해지는 마음을 바로잡고 사랑의 이름을 빌린 욕망의 경솔을 제어하고자 함이었을지 모른다.

스스로 정신의 길을 찾아서 가라

류영모는 결혼 2년 뒤인 1917년에 첫아들 의상宜相을 낳았다. 1919년엔 둘째 자상自相을, 1921년엔 셋째 각상覺相을 두었다. 아들 셋의 이름에 항렬 자 상相을 빼면 의자각宜自覺이 된다. 마땅히 스스로 깨달으라. 그는 별 뜻 없이 이름을 지었다고 말했지만, 과연 그랬을까. 그가 자식들이 어떻게 자라기를 바랐는지 느껴지는 대목이다.

1926년에 낳은 딸의 이름은 월상月相이었다. 음력 보름에 낳았기 때문이었다. 자식들의 이름을 모두 이어보면 의자각월宜自覺月이다. '마땅히 스스로 깨달아 달처럼 환해져라', 이렇게 의미를 부여할 수 있다. 스스로 깨달아 달처럼 환해지는 일은 부모가 만들어주는 것이 아니다. 그리고 그것은 핏줄에 대한 애착을 담은 말도 아니다. 태어난 이상 스스로 그 정신의 길을 찾아서 가야 한다는 진정 어린 애정의 충고다.

류영모는 자식을 잘 길러 훌륭하게 만들겠다는 생각이 어리석다고 보았다. 자식은 결국 육신이 품는 희망일 뿐이다. 후손이 끊어질 것을 고민하던 나라가 결국 어떻게 되었느냐고 묻는다. 정신이 끊어지지 않아야 나라가 산다. 정신을 이어주는 것이 육신을 이어주는 것보다 낫다. 이런 면모를 생각해보면, 아이들의 이름 속에 넣은 '의자각월'은 '정신 잇기'의 염원이었을 것이다. 육신으로는 내가 낳았지만 정신으로 거듭나는 것은 너희 스스로 하늘의 아버지에게로 나아가 해야 할 일이다. 그것이 마땅히 스스로 깨달아 돋아 오르는 달이 아닌가.

류영모의 결혼생활은 담담하고 아름다웠다. 김효정과 회혼回婚을 넘기며 백년해로했다. 한편 류영모의 처가, 즉 김효정 친정집안의 뒷날을 훑어보면 다음과 같다.

류영모의 처남 김건표는 뒤에 서울에 와서 살았다. 만년에는 출판사에서 청탁하는 외국서적을 번역하는 일을 하였다. 출판사와 인연을 맺고 일을 하는 처남의 권고로 당시의 도량형에 관한 책을 편술하여 이름을 '메트르'라 하였다. 류영모는 처남을 돕겠다는 생각으로 그 일을 하였던 것인데, 나중엔 아예 개성사開成社라는 출판사를 열게 됐다. 개성開成이란 《역경易經》의 '계사繫辭' 상편에 나오는 개물성무開物成務, 만물의 뜻을 열어 천하의 일을 성취함을 뜻한다.

'메트르'를 판매하기 시작했을 때 다른 출판사의 일본 사람이 자사 출판 서적을 표절하였다고 소송을 제기했다. 도량형의 원기原器를 실은 것을 트집 잡은 것이었다. 도량형의 원기는 인류 공동의 표준기기로 표절이라 할 수 없다. 하지만 당시는 일제강점기요, 일본 사람이 건 소송이라 패소하였다. 개성사는 책도 내보지 못한 채 그만두었다.

김건표는 자녀를 못 두었기에 류영모 처가의 손孫은 끊어졌다. 김건표의 아내는 90세가 넘도록 장수하였다. 류영모가 사준 땅에 지은 전주 동광원에서 살다 돌아갔다. 처제 김숙정은 혼인하여 오류동에서 거주했다.

6. 하루 한 끼, 일일일식

1941년 2월 17일, 51세의 류영모는 지어 놓은 아침밥을 먹지 않고 저녁밥만 먹기로 했다. 하루에 한 끼씩만 먹기로 한 것이다. 이튿날인 2월 18일 아침에는 온가족을 모아놓고 놀라운 선언을 했다.

"시작을 하였으면 마침이 있어야 합니다. 남녀가 혼인을 맺었으면 혼인을 풀어야 합니다. 부부가 혼인생활은 하되 성생활은 끊어야 합니다. 오늘이 나의 해혼일解婚日입니다. 해혼은 혼인생활조차 끝내는 이혼과는 다릅니다."

일일일식一日一食을 시작하면서, 그와 동시에 해혼을 선언한 까닭은 무엇일까. 끼니를 파격적으로 줄이는 일이 단순한 식생활의 변경이 아니라, 몸나를 움직이는 두 개의 축인 식색食色을 동시에 죽이는 비장한 수행의 시작이었기 때문이다. 먹는 욕망을 채우는 일과 성적 욕망을 채우는 일은 육신에 복무하는 인간의 '짐승행위'의 핵심이다. 마음의 불을 끄면 몸의 불이 자연히 꺼진다. 일일일식은 단수斷水의 시작이었고, 해혼은 단전斷電의 시작이었다. 류영모가 말한 '몸나가 죽어야 얼나가 산다.'는 것은 이 실천의 궁행窮行이었다.

류영모는 말했다. "식사食事는 장사葬事다." 뭔가를 먹는 일은 뭔가를 초상 치르는 일이란 얘기다. 무엇인가를 집어넣는 우리의 입은 식물과 동물의 시체가 들어가는 문이다. 우리는 우리가 죽인 것들을 먹으며 산다. 물론 아예 먹지 않으면 사람이 죽는다. 안 먹고는 살 수가 없다. 하지만 너무 많이 먹는다.

류영모는 1941년 2월 17일부터 하루에 저녁 한 끼씩만 먹었는데 며칠이 지나자 얼굴이 수척해지고 얼굴색이 누렇게 변하였다. 아는 사람을 만나면 인사말이 어디 아프냐고 물었다. 하루 한 끼씩 먹은 후 석 달이 지나자 여느 때의 안색으로 돌아왔다. 석 달 동안이 고비였다. 그 뒤로는 하루에 한 끼씩 먹고도 활동에 아무런 지장이 없을 뿐 아니라 오히려 몸이 더 가벼웠다.

류영모는 일일일식에 자신이 섰다. 그리하여 벽제 됫박고개 너머 고양과 의정부 경계에 있는 조부 산소까지 다녀오기로 하였다. 왕복 40킬로미터가량 되는 백리 길이다. 그때가 5월이라 해는 짧지 않아 당일로 거뜬히 다녀왔다. 아침이 밝자마자 집을 나서서 어둡기 전에 집으로 돌아왔다. 구기리 입구에 세검정 냇물이 흐르고 있어 손발을 씻었는데 물밑이 환히 들여다보였다.

류영모는 하루에 한 끼씩 먹기 전 얼마 동안 날콩을 물에 불려서 수시로 먹는 생식을 한 일이 있다. 그 전에 이미 하루에 두 끼씩만 먹은 적이 있다. 경신학교에 다닐 때 점심 도시락을 가지고 다니기 싫어서 하루에 두 끼씩 먹었다. 하루에 한 끼씩 먹는다고 특별히 많이 먹지는 않았다. 그리고 소화되는 데 시간이 걸리는 찰떡과 찰밥, 고구마 같은 먹거리를 좋아하였다.

류영모는 말하였다. "모든 잘못은 인생을 맛으로 살려는 때문이라고 끊어 말할 수 있습니다. 맛으로 사는 이는 식사나 방사房事를 호기욕好奇欲의 대상으로만 여겨서 육체적 본능의 욕구를 만족하고 향락하는 기회로만 여깁니다. 그리하여 그 틈을 타고 싶고, 꾀를 부려 얻고자 미칩니다. 맛으로 살려는 이는 짐승이 되어 꿈틀거리는 꼴을 그려보고 미칩니다. 어떤 이는 류영모가 하루 한 끼만 먹는다니 아마 입맛이 없어 그런 게지 할는지 몰라도, 입맛이 없어지면 죽어야지 입맛도 없는 사람이 살기는 무슨 염치로 삽니까? 어떤 이는 대접으로 술을 하라고 하고, 술을 못한다면 맥주로 하라고 하고, 맥주도 싫다면 사이다를 마시라고 합니다. 사이다 생각도 없다면 차를 마시라 하고, 차도 안 한다면 냉수라도 마시라고 합니다. 그러나 냉수도 안 마셔야 합니다. 목이 자주 마른 이는 목마른 것부터 고쳐야 합니다."

류영모는 1941년 2월 17일부터 일일일식을 시작하여 1981년 2월 3일 세상을 떠날 때까지 40년 동안 지켰다. 1950년, 광주에 있는 동광원에 머무를 내 일이나. 소망실이라는 결핵요양원이 있었다. 그곳을 심방하였을 때 환자가 감을 한 개 내놓자 받아먹었다. 먹고 싶어 먹은 게 아니라, 건네는 마음에 응대를 한 것이다. 아주 특별한 경우였다.

끼니는 '끊이'에서 나온 말이다

류영모는 끼니라는 말을 새로이 풀이했다. "사람이 밥 먹고 잠자는 것을 바로 알기란 어렵습니다. 더욱이 바로하기란 참으로 어렵습니다. 밥을 먹는 데는 마디節가 있어야 합니다. 끼니란 끊이란 뜻으로 끊었다 잇는다는 뜻입니다. 줄곧 먹어서는 안 됩니다. 끊었다가 먹어야 합니다. 그런데 사람들은 사기가 성한 것도 몇 날이 못 가서 그대로 못하고 맙니다."

짐승을 길들이는 데는 적당하게 굶기고 먹여야 한다. 우리의 몸도 짐승이다. 몸이 제멋대로 설치지 않게 하려면 몸을 알맞게 절제를 시키지 않으면 안 된다. 초상집과 제사에 대해 말할 때도 절제가 핵심이었다. "나는 초상집에 갈 때는 금식을 하고 갑니다. 돌아간 분을 추도하기 위하여 금식을 합니다. 음식을 대접하고 대접받는 것이 추도가 아닙니다. 나는 아버지, 어머니가 돌아가신 날은 금식을 하고 제사는 안 지냅니다. 제사에 쓸 돈을 이웃에 어려운 이를 돕습니다."

류영모는 그 밖에 신앙적인 이유로 5일, 7일, 11일 동안 여러 차례 단식을 하였다. 그 가운데 11일 동안 단식한 것이 가장 긴 단식이었다. 류영모의 단식은 그가 존경하던 마하트마 간디로부터 영향을 받은 것이었다. 간디는 영국과 싸우고 민중을 깨우치는 방편으로 단식을 사용하였다.[2] 1957년 2월 1일 류영모는 서울YMCA회관에서 마하트마 간디 기념 강연회에 5일 동안 단식을 하고도 어느 강사보다도 힘 있고 감동적인 강연을 하였다.

"우리가 본연의 나인 참나眞我를 모르고서 어떻게 하느님을 알 수 있겠습니까? 참나를 모르고서 어떻게 이 사회에 사랑이 깃들 수 있겠습니까? 사랑이 있어야 이 사회는 유기체로 돌아갈 수 있는데 참나를 모르고 있는 사회가 유기체가 될 수 없습니다. 어디가 아픈 곳인지, 어디가 쓰린 곳인지, 어디가 가려운 곳인지, 어디가 한스러운 곳인지 전혀 모르면서 어떻게 사회가 유기체로 돌아갈 수 있겠습니까? 나의 진면목을 더듬어 보았습니다. 지난 1월 27일에 특별한 감상을 얻었습니

---

2. 간디는 남아프리카에 있던 1913년 처음 일주일 동안 단식한 것을 시작으로 평생에 걸쳐 17차례에 걸쳐 비폭력 투쟁의 방식으로 단식을 선택하였다. 짧게는 3일 동안 한 것도 있지만 3주, 21일 동안 한 것도 세 차례나 되었다. 마지막 단식은 78세이던 1948년 1월에 행한 6일 동안의 단식으로 힌두교와 이슬람교로 갈라지는 인도의 현실에 경고를 하기 위해서였다.

다. 이 감상을 계속해서 생각해야겠다고 해서 그날 밤을 지새우며 생각한 끝에 단식을 결심했습니다. 오늘까지 만 닷새가 되는데 언제까지 계속될지는 아직 모르겠습니다."

류영모는 이날의 일을 일기에 적었다. "120시간 숨만 쉬고 몇 시간 설교하니 입술이 마른다. 물을 먹고 자고 일어난 오늘은 퍽 피곤이 풀린다. 바람이 양식이요, 물이 양식인 것을 깨닫는다. 낟알이 양식이거니 고기, 야채를 생각하는 것은 숨결과 물이 밑바탕 됨을 잊어버린 것이다."

류영모의 오랜 제자인 김흥호는 류영모의 단식하는 모습을 이렇게 그렸다. "선생님이 두 주가 되도록 물 한 방울 잡숫지 않고 금식하면서 YMCA에 나오신 일이 있다. 선생님의 눈시울이 우묵 들어가고 안색이 아주 좋지 않았다. 그럴 때는 사모님이 언제나 뒤따랐다. 선생님은 칠판에 '단식하는 사람 앞에서는 생심한 것이 사라진다斷食人前生心消'라는 긴 말을 걸어 놓고 단식 동안의 체험을 자세하게 말씀해주었다. 그때 앵두기 흰 칠인데 앵두를 먹지 않고 보기만 해도 그대로 먹는 것 같은 느낌이라고 말하였다."

100년 비만문명을 꾸짖는 영성의 만찬

류영모가 실천한 '하루 한 끼'는 오직 인간이 지닌 짐승의 욕망을 극복하고 절제함으로써 영성에 집중하는 힘을 얻고자 하는 방편이며, 얼나 사상을 실천하는 수행이었다. 영성에 대해 절박한 궁리를 하여 마침내 만물의 조화를 터득하는 길에, 스스로의 '도시락'을 그런 방식으로 싼 것이다. '한 끼 건강식'을 실천하려는 부류와는 애당초 다른 차별점이다. 류영모는 학교에 다니던 시절 도시락을 가지고 다니지 않았다고 한다. 이미 하루 두 끼를 수십 년간 실천하고 있었다. 따라서 그의 하루 한 끼는 그 단계를 높인 것에 불과한 것이었는지 모른다.

사람이 짐승과 다른 점이 무엇인가. 먹는 것에 대한 욕망과 교접하고자 하는 욕망은 짐승에게도 고스란히 있다. 그것을 제외해야 짐승과 다른 '인간'의 면모를 찾을 수 있다. 류영모는 이 문제에 대해 깊은 성찰을 계속했고, '금식금색禁食禁色'이 짐승을 면할 수 있는 유일한 길임을 깨닫는다. 세상의 모든 동력을 이루는 욕망에서 벗어나야 하느님을 내 안에 들일 수 있다고 믿은 것이다.

먹는 욕망은 부富에 대한 환상을 불렀고, 색욕은 귀貴에 대한 망념을 키웠다. 부귀란 식욕과 색욕의 변형이며, 부귀영화는 식욕과 색욕을 마음껏 누리고픈 마음의 너울일 뿐이라고 생각했다. 세상에는 그것 외에 무엇이 더 필요한가를 묻는 현세주의자들이 넘친다. 그들에게 부족한 것은 삶과 죽음을 관통하여 짐승을 벗어나는 초월의 길이라고 할 수 있다. 류영모의 한 끼는 '영성의 만찬'이었다.

금식금색을 선언했을 때 그는 단색斷色은 가능했으나 단식은 지속가능하지 않음을 알았기에 부득이 하루 한 끼를 먹기로 했다. 일일불이식기一日不二食飢란 말이 있다. 하루 두 끼를 못 먹으면 굶주리는 것과 다름없다는 것이니, 한 끼는 '단식'에 준하는 최소한의 생존식사라고 할 수 있다.

밥을 먹지 않을 수 없지만, 밥에 매달려서는 안 된다는 것이 '한끼 사상'의 핵심이다. 먹어야 사는 것은 몸일 뿐이며, 안 먹어야 사는 것은 정신이다. 그는 가끔 금식을 하면서 육신과 정신의 대화를 느끼곤 했다. 죽음 앞에서도 그는 금식을 했다. 부모가 돌아갔을 때도 그랬고, 상가에 갔을 때도 그랬고, 제삿날에도 그랬다. 먹거리를 돌려 대접을 하는 것은 죽은 자에 대한 예의가 아니다. 하지만 다석은 자신의 다른 수행방식이나 깨달음에 대한 것과 마찬가지로 하루 한 끼를 다른 이에게 강제한 적은 한 번도 없었다. 오로지 '자율일식自律一食'이었다. 류영모는 자신의 일일일식을 건강식으로 제안할 뜻도 없었고 남들에게 굳이 따르라고 권하지 않았다. 타율적인 금식은 오히려 반대를 했다.

하루 세 끼는 짐승의 식사, 두 끼는 사람의 식사, 한 끼는 신선의 식사다. 류영모가 하루 한 끼를 실천하면서 했던 말이다. 사람답다는 말이 있다. 짐승과 같음을 면했다는 뜻이다. 짐승은 오직 두 가지 욕망을 충족하기 위해서 산다. 배고프면 먹는 것 그리고 짝을 만나 교접을 하는 것. 식색은 생명체가 저마다 하는 것이라고 볼 수 있다.

확실히 과식하면 숨 쉬기가 불편하다. 그것은 신의 뜻에 합당하게 먹지 않았다는 의미가 된다. 신에게 불경한 것이다. 제사 음식을 내가 훔쳤으니, 어떻게 신이 부여한 숨길과 숨결을 제대로 유지할 수 있겠는가. 먹는 것이 흐뭇함이 아니라 먹지 않는 거기에 흐뭇함이 있다. 짐승을 길들이는 데는 알맞게 굶기고 먹여야 한다. 우리의 몸도 짐승인 만큼 몸이 함부로 욕망을 내고 제멋대로 설치지 않도록 알맞게 절세시켜야 한다는 것이 그의 오롯한 생각이었다.

류영모를 본받아 일일일식을 시도하는 이가 많았다. 함석헌, 김흥호, 서완근, 박동호는 하루 한 끼에 성공했고 염낙준, 주규식, 아들 류자상은 하루 두 끼를 먹었다.

과학으로도 증명된 하루 한 끼

2012년쯤에 절식節食 바람이 불었을 때, 류영모의 하루 한 끼가 새삼 부각된 적이 있었다. 그의 '한끼사상'을 읽어낸 게 아니라 그의 한 끼의 '과학적 비밀'을 찾아낸 것이라 아이러니하지만, 류영모의 실천이 과학직 이지에도 한 치 틀림이 없음을 입증했다 할 만하다.

일본의 의사인 이시하라 유미는《하루 한 끼 공복의 힘》이라는 책을 냈다. 나가사키대학병원 혈액과에서 근무했던 그는 공복이 몸의 자연치유력을 높이는 것을 발견했다. 배가 고플 때 백혈구들이 더 활발히 움직여 몸속의 세균을 잡아먹는다는 것이다.

혈액의 오염이 질병의 근원이라는 동양의학의 관점을 받아들인 그는 과식과 운동부족 그리고 스트레스가 혈액 오염을 부른다고 지적했다. 암 질병도 혈액 오염이라고 한다. 특히 과식은 몸에는 익숙하지 않은 것이어서 여분의 영양분을 처리하기 위해 과부하가 걸릴 수밖에 없다고 말한다.

역시 일본의 의사인 나구모 요시노리의《1일 1식: 내 몸을 살리는 52일 공복 프로젝트》도 관심을 끌었다. 그는 배에서 꼬르륵 소리가 한 번 들리면 내장 지방이 연소한다는 의미이고, 두 번 들리면 외모가 젊어진다는 뜻이며, 세 번 들리면 혈관이 젊어진다는 것이라고 구체적인 효과를 거론하며 하루 한 끼 건강론을 전파했다.

성인병이라 불리는 당뇨·고혈압·위장병·뇌졸중·암은 생활습관 질병이라고도 불리는데, 생활습관 중의 핵심은 식습관이다. 영양을 계속 섭취해야 건강하다는 낡은 생각이 질병을 부른다는 얘기다. 나구모는 10여 년간 1일 1식을 실천하면서 체험과 의학적 근거를 바탕으로 1일 1식이 우리 몸에 맞는 최적의 식사법이라고 주장했다. 한국의 류영모가 이미 80년 전에 실천하고 터득했던 진리를 뒤늦게나마 정리한 셈이다.

영국의 노화 연구진은 쥐의 음식물 섭취량을 40% 줄이니 수명이 30% 늘어났다고 발표하기도 했다. 쥐의 수명을 인간의 삶으로 환산하면 20년 정도의 시간이다. 장수 유전자인 시르투인은 '공복'에 작동을 한다. 신이 인간의 수명을 위해 만들어 놓은 유전자를 인간이 과식으로 무력화시켜 버린 것이다.

이렇게 된 것도 오래되지 않았다. 우리가 하루 세 끼를 먹은 것은 대개 100년도 되지 않기 때문이다. 인간이 내장 지방을 저장하는 까닭은 혹독한 추위에서 '지방'을 태워 연소함으로써 체온을 유지할 수 있도록 하기 위함이었다. 이제 추위를 잘 막을 수 있게 되었는데, 지방은 그저 쓸모없이 잔뜩 쌓이게 만들었다. 류영모가 '신의 제사'로 경고한 것이 과학적으로는 이런 의미를 담고 있다. 신의 제사를 인간의 탐욕을 위해 거침없이 쓴 결과 그 후환을 당하는 것이다. 비만으로 인한 질병은 신의 경고라고 할 수 있다.

7. 몸을 바꾸다

앞서 말한 것처럼 1941년 2월 18일 아침에 온 가족을 모아놓고 류영모는 아내 김효정과의 해혼을 선언했다. 결혼을 하였으니 그것을 푸는 '해혼'이 필요하다는 것이었다. 해혼은 부부 간의 성생활을 끊는 것이다. 남녀의 육체적인 결합을 푼다는 말이다. 부부가 갈라서는 이혼과는 다른 개념이다. 최근 졸혼卒婚이라는 말이 떠오르고 있는데, 이 말의 뜻은 결혼행위를 졸업했다는 의미다. 이것은 이혼이 지니고 있는 결별이나 불화와 같은 부정적인 뉘앙스를 누그러뜨리고자 함이며 별거를 미화하는 의미에 가깝다. 해혼은 별거가 아니라 동거를 하고 사랑을 하되 육체적인 결합만을 금욕하는 관계다. 이 금욕이야말로 류영모가 주목한 점이다.

　해혼을 선언한 날은 하루 한 끼 식사를 선언한 다음 날이었다. 두 가지를 연이어 발표한 까닭은, 그 두 가지가 인간이 짐승으로 사는 욕망의 핵심이었기 때문이다. 그는 식생활과 성생활을 금욕 수준으로 절제함으로써 신을 향한 수행의 수준을 높이고자 했다. 그날 류영모와 김효정 부부의 방 한가운데에 긴 책상이 놓여졌다. 방은 옛 두 칸짜리 방으로, 폭이 2.4미터 정도였고 길이는 4.6미터쯤 되었다. 그 한복판에 책상 장벽이 놓인 것이다. 하룻밤을 자도 만리장성을 쌓는다는 말이, 류영모 부부에게는 아주 다른 의미가 되었다.

류영모는 남녀 사랑에서 신을 사랑하는 것을 배울 수 있다고 말했다. 진짜 이성異性은 하느님뿐이며 사람은 모두가 상대적으로 동성이라고 할 수 있다는 것이다. 이성이란 바로 상대성과 절대성이며 이것이 인간과 신의 진정한 '이성관계'라는 게 다석의 생각이었다.

"사람은 남녀의 맛이 아니라 남녀의 뜻을 읽어야 합니다. 남녀의 뜻은 신의 거룩함을 깨닫게 하는 것입니다. 남녀의 사랑이 신의 사랑에까지 도달할 때 영원한 사랑이 되는 것입니다. 부부의 사랑을 천국까지 끌고 갈 순 없지만, 부부의 사랑을 천국의 사랑으로 끌어올릴 수는 있습니다."

류영모가 식색과의 싸움을 시작한 것은 북한산 아래에서 은거생활을 시작한 지 5년이 지나서였다. 그는 전원의 한적한 취향을 누리기 위해 산 속으로 들어온 것이 아니었다. 다석은 5년 동안 산 속 생활을 거치며 궁신지화窮神知化에 이르렀다. 궁신지화란 신을 궁극적으로 깨달아 감으로써 인간과 만물이 생성·소멸하는 이치를 알게 되는 것이다. 또한 궁신지화는 육신이 지니고 있는 짐승의 성질을 내려놓고 얼나로 직진하는 정신의 조짐이기도 하다. 일일일식과 해혼을 잇따라 선언한 것은 강력한 수행의 단계로 진입하는 선언이었다. 식욕과 색욕은 인간이라면 누구에게나 만만치 않은 존재다. 잠깐의 절제는 할 수 있지만, 평생을 통틀어 그것을 실천하겠다는 서원誓願을 세우는 것은 삶의 전체를 바꾸는 결단이다.

류영모는 대체 왜 이 인간의 기본적인 욕망이라고도 볼 수 있는 것들을 이토록 단호하게 끊고자 했을까. 뜻밖에도 이 질문에 대한 답을 그리스의 한 철학자로부터 얻는다. 에피쿠로스는 인간이 쾌락을 추구하지만, 쾌락이 완성되지 못하는 이유에 대해 이렇게 설명했다.

"쾌락은 자연적인 욕망의 충족이지 그것을 넘어선 과욕이 아니다. 가짜 식욕과 색욕을 경계하라. 생존을 위해 꼭 필요한 식사와 사랑으로 일어난 진정한 섹스 외에는 하지 말라. 빵 몇 조각, 물 몇 모금 정도의 욕구 충족이면 충분하다. 이것저것 먹고 싶은 것은 가짜다. 결핍으로 인한 고통이 일단 사라지면 육체적 쾌락은 존재하지 않는다. 그런데 왜 욕망을 부리는가. 그때의 욕망은 쾌락의 형태를 바꿔서 지속하려는 행위다. 이 변태적 욕망은 본능적인 욕망과는 다르며, 마음이 만들어 낸 것이다. 삶을 위한 것이 아니라 다른 것을 추구하기 위해 몸을 이용하고 있는 것일 뿐이다."

류영모는 자신의 '단색'에 대해 이렇게 말했다. "남녀의 정사를 쾌락이라고 하지만 대개 어리석은 짓입니다. 나도 50세까지 범방(犯房; 성생활)을 했으나 이후엔 아주 끊었습니다. 아기 낳고 하던 일이 꼭 전생에 하던 일같이 생각됩니다. 물론 정욕이 없어서 그런 건 아닙니다."

톨스토이와 간디의 금욕 생활

레프 톨스토이와 마하트마 간디의 금욕 수행 또한 류영모에게 깊은 영감을 주었던 것 같다. 톨스토이는 류영모보다 62년 위였기에 청년기에도 그의 저서를 접할 수 있었다. 스물한 살 더 많은 간디의 자서전이 출간된 것은 1927년이었다. 늦어도 40대 때에는 그의 책을 읽었을 가능성이 크다.

톨스토이는 젊을 때 여러 가지 성적 일탈을 범했다고 스스로 고백하고 참회하면서 이런 말을 했다. "결혼한 부부의 성교는 간음이 아니라고 할 수 있다. 하지만 아내일지라도 단순히 성욕의 만족을 위한 성교는 죄악이라는 생각에 일리가 있다. 인류를 존속시킬 수 있을 정도의 성교는 정당하다고 하지 않을 수 없다. 아내와의 성교라도 정신적인 사랑 없이, 또 시기를 무시한 채 육욕을 위해 행하는 것이라면 간음이라고 보는 게 옳다. 아기의 출생을 목적으로 정신적인 사랑을 가지고 이뤄지는 아내와의 성교만은 죄가 아니다. 그것은 신의 뜻이다."

간디는 이렇게 생각했다. "결혼은 인생에서 자연스런 것이며 품위를 떨어뜨리는 일이 아니다. 결혼은 신성한 정화淨化의 의식이다. 결혼 이후 혼인생활을 유지하며 자제의 생활을 보내는 것이야말로 이상적이다." 간디는 37세에 금욕생활에 들어간다. 1906년의 일이었다.

"최후의 결심을 할 때는 참으로 힘이 들었다. 나에게는 있어야 할 힘이 없는 것 같았다. 욕정을 어떻게 누를 것인가. 아내와 육체관계 없이 지내는 것이 이상하게 여겨지기도 했다. 하지만 나를 붙들어주는 신의 뜻을 믿고 이것을 시작했다. 그 맹세를 한 지 20년이 됐다. 56세가 된 지금도 그것이 얼마나 힘든 일인지 잘 알고 있다. 브라마차랴(금욕)를 지키는 것은 칼날 위를 걷는 것과 같다. 매 순간 그 사실을 뼈저리게 느끼며 영원한 경각심으로 살아가야 한다."

간디는 13세에 결혼해 37세에 금욕에 들어갔다. 25년간 성생활을 한 것이다. 류영모는 25세에 결혼해 51세에 해혼 선언을 했다. 성생활을 한 것은 26년간이었다. 류영모는 간디가 영원한 경각심으로 살았다고 고백한 그 대목에서 보다 투철한 실행을 위해 부부 안방 공간을 둘로 나누는 명시적인 금욕을 표방하지 않았을까.

류영모는 남녀의 교합에 대한 욕망을 '성욕'이라고 말하는 것에 대해 강력하게 비판했다. 그건 성욕이 아니라 육욕肉慾, 색욕色慾 혹은 수욕獸慾이라고 불러야 한다는 것이다. 성性은 신이 주시는 영원한 생명인 천명을 가리킬 뿐이다. 중용에 '天命之謂性', 즉 천명을 일컬어 성이라고 한다고 했다. 세상의 음란한 행위나 마음에 쓰이는 '성'이라는 말은 그 신의 생명을 모독하고 있는 셈이다.

하지만 그는 자식들이나 제자들에게 자신의 생각을 강요하지는 않았다. 아들 의상과 자상은 40이 넘어서 결혼을 했고, 제자들 가운데 독신으로 산 사람은 없었다. 딸 월상도 결혼을 했다. 결혼식 때는 아버지 류영모가 직접 주례를 서기도 했다. 집안에서 혼인식을 했는데, 신랑·신부를 방안에 나란히 앉히고는 "오늘부터 두 사람이 손잡고 함께 나아가게 되었습니다."라고 간결한 성혼 선언을 했다. 이 엄격한 금욕주의자의 주례, 그의 마음속에 어떤 생각이 오갔을까.

널판 위에서 사는 사람

식색을 끊기로 한 일은 '몸'을 바꿔보기로 한 것이다. 삶의 주인 노릇을 하려는 몸을 삶의 수족手足으로 길들이려는 것이었다. 삶의 주인은 따로 있으니, 식욕과 색욕으로 나를 더 이상 움직이지 말라. '식'을 죽이고 '색'을 죽이겠다고 선언한 것이다. 식색을 죽이는 것은 몸을 죽이겠다는 말과 다름없다. 하루 이틀, 한 달 두 달이라면 실없는 호언일 수 있지만, 이후 평생이었던 40년이라면 극기克己에 이른 것이다. 류영모는 이렇게 말했다.

"왜 밥을 못 잊을까? 죽을까 봐 그런 것이다. 죽음을 무서워하는 육체적 생각을 내던져야 한다. 죽음을 두려워하는, 죽음의 종이 되지 말아야 한다. 죽음이 무서워 몸에 매여 종노릇 하는 모든 이를 놓아주려 하는 것이 신의 말씀이다. 종교의 핵심은 죽음이다. 죽는 연습이 철학이요 죽음을 이기자는 것이 종교다. 죽는 연습은 영원한 생명을 기르기 위해서이다. 단식하고 단색하는 것이 죽는 연습이다. 진실로 산다는 것은 육체를 먹고 정신이 사는 것이다. 단식하는 것은 내 몸을 내가 먹는 것이다. 몸으로 죽는 연습이 얼로 부활하는 연습이다."

그러나 그것은 단지 시작일 뿐, 몸을 넘는 일은 호락호락하지 않다. 몸이 가장 두려워하는 것이 뭘까. 제 육신이 활동을 멈추는 죽음이다. 식색을 금하는 일은 몸의 요구를 낮추는 일이지만, 몸이 느끼는 숱한 공포와 불안은 어떻게 할 것인가. 죽음이 무엇인지 시시각각으로 깨닫는 일이야말로 몸나의 한계를 벗는 정신처방이 아닐 수 없다. 육신을 지닌 자, 살아 있는 자가 어떻게 죽음과 적극적으로 대면할 수 있을까.

금식·금색의 51세를 보낸 그는 그 이듬해인 1942년에 몸이 기거하는 방식을 바꿔 버린다. 이것은 식색의 단절보다 훨씬 더 직접적이며 시시각각의 삶의 조건을 바꾸는 것이었다. 52세의 류영모는 안방 윗목에다 잣나무 널판을 들여놓았다. 널판은 관 속 바닥에 깔아 시신을 고정시기는 판자다. 당시 시장에 가면 조선시대 왕속이 쓰던 옹제동 구사니숲의 100년 된 소나무와 잣나무 널판 재목이 팔리고 있었다. 이종조카에게 부탁해서 그중 하나를 샀다. 잣나무 판의 두께는 세 치였고 폭은 석 자, 길이는 일곱 자였다. 그것을 닦아 널판으로 만들었다. 널판으로 만들었으나 관 속에 넣으려고 만든 건 아니다. 상징적인 죽음의 공간을 사는 자리에 만들어 놓은 것이다.

널판을 다른 말로 칠성판七星板이라 불렀다. 북두칠성을 본떠 7개의 구멍이 뚫려 있는 판으로, 주검을 목욕시키고 옷을 입히는 염습殮襲을 거친 시신을 눕히는 자리다. 칠성신앙은 전통 신앙과 도교 신앙이 서로 섞인 것으로, 널판에 북두칠성을 만든 것은 죽은 자의 명복을 비는 기원이 담겨 있다. '칠성판을 등에 졌다.'는 말은 죽어서 관에 들어갔다는 의미다. 남들은 죽어서 칠성판을 등에 졌지만, 류영모는 살아서 그것을 밤마다 지고 잠을 잤다.

　　낮에는 칠성판을 방석 삼아 꿇어앉아 있고 밤에는 거기에서 잠을 자니, 낮에는 살아났다가 밤에는 죽는 형상이 아닐 수 없다. 이 전무후무한 기행奇行을 죽을 때까지 일관했다. 사람이 이렇게 산 경우가 인류 역사에 또 있을까. 대체 그는 왜 이런 섬뜩하고 불편한 기거를 자초했을까. 다석은 〈백판거사柏板居士〉를 지어 잣나무 널판에 사는 사람의 모습을 시로 남겼다.

　　晨兀夕展屈伸狀
　　새벽에 벌떡 저녁엔 쭈욱 굽히고 펴는 모습
　　三十星霜柳老潤
　　삼십년 별과 서리 맞아 류씨 늙은이 빛깔 좋네
　　自初至終運年輪
　　나이테를 움직인 자초지종은
　　百世生成柏子板
　　오래도록 나고 자란 잣나무 널판에 있네

　　류영모는 어린 시절 몸이 연약하고 왜소해서 의사로부터 "오래 살지 못할 것"이란 얘길 들었다. 의사의 이 예언을 평생 잊을 수가 없었다. 언제고 죽음을 맞을 수 있을 것 같은 하루하루를 사는 기분을 느꼈다. 이 시는 칠십 수를 넘긴 뒤에 썼을 것이다. 1942년에 시작한 널판 생활을 한 지 30년이 지났지만 여전히 생기가 흐른다柳老潤는 자기 진단을 하고 있다.

다석은 자신을 '백판거사'라고 자호自號했다. 그 긴 시간 동안 아침에
벌떡 일어나고 저녁에 쭉 뻗어 자는 신올석전晨兀夕展을 거듭했으니
백판과 자신이 드디어 일심동체처럼 여겨질 만하다. 백판에서 식민
지 최악의 시기를 건너 해방을 맞았고, 한국전쟁의 난리를 겪었으며,
4·19혁명과 5·16쿠데타를 겪었다. 군사정권의 곡절과 제자 류달영이
기획한 새마을운동과 근대화를 지켜보았다. 서른 해의 성상이 백판 위
에 아로새겨진 셈이다.

　류영모는 백판생활을 이야기할 때 '등뼈론'을 말했다. 등뼈는 설
때는 기둥 역할을 하고 엎드리면 용마루 역할을 한다. 사람이나 짐승
이 필요로 하는 유기물질을 보관하는 창고이기도 하다. 등뼈 속에는
온몸의 여러 기관과 뇌를 이어주는 신경조직이 들어 있다. 등뼈만 잘
간수해도 건강을 지킬 수 있다고 한다. 짐승은 기어 다니므로 등뼈에
부담을 덜 주지만, 사람은 기립 생활을 하기 때문에 등뼈에 부담을 많
이 줄 수밖에 없다. 척추니스크에 쉽게 쓸리는 까닭은 여기에 있다. 경
추, 흉추, 요추 가운데 요추(허리등뼈)에 이상이 잘 일어난다. 이 등뼈를
꼿꼿이 바르게 간직하는 게 그래서 중요하다. 낮에 활동을 하다 보면
등뼈가 굽어지기 쉽다. 그래서 밤에 잘 때는 딱딱한 나무판 위에 누워
서 비뚤어진 등뼈를 펴주어야 한다는 게 그의 지론이었다.

　류영모는 사람의 몸은 악기와 같다고 했다. 옛사람들은 음악을
율려律呂라고 했는데, 그때의 여呂자가 등뼈를 표현한 글자라고 한다.
악기가 제대로 소리를 내려면 조율이 되어 있어야 하듯이, 사람의 몸
또한 등뼈를 중심으로 잘 조율이 되어 있어야 신이 인간이란 악기를
탈 때 아름다운 소리를 낼 수 있지 않겠느냐고 했다. 그러고 보니 '몸'이
란 글자도 등뼈악기 '여呂'와 닮아 있으니 묘하다.

널판에서 잠을 잔 까닭은 허리를 보호하기 위한 이유도 있었다. 어린 시절부터 골골했던 까닭은 허리가 약한 데 있었고, 그는 의식적으로 허리를 꼿꼿하게 펴며 바른 자세를 잡으려 애를 썼다. 백판생활을 하기 한 해 전인 1941년 8월, 류영모는 아카시아나무 울타리 가지를 치다가 사다리에서 떨어져 허리를 크게 다쳤다. 허리에 대한 경각심을 가지게 된 계기였을 것이다. 딱딱한 나무 바닥에서 자야겠다는 생각을 한 것에 저 날의 사고도 한몫했을지 모른다. 그는 처음엔 반원半圓으로 된 나무 베개를 베었으나 나중엔 그것마저 없이 잤다. 나이가 많아지면서 겨울에만 담요 한 장을 깔았을 뿐이다.

류영모의 북한산 뇌곡산장牢谷山莊을 방문한 이들은 칠성판 위에 꼿꼿이 앉아 있는 사람을 보고 속으로 기겁을 했다. 죽은 사람이 살아나 널판 위에 앉은 꼴이었다. 하기야 간밤에 관 속에 누웠다 다시 일어난 사람이니 그런 느낌을 주는 것도 무리가 아니다. 이 엽기적인 널판생활은 건강만을 위한 것이라기보다는 오히려 '죽음'에 대한 시시각각의 예행연습 같은 것이었다. 이 점이 류영모의 '영성생활'의 핵심이다. 매일 죽고 매일 부활한다.

류영모가 관 속의 널판 위에서 잠을 잔 것은 한국 버전의 '메멘토 모리Memento mori'라고 볼 수 있다. 옛 로마에서는 원정에서 승리를 거두고 개선하는 장군이 시가행진을 할 때 노예를 시켜 행렬 뒤에서 "메멘토 모리."라고 외치게 했다. 죽음을 기억하라! 지금은 개선장군이지만, 언젠가는 죽은 장군이 될 것이라는 것을 환기시키는 이벤트였다. 삶 안에 이미 들어와 있는 죽음의 자리를 분명하게 의식하는 것은 역설적으로 주어진 생에서 진정한 가치를 찾으려는 깨어 있는 의식이기도 하다.

일본 홋카이도의 어느 신부는 날마다 무덤을 한 삽씩 팠다고 한다. 자신이 묻힐 곳이었다. 무덤을 파면서 삶이 어떤 의미인지를 성찰했으며, 죽음이 어디까지 와 있는지를 깨달아 나갔던 셈이다. 류영모는 거기서 한 걸음 더 나아가 '관 속 생활'을 40년간 하였다.

〈백판거사〉 시를 썼던 그 무렵, 그러니까 1970년대쯤에 류영모는 이런 말을 했다. "나는 이 세상을 떠나도 좋다고 생각합니다. 내 나이 일흔에 가깝습니다. 일흔이라는 뜻은 인생을 잊는다는 뜻이 아닐지요. 이 세상에 좀 더 살았으면 하는 생각은 없습니다."

다석은 두려움 없이 살라고 말했다. 하느님의 아들인 우리가 무엇이 두렵겠는가. 몸나가 있어서 걱정인데 몸나로 죽고 얼나로 솟난 신의 아들이 무엇이 두려운가. 시편에는 '나를 두려워하지 않는 이가 나의 아들이다.'라는 말이 있다. 두려움 없이 살라.

8. 몸이 성해야 영성이 돋는다

가부좌와 궤좌: 무릎 꿇고 살다

식색을 단단히 끊고 또 끊는 '단단斷斷'의 생활을 시작한 뒤, 그는 눕고 앉는 자리에 '단단한 죽음'을 깔았다. 그 뒤에 할 일은 칠성판 위에 꼿꼿이 앉는 일이었다. 부처는 가부좌跏趺坐로 앉았다. 가跏는 반대쪽 다리를 넓적다리 위에 올리는 것이고 부趺는 발등이란 의미다. 가부좌는 발등을 반대쪽의 허벅지에 얹어놓고 허리를 쭉 펴고 바르게 앉는 자세다. 가부좌를 한 까닭은 자세가 안정되어 호흡과 명상을 하기에 적당하기 때문이다.

〈대안반수의경大安般守意經〉과 〈대념처경大念處經〉은 부처가 90일간 가부좌 상태에서 호흡과 명상을 하며 깨달은 것들을 설법한 경전인데, 이중 안반安般은 들숨과 날숨을 말하며 수의守意는 마음을 집중하는 것을 뜻한다. 즉, 안반수의는 호흡법이다. 부처는 석 달간의 호흡법을 통해 나와 남의 대립이 없는 자유로움을 얻었고, 그 자유로움을 바탕으로 솟아나는 무한한 사랑, 자비의 감정을 느꼈다고 말하고 있다.

류영모는 이 대목을 이렇게 설명한다. "부처는 6년 동안의 수행 마지막에 깨달음을 얻기 전에는 앉은 자리에서 일어나지 않겠다는 마음을 먹고, 마침내 구경(究竟; 궁극의 깨달음)을 얻었습니다." 가부좌는 몸을 피라미드형으로 만들어 배꼽 밑 9센티미터 부위인 단전丹田에 힘이 모여 저절로 중심이 잡히도록 하는 자세다. 그러나 류영모는 부처와 같이 앉지 않고 무릎 꿇고 앉는 궤좌跪坐를 택했다. 무릎을 꿇고 앉는 일은 가부좌보다 훨씬 힘든 자세다. 다리가 아프고 무릎도 결릴 수밖에 없다.

예부터 무릎을 꿇고 앉는 자세는 양생養生, 동양식 건강관리의 비결로 알려져 있다. 궤좌는 허리를 세워 바른 자세로 앉는 것으로 중화지기中和之氣와 정正을 시행할 수 있다고 여겼다. 무릎은 힘줄이 모여 있는 곳으로,《황제내경》에서도 무릎을 꿇으면 간과 비장과 위의 막힌 곳을 뚫어주며 신체 순환을 도와준다고 했다. 몸이 허약한 노인은 이 자세로 건강을 회복할 수 있다.

또 30초 동안 무릎을 꿇고 앉는 것은 허리와 무릎의 건강에도 유익하다. 요통의 원인은 척추가 바르지 못해 혈액순환이 불량해져서 생긴다. 매일 아침 기상과 동시에 30초 동안 꿇어앉기를 한 달간 하면 허리 통증이 가라앉는다는 일본 재활 전문가의 임상 리포트도 있다. 무릎을 꿇고 앉아서 무릎 바깥의 움푹 들어간 부분인 독비혈犢鼻穴을 안마하고 지압해주면 무릎통증과 하지下肢 마비와 각기병을 완화시킨다고 한다. 이처럼 궤좌는 경락을 통하게 하고 몸의 찬 기운을 흩어주며 기운을 바로잡아 붓기를 내려주는 '건강 자세'다.

한편 이 자세는 가부좌에 비해 겸손하며 경건한 자세이기도 하다. 부처는 혼자 가부좌로 앉아 명상을 펼치면서 스스로의 숨과 마음을 찾아 나서며 수행을 한 반면, 류영모는 세상살이에서 모든 사람에게 스스로를 낮추며, 아울러 신을 향한 긴장과 지성至誠을 그 자세로 드러내고 있었다.

사실 궤좌로는 오래 앉아 있기 어렵다. 그렇기에 위태로운 자세라고도 한다. 흔히 무릎을 꿇고 앉으면 엉덩이를 두 발 위에 올리는 자세가 된다. 그러나 그의 궤좌는 앞무릎을 붙인 채 뒤쪽의 두 다리를 벌려 엉덩이가 땅에 닿도록 하는 자세다. 가부좌의 다리 모양은 역삼각형이지만 그의 궤좌는 정삼각형을 이룬다. 이 자세는 졸음이 올 수가 없다. 하지만 처음에 그 자세로 앉으면 고통이 만만치 않다. 그런데 류영모는 아무렇지도 않다고 말했다.

신을 만나기 위한 자세

류영모의 궤좌는 단순히 세상에 대한 예절의 차원에서 택한 자세가 아니다. 그가 궤좌를 택해 꿇어앉은 것은 신을 만나기 위해서였다. 진정한 것은 시대를 넘어 사상을 초월해 통하는가. 최근에 한 시인이 쓴 〈무릎꿇다〉(김사인, 2015년)라는 시는 마치 류영모의 궤좌를 읊은 것처럼 정확하게 그 내면을 포착하고 있다.

뭔가 잃은 듯 허전한 계절입니다.
나무와 흙과 바람이 잘 말라 까슬합니다.
죽기 좋은 날이구나
예어른들처럼 찬탄하고 싶습니다.
방천에 넌 광목처럼
못다 한 욕망들도 잘 바래겠습니다.

고요한 곳으로 가

무릎 꿇고 싶습니다.

흘러온 철부지의 삶을 뉘우치고
마른 나뭇잎 곁에서
죄 되지 않는 무엇으로 있고 싶습니다
저무는 일의 저 무욕
고개 숙이는 능선과 풀잎들 곁에서.

'죽기 좋은 날'이라는 화두를 잡고, 허전함과 욕망을 내려놓고 고요함에 들어 무릎을 꿇고 싶다는 고백은 류영모가 시작한 단호한 수행의 풍경을 살짝 비춘다.

류영모는 석가처럼 배숨쉬기(단전호흡)를 일상적으로 했다. 그는 "숨쉴 식息 자는 코自=鼻에 심장心=心臟이 붙어 있는 것입니다. 곧이 곧장 가려면 숨이 성해야 합니다. 세상모르고 잠에 들 때도 숨은 더 힘차게 쉽니다. 건강하려면 식불식息不息을 해야 합니다." 들숨과 날숨에 정신을 집중하여 그것이 한결같이 지속되게 하면 호흡과 마음이 하나가 된다. 나아가서는 무의식 속에서도 올바른 호흡이 이뤄질 수 있다.

석가는 이렇게 말했다. "들숨과 날숨을 생각하는 것을 잘 익혀야 한다. 그러면 몸이 피로하지 않게 되고 눈이 아프지 않으며 진리를 볼 수 있어서 즐거움에 머물 수가 있고 애착에 물들지 않게 되리라. 이와 같이 들숨과 날숨을 닦으면 좋은 결실과 큰 복리를 얻게 되리라. 이리하여 깊은 선정禪定에 들면 드디어는 자비심을 얻을 것이며 미혹을 떠나 깨달음에 들어갈 것이다."

숨으로 선정, 즉 삼매경에 드는 이 좌법을 '하나一'를 찾는 일좌一坐법이라고 했다. '하나'는 두루 통하는 삶을 지향하고 있었다. 일식, 일인一仁, 일좌, 일언一言으로 꿰뚫는 삶이었다. 1955년 10월 28일 '다석일지'에 쓴 한시 절구 〈좌망坐忘〉은 그 풍경을 그린다.

坐忘消息晝
앉아서 잊으니 숨을 쉬는 낮이요
複性不息課
다시 얼나에 드니 쉬지 않는 저녁 일과라
寢恩安息宵
잠자리에 은총을 입으니 편안하게 쉬는 밤이요
至誠成言曉
지극 정성으로 말씀을 이루는 새벽이 오는구나

제목 '좌망'은 장자가 말한 수행법으로 '심재좌망心齋坐忘'이라고도 한다. 마음의 제단에 제사를 지내는 것이 '심재'이고, 앉은 채 마음이 육체를 벗어나고 세속의 지식을 잊어버려 하늘과 하나가 되는 것이 '좌망'이다. 류영모는 무릎을 꿇고 앉아 몸나(육신)를 벗고 제나(자아, '나'라는 의식)를 잊으며, 참나(내 안의 성령)를 찾아 얼나(성령인 나)로 나아갔다. 저 시는 궤좌와 호흡으로 줄기차게 수행한 하루 일과를 생생하게 보여준다.

그는 손님을 맞을 때나 책을 읽을 때나 식사를 할 때나 언제나 무릎을 꿇고 있었다. 스승이 무릎을 꿇고 말씀을 하니 제자들도 무릎을 꿇지 않을 수 없었다. 30분이 지나면 모두들 다리가 아파서 쩔쩔 매게된다. 함석헌을 비롯한 몇 명의 제자는 몇 시간을 버텼다. 류영모는 제자들에게 꿇어앉으라고 강요하지는 않았다. 다만 숨을 깊게 쉬면서 단전에 중심을 두면 좀 나을 것이라고 했다.

88세부터 그는 기억력이 흐려졌는데, 무릎 꿇고 있는 것은 변함이 없었다. 잣나무 널판 위에 무릎 꿇고 오뚝이 인형처럼 앉은 모습이 곧 쓰러질 것 같아 편히 앉으시든지 누우시라고 하면 "괜찮아요." 하면서 그대로 앉아 있었다.

새벽 3시의 냉수마찰과 체조

1919년은 3·1만세운동의 해이면서 또 들끓는 전염병의 해이기도 했다. 1년 전 1918년에 스페인 독감이 들어왔고, 1919년 8월에는 콜레라가 번졌다. 두 전염병은 1920년까지 기승을 부렸는데, 스페인 독감 사망자는 18만 명이나 됐고 콜레라 사망자는 2만 4,300명에 이르렀다. 류영모의 식구들도 모두 독감을 앓았다. 태어난 지 50일밖에 되지 않은 둘째 아들 자상이 기침을 심하게 했고, 사촌 집에서는 사망자도 나왔다. 어린 시절 몸이 약했던 류영모는 당시 30세였는데 가족 중에서 혼자만 멀쩡했다. 그래서 도맡아 감기약을 지으러 다녔다고 한다. 단지 운이 좋았던 것일까.

그는 자신이 건강을 유지했던 비밀로 냉수마찰을 꼽는다. 당시 그는 10년째 이 건강법을 실천하던 중이었고, 이후로도 하루도 빠짐없이 냉수마찰을 하며 살았다. 새벽 3시는 언제나 그가 냉수를 축인 수건으로 온몸을 닦는 시간이었다. 집을 나가서 새벽을 맞는 때에는 맨손으로 온몸을 문질러 냉수마찰 효과를 냈다. 이후엔 체조를 하고 단전호흡을 했다. 하루 두 시간가량을 이 건강 수련에 썼다. 단전호흡 후에는 석가처럼 명상을 했고 그때 떠오르는 생각을 기록했다. 이 기록이 바로 '다석일지'로 여기엔 성령으로 뚫린 생각들이 빼곡히 기록되어 있다.

"몸에는 힘이 있어야 하고 마음에는 얼이 있어야 합니다. 몸에 힘이 있으려면 혈관이 잘 뚫려 신선한 피가 돌아야 하고, 마음에 얼이 있으려면 마음의 막힌 곳을 뚫어 신의 성령이 잘 돌게 하여야 합니다."

그는 건강을 '몸 성히'라는 말로 표현했다. 몸이 성한 것이야말로 영성을 돋우는 힘이 된다. 천리千里를 가려는 사람이 자동차를 닦고 정비하듯, 천리(天理; 하늘의 진리)를 향해 가는 사람은 그 얼을 열심히 챙겨야 한다는 것이다. 건강은 제 몸뚱이 하나 잘 살고자 하는 일이 아니라 '얼나'로 나아가기 위한 책임감으로 챙기는 것이라고 류영모는 강조한다.

다석은 매일 드나드는 목욕 그릇에 '구일신 일일신 우일신苟日新日日新又日新'을 새겨 놓았다는 중국 은나라 탕왕의 고사를 자주 인용했다. "진실로 하루를 새롭게 하려면 하루하루 새로워지고 또 날마다 새로워져라."는 저 말은 제 몸을 씻고 깨끗이 닦아내는 일이 단순한 육신 청결 이상의 의미가 있음을 일깨워준다. 류영모는 기독교의 '세례' 또한 그 근본은 '육신을 깨끗이 씻는 행위'에 성령이 임하는 것을 비유한 거라 말하였다. 일찍이 습관을 들인 냉수마찰을 영성 수련의 일부로 승화시킨 셈이다. 그는 평생 속옷을 입은 적이 없으며, 팔에 끼는 토시나 목에 두르는 목도리 같은 것도 걸친 적이 없었다.

오산학교 교장은 초대 백이행 교장으로부터 여준-조만식-류영모로 이어진다. 류영모는 1910년 10월 1일 오산학교 과학교사로 갔을 때 백이행을 알게 되었을 것이다. 백이행은 당시 지역에서 명성이 높았다. 류영모는 백이행을 찾아가 이틀간 함께하며 유학儒學을 담론했다고 한다. 대단한 일이 아닐 수 없다. 20세의 청년이 당시로선 명망가 노인인 65세의 백이행과 마주 앉아 공맹을 논한 사건은 학자 류영모의 패기를 말해준다. 청년 율곡이 존경받는 학자이자 한참 윗 연배의 퇴계를 찾아가 학문을 논하는 장면을 떠올리게 한다. 그런데 이 자리에서 류영모는 뜻밖에도 평생의 보물이 될 '건강체조' 하나를 배운다.

"제가 몇 년 전, 그러니까 환갑이 지나서 폐결핵에 걸려 다 죽게 되었지요. 식구가 정주 덕다리에 있는 조한의원에 약을 지으러 갔는데 의원이 체조를 가르쳐주고 그대로 하라고 일렀습니다. 날마다 빠짐없이 운동하면 꼭 효험을 볼 것이라고 말했지요. 긴가민가했는데, 그걸 실천해보니 정말 건강이 회복되더군요. 그런데 얼마 뒤 다시 재발해서 한의원에 다시 갔습니다. 의원이 그 운동을 계속하느냐고 묻더군요. 병이 나아서 그만뒀다 했더니 혀를 차면서 그래서 재발한 것이라고 말을 합디다. 다 나아도 계속 그 운동을 하라는 겁니다. 그래서 다시 하게 됐고, 건강을 찾았습니다."

백이행의 이 말을 듣고 류영모는 그때 이후 평생 이 실내 맨손체조를 실천했다. 백이행은 90세까지 살았고, 류영모는 91세까지 살았다. 이 체조를 해방 이후 꾸준히 실천하며 제자와 지인들에게 보급한 이가 류영모이니, 이 체조 이름을 '류영모 체조'라고 할 만하다. 특히 나이가 들수록 더욱 이 체조가 필요하다는 게 그의 역설이다. "손주들에게 등을 두드려달라 하지만 제 손으로 몸을 움직이고 만지고 두드려 몸에 피를 돌리는 게 좋습니다. 늙어서도 무엇에 의지하지 않고 스스로 맘대로 일어나고 앉을 수 있어야 합니다."

진선미의 뜻이 담긴 맨손체조

새벽 3시면 일어나 항상 했던 '류영모 맨손체조법'을 설명하면 다음과 같다.

바닥에 엉덩이를 붙이고 앉아 두 다리를 나란히 앞으로 뻗는다.

두 팔을 어깨 폭과 높이로 들어올린다.

두 팔을 어깨 높이로 가슴껏 뒤로 벌린다.

두 팔을 안으로 오므려 굽히면서 두 손등끼리 몸통 앞뒤로 부딪힌다.

두 팔을 앞으로 뻗치면서 두 팔을 붙인 채 손바닥으로 위로 향하게 하여 밖으로 비튼다.

그대로 머리 위로 손을 넘겨 두 손바닥으로 뒤 잔등을 소리나게 친다.

두 팔을 앞으로 돌려 어깨 높이로 나란히 든다.

허리를 굽히며 두 손을 뻗친 발바닥을 잡을 수 있도록 힘껏 엎드려 뻗친다.

같은 자세로 한 번 더 허리를 굽혀 두 손으로 각각 발바닥을 잡고 힘을 준다.

허리를 바로 하며 두 손으로 앞으로 나란히 뻗는다.

두 팔을 두 다리 위에 내려놓는다.

이상의 몸놀림을 30분 이상씩 날마다 아침저녁으로 해야 한다.

이 체조는 1954년 창간한 한국일보사에서 발행하는 잡지 《코리아 라이프》에 사진과 함께 소개되었다. 1959년 12월 8일에는 KBS 라디오 방송으로도 소개되었다. 요가도장의 초빙으로 을지로에 있는 체육관에 가서 특강을 한 일도 있다. 1951년 피란 시 부산에서 살 때 부인 김효정은 견비통으로 오른팔로 머리에 빗질도 못하였다. 류영모는 아내에게 체조를 가르쳤고 깨끗이 나았다.

체조는 정조貞操, 지조志操와 함께 인간이 늘 바로 잡아야 할 '세 가지 지킴三操' 중의 하나라고 류영모는 말했다. 정조는 '곧이貞'를 단단히 잡는 것이고, 지조는 뜻을 바로 갖는 것이며, 체조는 몸을 반듯하게 가지는 것이다. 이 셋 중에서 하나라도 갖추지 못하거나 치우치면 균형을 이뤘다고 할 수 없다. 체조를 하려면 지조를 지녀야 하고 지조를 지니려면 정조를 지녀야 한다. 몸짓을 잘 가져야 마음 놓임을 얻고 마음 놓임을 얻어야 뜻을 얻을 수 있다. 그래야 할 바를 단단히 할 수 있지 않겠는가. 진선미眞善美는 인간이 바로 세워 지키는 것의 뛰어남을 의미한다.

9. 별들을 가만히 우러르다

일곱 가지를 금하다

50대에 든 류영모는 7금을 행했다. 일일일식으로 입의 탐욕을 금했고, 단색으로 육욕을 금했고, 주검처럼 눕는 것으로 편한 잠을 금했고, 무릎꿇기로 편한 기거를 금했고, 냉욕으로 불결을 금했고, 체조로 기운이 막히는 것을 금했으며, 걷기로 편리한 삶을 금했다. 이 7가지의 금지는 모두 몸나의 헛된 위세를 꺾어 얼나로 향하고자 함이었다.

몸나를 채찍질한 이런 투철한 실천은 육신의 강건함을 낳는 바탕이 되었다. 역설이라고도 할 수 있겠지만 육신의 특징이기도 하다. 육신에 끌려다니는 삶은 제 스스로 망친 육신 속에서 약해지고 쉽사리 죽음을 맞지만, 육신을 이기는 삶은 오히려 그 몸뚱이를 건강하게 하는 비법이 된다. 류영모를 따르는 이라면 가리키는 손가락을 볼 게 아니라 그 손가락이 향한 하늘을 봐야 한다. 7금의 효과에 먼저 눈이 가서 몸나만 돋우는 삶에 매몰되는 것은 피상皮相만 본 것일 뿐이다.

7금의 가차 없는 삶으로 류영모의 정신세계는 어디로 향했는가.

그걸 살피는 것은 그 앞의 모든 실천궁행보다도 더 중요한 메시지다. 7금은 바로 탐貪이라고 불리는 식욕과 치痴라고 불리는 육욕, 진瞋이라고 불리는 으르렁거리는 마음을 버리기 위한 수행이었다. 탐진치貪瞋癡를 인간이 지닌 세 가지 독기라 일컫은 것은 불교다. 류영모는 이것을 사람이 지닌 짐승 성질이라고 했다. 짐승은 먹고 교접하고 으르렁거린다. 인간도 이 성질에 빠져 있으면 짐승을 벗어나지 못한다. 동물학자들이 동물의 본능을 feeding(탐), fighting(진), sex(치)라고 말한 것과 일치한다.

20세기의 사상은 탐진치에 대한 재발견에 기초한다고 할 수 있다. 지그문트 프로이트는 치, 즉 육욕에 대해 인간의 의식과 무의식의 세계로 풀어나갔다. 탐(식욕)과 진(으르렁거림, 분노)에 주목한 사람은 카를 마르크스였다. 그는 이 관점을 바탕으로 세상이 어떻게 바뀌어야 하는지를 재설계하여 20세기를 움직인 사회주의 사상을 만들었다.

이들의 사상은 인간의 탐진치가 육신과 의식의 조건이라는 전제를 기반으로 세워진 것이다. 류영모도 이것을 인정했다. 과연 탐진치가 세 가지 독인가. 짐승의 입장에서 보자면 그것이 생존과 번식의 기반이 아닌가. 세 가지 독이 아니라 세 가지 미덕이라고도 할 수 있다. 사람도 탐진치가 있었기에 100만 년을 버텨왔다고 할 수 있다. 그 짐승 성질이 인류 종족을 생존하게 하고 번식하게 했기 때문이다. 탐진치가 인간 생존의 살림 밑천인 것은 부정할 수 없다. 그러나 다석은 탐진치는 그 기본적인 '기능'에서 제어되어야 하고, 인간은 거기에서 더 나아가는 무엇인가를 지향해야 한다고 말한다.

"탐진치가 생존의 기반인 건 인정하지 않을 수 없다. 하지만 사람이 다른 동물과 달리 식립할 수 있는 것은 하늘에서 본 까닭이다. 사람은 하느님께서부터 왔기 때문에 언제나 하늘로 머리를 두고 하늘을 사

모하며 직립하여 하늘을 그리워한다." 《다석어록》 중에서)

짐승에서 벗어나는 영성의 혁명

인간은 직립한 지 200만 년 뒤에 짐승에서 벗어나는 '영성의 대혁명'을 시작했다. 대략 2,500여 년 전 노자와 석가, 공자가 등장했고, 약 500년 후에 예수가 나타나 저마다 거의 같은 목소리로 스스로 내부의 짐승 성질을 벗어나 하늘의 얼을 찾아야 한다고 말했다. 이 놀라운 메신저들은 짐승 삶에 거의 매몰되어 그것이 인생 가치의 전부인 줄로만 알던 인간에게 일생일대의 각성에 닿게 했다. 류영모는 1957년 8월 25일 짐승을 벗는 위대한 길에 관해 단호하고 아름다운 시 한 편을 남겼다. 〈삼독을 버린 뒤 길을 닦으라除三毒而後修行〉라는 5언 절구의 시행이다.

一日一試貪
하루 한번씩만 탐을 맛보았는가

一代幾度痴
삼십 년간 몇 번 치를 맛보았는가

眸子滌除瞋
눈동자는 부릅뜨는 것을 씻었는가

人生正語時
사람의 삶이 바른 말을 하게 되는 죽음 앞에서

탐은 식욕이며 식사다. 일일일식으로 상징되는 수행이다. 치는 육욕이며 아내와의 잠자리다. 금욕을 선언하기 전인 30년간 짐승의 욕망은 어느 정도 부렸던가. 진은 눈을 부릅뜨고 성내는 것이며, 모든 탐욕과 공격욕과 파괴욕과 증오와 자기과시와 헛된 자랑들이 다 포함되는 것이다. 그게 눈동자 속에 다 들어앉아 있다. 그러니까 입으로 먹는 것, 성기로 하는 것, 눈으로 내놓는 것, 이것이 탐진치다. 그런데 죽을 때가 되면 말이 정직해진다고 하지 않던가. 그렇게 쏟아낸 것들을 혀 끝으로 고백해보라. 너는 과연 사람이었는가 짐승이었는가, 그걸 묻는 질문이다.

류영모의 탐진치에 대한 자기검열은 이토록 혹독하고 치열했다. 여기에서부터 참나를 향한 얼의 이륙離陸이 시작된다. 안전벨트를 단단히 매야 한다. 이 비행은 일생일대의 죽음을 뚫는 길이며 제나와 참나 사이의 벽을 뚫고 나아가는 완전한 비행이다.

그는 말했다. "어릴 때 노릇은 짐승의 버릇이라고 한다. 사람이 어릴 때 노는 일은 모두 좋은지 나쁜지 분간하지 못한다. 이것을 분간하면 어리다고 하지 않는다. 짐승은 먹는 것, 싸우는 것, 새끼 치는 것밖에 모른다. 이승에서 배운, 먹고 싸우고 싸는 못된 짐승 버릇을 끊게 하려고 하면 안 된다. 하느님의 말씀을 읽게 하고 알게 해주면 스스로 자연히 끊게 된다. 자연의 프로그램에는 다 방정식이 있다. 순서가 바뀌어서 모두가 갈피를 못 잡고 있다. 사람들이 짐승 노릇 버리도록, 하느님 생각 이루도록 하라는 말씀이다."

먼저 삼독을 버리기 위해 '제나'가 죽어야 한다. 제나는 제나가 거짓 나인 줄 스스로 알면 저절로 죽는다. 위조지폐가 위조인 것이 폭로되면 값어치가 사라지는 것과 같다. 거짓 나가 죽으면 참나인 하느님이 오신다. 내 마음속에 오신 하느님이 '얼나'다. 간디가 강조한 "제나가 죽을 때 얼나가 깬다When the ego dies, the soul awakes."는 말이 바로 '삼독을 버린 뒤 길을 닦으라.'를 말한 것이다.

1942년 1월 4일, 52세가 된 류영모는 얼나를 만났다. 얼나는 신이 보낸 영원한 생명으로 내 속에 있는 하느님이다. 1905년에 15세의 나이로 교회에 입문한 그는 38년 만에 가장 깊이 하느님을 실감했다고 밝혔다. 류영모의 말을 들어보자. "하느님께서 저를 38년 전 봄에 부르시지 않으셨습니까. 그날부터 여태까지 병든 믿음으로 온 것이 아닙니까. 올해(1942년) 1월 4일에 제가 마침내 아버지 품에 들어간 것은 37년을 허송한 덕분인가 싶습니다. 죽을 것을 지키고 있다가는 죽어 끊어질 것이요, 뒤에 죽을 몸을 거두어서 앞의 '얼삶(성령의 삶)'에 양식으로 이바지함으로써 얼생명을 여는 몸이 되는 것을 보았습니다. 예수의 이름은 오늘도 진리의 성령으로 생명력을 풍성하게 내리십니다."

이 말에는 죽음에 대한 다석의 인식이 들어 있다. '죽을 것'은 바로 몸이다. 몸을 생명이라 여기고 지키고 있다가는 몸이 죽으면 생명은 바로 끊어질 것이다. 소멸할 몸의 수명을 (예수처럼) 최대한 당겨 거두어서 성령의 삶에 먹이로 줌으로써 '얼생명'을 얻을 수 있음을 깨달았다는 것이다. 그가 진정 깨달은 것은 (예수가) 자신의 '몸생명'의 일부를 기꺼이 양식으로 제공했다는 점이다. 이런 생각은 이후에 죽음의 일시를 정해놓고 그것을 향해 나아가는 '실천'으로 나타났다.

"어머니 배에서 나온 나는 참나가 아닙니다. 하느님이 보내시는 얼이 참나입니다. 거짓나가 죽어야 참나가 삽니다. 제나가 완전히 없어져야 참나입니다. 참나는 얼이라 하느님과 하나입니다. 참나와 하느님은 얼로 이어져 있습니다. 그리하여 유한과 무한이 이어집니다. 그것이 영원한 생명입니다. 진선미한 얼생명입니다. 예수와 석가에게 나타났던 영원한 생명이 내게도 나타났습니다. 영원한 생명은 시간과 공간을 초월하여 존재하는 것이 틀림없습니다."

이런 류영모의 말은 그의 얼나사상을 간명하게 드러낸다. 성경에 나오는 이 말이 그 증거다. "하느님이 내게 보내신 이를 믿는 이는 영원한 생명을 얻었으므로 죽지 아니하니 죽음에서 생명으로 옮겼느니라."(요한 5:24) 죽음에서 생명으로 옮겨 영원한 생명을 얻은 그것이 얼나다. 류영모는 공자가 말한 지천명(知天命; 성령을 깨닫게 됨)의 나이에 궁신窮神하여 마침내 그 새로운 세계에 닿게 되는 지화知化에 이른 것이다.

어둠과 별을 사랑하다

1943년 2월 15일은 계미년 음력 설날이었다. 류영모는 새벽에 일식日蝕을 보기 위해 서울 북악산에 올랐다. 산은 희끗희끗 잔설이 덮여 있었다. 그 전해 57일간 감방에 있었고, 제자인 김교신과 함석헌, 송두용은 아직 풀려나지 않았던 때였다.

뒤숭숭한 한 해를 마무리하고 새로운 해를 맞는 날, 그는 두 해 전의 파사일진破私一進의 기세를 가다듬고 싶었다. 북악마루에서 동트는 먼 하늘을 바라보았다. 서울 상공에는 안개바다가 펼쳐졌고 안개의 수평선이 남쪽 관악까지 걸쳐 있었다. 마침내 해가 떠올랐다. 햇살이 돋아오르는 광경은 호연지기를 돋운다. 심호흡을 하며 눈앞에 펼쳐지는 광경을 온몸으로 들이마셨고 단전 깊은 속까지 들이킨 숨을 광대한 허공으로 돌려보냈다. 문득 시 한 구절이 떠올랐다.

申身瞻徹 極乾元氣
몸을 펴고 하늘 끝까지 꿰뚫어 태초의 기운을 보나니

'우주체조'를 하는 한 동작과도 같이 느껴진다. 몸을 쭉 펴고 광대무변한 하늘을 끝까지 바라보며 먼 곳에서 느껴지는 으뜸 기운을 접하는 동작이다. 류영모의 사유와 인식의 스케일을 느낄 수 있는 상쾌한 구절이다. 하늘을 바라보면 사실 그 뒤에 무엇이 있는지 아무것도 볼 수 없다. 그런데 류영모는 이렇게 말한다. "하늘을 자꾸 쳐다보고 그 다음에는 눈으로 볼 수 없는 그 위까지 쳐다보아야 합니다." 이것이 보고 또 보면서 하늘의 기운을 찾아내는 첨철극瞻徹極, '끝까지 바라보기'다.

沈心潛透 止坤軸力
맘을 내려 땅끝까지 잠기게 해 지축의 중력 원점까지
내려가나니

몸을 펴서는 우주의 기운까지 닿았으니, 이젠 몸을 굽혀 심장을 내리꽂아 땅 속의 중력 원천까지 간다는 말이다. 몸身은 끝없이 솟아올랐고 마음心은 한없이 땅끝으로 내려갔다. 이 굴신屈伸의 단순동작이야말로, 한없이 넓은 우주를 호흡하고 아스라한 신을 경배하며 한없이 낮은 원천의 태도를 회복하는 호연지기 체조의 진면목이 아닌가. 류영모는 8언 2행의 이 짧은 시에 〈첨철천잠투지瞻徹天潛透地〉라고 제목을 달았다. '하늘을 뚫고 올려다보고 땅을 뚫고 내려가다.'라는 뜻이다.

류영모는 말했다. "종교나 형이상학은 이 세상을 초월하자는 것입니다. 이 세상만 쳐다보고 있을 수 없으니 이를 생각으로라도 좀 초월해보자는 것입니다. 우리의 생명이 피어 한없이 넓어지면 빔空에 다다를 것입니다. 공은 맨 처음으로 생명의 근원이요, 일체의 뿌리입니다. 곧 하느님입니다. 하느님께로 가는 길은 자기 맘속으로 들어가는 길밖에 없습니다. 지극한 정성을 다하는 것입니다. 깊이 생각해서 자기의 속알(덕)이 밝아지고 자기의 정신이 깨면 아무리 캄캄한 밤중 같은 세상을 걸어갈지라도 길을 잃어버리는 일은 없을 것입니다."

류영모는 우주를 사랑했고 하늘을 사랑했고 어둠을 사랑했고 별을 사랑했다. 그는 천문학에 관심이 깊었다. 당시 일본 시가현 오쓰시

야마모토천문대에 있던 천문학자 야마모토 잇세이山本一淸가 간행한 월간잡지《천계天界》의 애독자였다. 이 잡지에 유리를 갈아서 망원경의 반사경을 만드는 방법이 실렸다.

대략 이런 방법이었다. "두꺼운 유리를 포개어 놓고 유리 사이에 금강사金剛砂를 넣어 갈은 다음 주사朱砂를 넣어서 간다." 금강사는 산화알루미늄이 주성분인 연마제이며, 주사는 황화수은을 주성분으로 하는 광물이다. 부전자전인가. 류영모의 둘째 아들 류자상은 그 글을 읽고 금강사와 주사를 구해 실제로 망원경 반사경을 만들었다.

류영모와 류자상은 직접 만든 반사경으로 망원경을 만든다. 접안렌즈는 구입했고, 망원경 몸통은 나무로 만들었다. 별자리 그림이 그려진 받침 삼각대를 만들어 하늘의 별과 성좌그림을 일치시켜 별을 쉽게 찾아볼 수 있게 고안했다. 부자는 달에 있는 분화구, 토성의 고리, 목성의 유성그림자를 그 망원경으로 관찰했다. 이 자작 망원경은 1950년 6·25 때 집을 비운 동안 사라지고 말았다.

지극한 경외의 마음

"별을 관찰하기엔 달 없는 그믐밤이 최고이고, 하늘이 맑은 겨울밤이 좋습니다. 사람은 하늘을 쳐다봐야 합니다. 별자리 정도는 알 수 있을 만큼 하늘을 쳐다봐야 사람입니다. 밤에 별자리를 보면 낮보다 더 한층 우주를 느낍니다. 새로운 별이 나타날 때는 무슨 새로운 영원한 소식이 오는 것 같이 놀랍습니다."

류영모는 일생 동안 세 차례 금성을 맨눈으로 봤다. 천문잡지나 신문에 낮에 뜨는 별을 예보하는 뉴스를 보면 반드시 보았다고 한다. 낮에 보이는 금성을 태백성이라고 부른다.

〈첨성유감瞻星有感〉이라는 제목으로 별을 보며 든 느낌에 대해 쓴 류영모의 시가 남아 있다.

太陽口號晤日辰
태양은 약속하네 해와 별日辰 운행의 뚜렷함을
穹窿宣布億兆文
궁륭은 알려주네 억조창생의 비밀 문장을
諒闇宿命晦除夕
숨은 별자리의 큰 뜻을 헤아리는 섣달그믐
虛靈危微恐化石
허공의 성령虛靈이 위태하고 희미하여 굳을까 두렵다

이 시의 묘미는 일진日辰이 '해와 별'이라는 원래의 뜻을 지니면서 '하루의 길흉'을 뜻하는 중의법을 쓰고 있다는 점에 있다. 우주(=궁륭)의 억조문은 수많은 무늬 혹은 글씨를 뜻하기도 하고 수많은 별들의 배치를 말하기도 한다. 억조는 억조창생億兆蒼生을 가리키는 말이기도 하고, 하늘에 떠있는 별의 숫자를 가리키기도 한다.

세 번째 행의 숙명宿命은 삶의 정해진 운명을 가리키는 말이지만, 여기서는 수명宿命으로 읽어 별자리에 담긴 하늘의 뜻으로 풀 수 있다. 섣달그믐엔 달이 없고 어둠이 짙어 별들을 가장 잘 볼 수 있기 때문이다.

허령虛靈은 대개 '생각하지 않아도 저절로 생각되어지고 알아지는 것'을 뜻하는 말로 쓰이지만, 이 시에서는 그 이상의 뜻이 담겨 있다. 허虛는 류영모가 늘 강조한 '비어 있음', 즉 신의 형상이며, 령靈은 신의 얼인 성령이다. 허령불매虛靈不昧는 하늘에서 내려오는 밝은 기운을 말하는데, 곧 별빛을 의미한다. 허공 속에 깃든 신은 저 별들이 그렇듯 위

116   저녁의 참사람

태롭고 희미하다. 신 자체가 위태롭고 희미한 것이 아니라 그것을 읽어 내는 인간인 우리가 그렇다.

위미危微는 공자가 말한 '인심유위 도심유미人心惟危 道心惟微'에서 나왔다. 《논어》나 《서경書經》에 언급된 말로, 사람의 마음은 변덕이 있어 깜박깜박하고 진리의 핵심은 너무도 어렴풋하여 확실히 잡히지 않는다는 의미다. 사람 마음같이 깜박깜박하고 진리의 핵심같이 너무도 어렴풋한 것이 대체 뭘까. 바로 별들 아닌가. 그렇게 저 별들의 뜻을 제대로 헤아리지도 못한 채 죽어 돌멩이처럼 식어 버릴 것이 두려운 것이다. 억조창생의 비밀을 담고 있는 저 별빛이 혹시 영원히 유실되지 않을까 걱정하는 어떤 사람의 마음, 지극한 경외敬畏의 마음. 그것이 별들을 가만히 우러르는 류영모의 눈길이다.

10. 어둑한 꿈속에 육욕을 만나다

스스로 죽을 날을 밝히다

전쟁이 끝나고 2년 뒤, 1955년 4월 26일 류영모는 '죽을 날'을 발표했다. 그날로부터 365일 뒤인 1956년 4월 26일에 죽음을 맞겠다고 선언한 것이다. 자신의 죽음을 공표하는 일이 예사로운 일은 아니다. 왜 하필 류영모는 이날을 택했을까. 뜻밖에도 해방 직전에 타계한 김교신과 관련이 있다.

김교신은 일제강점기에 무교회주의 기독교 사상을 전파한 종교인이자 사상가이며, 잡지《성서조선》을 낸 출판인, 또 양정고보와 경기고보, 송도고보 등에서 교사를 했던 교육자다.《성서조선》사건으로 투옥됐으며, 감옥에서 나온 이후에는 흥남비료공장에서 노동자들과 함께 생활하며 새로운 운동과 사상을 모색하였다. 1945년 4월 해방되기 얼마 전에 타계하였다. 그에 대해서는 뒤에서 자세히 다룰 것이다.

1939년 6월 25일 김교신은 성서연구회 사람들과 함께 류영모를 찾았다. 이날은 류영모의 탄생 1만 8천일을 맞은 날이었다. 김교신은 류영모에게 《조선어사전》을 기념선물로 건넸다. 사전에는 김교신이 친필로 날짜와 '서울성서연구회'라는 증정단체의 이름을 서명처럼 써 놓았다.

8년 뒤인 1947년 류영모는 문득 이 사전을 보다가 김교신의 글씨를 본다. 죽은 김교신이 무척 그리웠을 것이다. 그날의 온기를 느끼려는 듯 날짜를 세어본다. 벌써 3천 날이 지났다. 그때가 1만 8천일을 기념한 날이었으니, 이제 2만 1천일을 살았구나.

이렇게 생각을 펼치던 끝에, 김교신의 사전을 받은 그해에서 6천 날이 되는 해(1956년), 김교신의 부고를 받은 날(4월 26일)을 택해 그 아름다운 삶과 죽음의 길을 따라가겠다는 원願을 세웠다. 이런 결심과 선언을 어떻게 봐야 할까. 나날이 사지死地였던 긴 전쟁을 가까스로 살아 낸 후 포화가 멈춘 날들이 되어 문득 왜 자신의 죽음을 택일擇日하는 결정을 했을까. 물론 단순히 제자 김교신에 대한 극진한 생각 때문만은 아니었을 것이다. 특별한 날을 택하려 한 것은 죽음을 좀 더 의미있는 '고리'로 받아들이려 한 뜻이 아닐까 싶다. 죽음을 기피하는 것이 아니라, 죽음을 어떤 기념일로 만들어 세상의 귀한 인연을 새기려는 그의 의연함을 엿본다.

그가 죽음의 날을 선포한 것은 〈요한복음〉 17장 '예수 결별의 기도'를 스스로 실행에 옮긴 것이다. "아버지여 때가 이르렀사오니 아들을 뚜렷하게 하사, 아들로 아버지를 뚜렷하게 하옵소서." 류영모는 예수가 '때가 이르렀음'을 알고 죽음을 준비하듯이 스스로의 '때'를 느끼고 준비하고자 한 것이다.

죽음의 날을 택한 것은 '자살'과는 다르다. 다석은 자기 앞에 닥친 죽음을 피하지는 않되 스스로를 죽이는 일은 해서는 안 된다며, 예정 업(豫定旿/豫定業; 죽음의 예고)과 자발작(自發作; 자살행위)은 다르다고 말했다. 다석의 시에 있는 "절앙절앙 예정업만은 절앙/주의주의 자발작만은 아예 말 것이니라."라는 말은 자발작(자살)은 구차한 일이며 예정업(죽음예고)은 '간절히 바랄 일切仰'이라는 뜻이다.

"결국 사람의 주인은 얼입니다. 이 세상 떠날 때는 마음이 시원해야 합니다. 그렇지 못하면 아직 준비가 못된 것입니다. 의지하지 않을 것에다 의지했다면 죽을 때 시원하지 못합니다. 죽는 게 나쁘고 사는 것이 좋다는 것은 사람이 미혹해서 그런 것입니다. 살기는 좋고 죽음은 생각도 하지 않겠다는 것은 두 번 미혹입니다. 그러나 스스로 죽으려고 하는 것은 어림없는 미혹입니다."

살고 죽는 것의 간결한 실상

사망 예정일을 하루하루 세어 가며 사는 삶이란 어떨지 짐작하기 어렵다. 무엇인가를 덜어내는 엄정하면서도 고요한 수행이었을 것이다.

죽음 예정일을 278일 앞둔 1955년 7월 23일. 류영모가 밖에 나갔다가 귀가해, 막 신을 벗고 마루에 올라설 때였다. 방 안에서 갑작스럽게 굉음이 울렸다. 방문을 열어보니, 류영모의 책상 한가운데 지붕이 뚫려 있고 큰 돌이 떨어져 있었다. 돌은 책상을 치고 방바닥으로 떨어져 구들까지 뚫었다. 나중에 이 돌을 저울에 달아보니 4.7킬로그램이었다. 책상 위에 놓인《서전書傳》3은 돌을 맞아 너덜너덜해졌다.

류영모가 그날 방에 앉아《서전》을 읽었다면 그 돌과 함께 죽음을 맞았을 수도 있다. 대개 삶과 죽음이란 이렇다. 살아 있는 것이 살아 있는 것이 아니고, 죽은 것만 죽은 것이 아니다. 이날 류영모는 죽음을 앞당겨 맛본 느낌이었을 것이다.

---

3. 《서경書經》에 주해를 달아 편찬한 책. 중국 송나라 때 주희가 제자 채침蔡沈을 시켜서 만들었다. 10책으로 구성되어 있다.

1955년 10월 18일. 191일을 앞둔 날, 류영모는 삼각산원에 김산金山을 만나러 갔다. 그 길에서 주검 하나를 본다. 그는 이 일을 일기에 기록해 놓았다. "좁은 길에 그대로 가마니 거적으로만 동그랗게 한번 말아 싼 반백頒白의 머리칼 밑으로 죽은 빛깔 그대로 질린 이마 한 점 인생이었구나. 역시 가마니 거적으로 만든 마주잡이 들것이 내던져 놓여 있다. 조금 더 가노라니 궤짝가게 앞에 두어 젊은이가 감을 사먹는 것이 보인다. 아마 그들이 메고 온 것 같다. '마주잡이 거적송장'이란 말만 들어 왔더니 오늘 첨 보았다. 누구일까. 허물이 아주 적게 산 끝일까."

혹독한 전쟁이 끝난 지 얼마 되지 않았던 시절인지라, 죽음이 여전히 일상처럼 느껴지는 분위기가 있었을 것이다. 류영모는 주검에 대한 떠들썩한 호곡도 없고 치장도 없이, 거적대기에 실려 단출하게 산으로 올라온 주검을 보며 인간 육신의 부질없고 가벼운 실상을 다시 한 번 느꼈던 것 같다. 그 초라함에 대해 사회적 의미를 부여하지 않고, 오직 그 '얼'이 살아낸 생이 허물이 적었을까를 곰곰이 살피는 그를 보라. 류영모는 나날이 조금씩 죽음에 다가가는 삶을 살고 있었다.

"반백의 머리칼 밑으로 죽은 빛깔 그대로 질린 이마 한 점 인생이었구나."라는 구절은, 더 뺄 것도 더할 것도 없는 한 구절의 절창絶唱이다. 사생死生의 실상을 이토록 담담히 그려낸 시가 또 있었던가.

어느 밤 꿈에 생긴 일

죽기로 한 해가 밝았다. 1956년이었다. 하루하루 죽음의 날은 다가오고 있었다. 이제 넉 달이 채 남지 않았다. 그는 하느님에게로 가는 형언할 수 없는 육신의 부끄러움으로 우러름의 글을 썼다. "나가자빠지는 몸, 이 고깃덩이가 그 시름을 잊을 만큼 일어났습니다. 니린글 들고 일어나 하늘 그리운 생각을 피어 올리게 한, 하느님. 아버지 하느님을 이

고깃덩이 속에서 뵙게 됨이 부끄럽습니다. 마침내 이 부끄럼을 아버지께 환빛(환한 빛, 영광)으로 돌려드리오리까.”

그런데 뜻밖의 일이 일어났다. 1956년 2월 18일, 66일을 앞둔 날 밤이었다. 그는 이날 꾸었던 꿈을 한시로 지어 고백했다.

六十六歲翁
예순여섯 늙은이
晨省何期日
새벽기도는 어느 날까지인가
尙夢昏續絃
아직도 어둑한 꿈속에 육욕을 만나니
無期永生然
영생을 얻는 일 기약 없구나

류영모는 이 시를 풀면서 “아직 꿈에 부부생활을 하고 싶은 꿈을 꾸니, 영원한 생명은 기약할 수 없는 것인가.”라고 말하고 있다. 속현續絃은 거문고 줄을 다시 잇는다는 의미로, 아내를 잃은 사람이 재혼을 하는 일을 말한다. 부부간의 다정함을 금슬琴瑟이라 표현하는데, 금과 슬은 둘 다 거문고의 일종이다. 금은 다섯 줄 혹은 일곱 줄로 된 현악기이고, 슬은 크고 줄이 많은 것으로 15현, 19현, 25현, 27현의 슬이 있다.

고대에 음악을 연주할 때는 금과 슬이 꼭 붙어다녔으며, 두 악기가 화음을 잘 이뤄야 좋은 음악이었다. 금과 슬은 서로 부족한 부분을 메워주고 조화를 이룬다는 뜻에서, 부부간의 금슬을 비유한다. 금슬의 한쪽을 잃은 뒤 다른 악기를 보완하는 것이 ‘속현’이다. 즉, 남자 입장에서 새 여자를 만나는 일이다(그 반대의 경우, 여자가 주도적으로 남자를 다시 찾는

저녁의 참사람

일은 사실상 거의 없었다).

그러나 류영모는 스스로 해혼解婚을 했기에 일반적인 속현이 아니었다. 여기서의 속현은 아내와의 상열相悅을 말하는 것이다. 죽을 날을 정해 놓고 마음을 정갈히 하여 누웠는데 꿈에 갑자기 옛날 아내와의 밤이 떠오른 것이다. 깨어 있을 때 드는 생각이라면 생각이 들기도 전에 막았으련만 꿈에 들어온 이 환영幻影은 어찌할 수가 없었다. 깨어난 뒤 그의 마음이 어땠을까. 그간의 수행과 기구祈求가 헛된 것처럼 여겨져 참담하지 않았을까.

1941년 아내와의 사이에 '마음의 만리장성'을 쌓고 금욕생활을 한 지 15년이 됐는데, 66세가 되어 꿈에 탐진치 3독의 뿌리가 아직도 남아 있었다는 이 고백을 어떻게 받아들여야 할까. 육신을 지닌 인간의 수행이 얼마나 지난한 길인지 말해주는 듯하다. 그는 말했다. "정신이 물질에 휘감겨서는 못 씁니다. 정신이 물질을 부려 써야 합니다. 이게 뒤집히면 실성失性이고 멸망입니다."

자신의 첫 번째 제사를 치르다

1956년 4월 27일, 류영모는 YMCA 금요강좌를 위해 출근했다. 그 전날인 4월 26일이 죽기로 한 날이었는데, 별일 없었다는 듯이 태연하게 이튿날 연경반 강의에 나온 것이다. 이 상황에 대해선 제자 김흥호의 증언이 가장 실감난다. 김흥호는 한동안 병을 앓았다가 오랜만에 류영모의 강의에 나갔다가 사람들로부터 곧 스승이 돌아가실 거라는 청천벽력의 얘기를 들었다. 류영모는 여러 차례 고별강연을 했다. 마지막 목요강좌라고 신문에 광고도 냈는데 그때 청중이 100여 명이나 몰렸다. 김흥호는 다시 들을 수 없을 류영모의 강의들을 보존하기 위해 속기사에게 의뢰하여 강의내용을 기록하게 한다.

4월 26일 그날의 일에 관해 김흥호는 이렇게 적었다.

"돌아가신다는 그날은 선생님께서 자기 집에 오지 말라고 하여 나는 초조하게 집에 있었다. 정성을 다해 가르쳐주신 선생님께서 오늘 세상을 떠나신다고 생각하니 기가 막혔다. 나는 그동안 선생님께 배운 것이 무엇인가를 생각해 선생님처럼 한시로 적어보았다. 다음날인 4월 27일 선생님의 장례를 치러야 할 것 같아 자하문 고갯길을 터벅터벅 올라갔다. 자하문에 이르렀을 때 선생님께서 책보를 들고 이쪽으로 걸어오고 계셨다. 그날이 금요일이었다. YMCA모임에 나오고 계셨다. 나는 돌아가셨던 선생님께서 살아오신 듯하여 너무도 반가웠다. 인사를 하면서 '선생님께서 돌아가신 줄 알고…'라고 말씀드리자 '누가 죽어요, 밥이 죽어요?'라고 대답하셨다. 나는 선생님과 함께 YMCA로 걸어왔다. 청년회의 어두운 방에서 어제 내가 적은 한시를 선생님께 보였다. 선생님은 긍정해주셨다. 무언가 4월 26일은 선생님이 죽은 날이 아니라 내가 죽은 것 같은 느낌을 가졌다."

류영모는 왜 죽는 날을 선언했고, 또 왜 그날 죽음에 이르지 않았을까. 금요강연에서 무슨 이야기를 했는지에 대한 기록은 찾기 어렵다. 4월 26일날 돌아간다는 말이 빗나간 뒤, 어떤 사람이 미리 안다고 하더니 왜 못 맞혔느냐고 물었을 때 류영모는 이렇게 대답했다고 한다.

"돈을 쓸 때는 예산을 세워야 하지 않느냐. 예산을 세웠다고 꼭 그대로 되는 것은 아니지만 남으면 남기고 모자라면 추가해서 쓰면 그만이지만, 그래도 일단 예산을 세워야 하지 않는가. 사는 것도 마찬가지다."

선생이 자신의 죽음을 미리 예고했던 것의 의미에 대해 가장 음미할 만한 해설은 제자 최원극에게서 나왔다.

저녁의 참사람

"선생님은 이 세상에서 남은 생애의 날수를 여러 번 예언하셨다. 처음에는 선생님의 말씀이 너무도 태연자약했고, 남은 시일도 많아서 그리 깊게 생각하지는 않았다. 그러나 사망 예정일이 점점 가까워지므로 제자로서 관심이 없을 수 없었다. 선생님이 이 세상을 떠날 날을 영감으로 예지했는지 아니면 우연히 가정했는지는 알 수 없으나 우리에게 중요한 일도 아니다. 다만 선생님께서는 몸은 죽지만 얼은 산다는 선생님의 믿음에서 그렇게 하신 것이다. 선생님의 예정이 맞아도 좋고 안 맞아도 좋다. 다만 선생님께서 죽음의 순간을 바라보며 태연자약하게 나아가시는 것이 놀라울 뿐이다."

바로 이것이다. 죽음의 순간을 뚜렷이 바라보며 삶의 마지막에 임하여 몸의 모든 것을 덜어내며 오로지 얼의 나로 집중해 겉은 태연자약하고 안은 치열하고 고요하게 하느님에게로 나아가는 수행. 시시각각으로 사망시계死亡時計가 돌아가는 걸 느꼈을 365일. 그의 4월 26일은 그 죽음의 한 관문을 넘는, 스스로 낸 시험이었다.

류영모는 1년 뒤에 그날을 기념하며 이렇게 말했다. "1956년 4월 26일은 내가 죽기를 기원한 날인데, 오늘이 그 1년이 되는 날입니다. 오늘은 내 자신의 장례를 내가 치르고, 내 소상(小祥; 1년 첫 기일에 지내는 제사)을 내가 치르는 날입니다. 내 대상(大祥; 2년 뒤 두 번째 기일에 지내는 제사)을 내가 치르게 될지 모릅니다. 이 지구 위의 잔치에 다녀가는 것은 너와 나 다름없이 미련을 갖지 말아야 합니다. 자꾸 더 살자고 애쓰지를 말아야 합니다. 여기는 잠깐 잔치에 참여할 것이지 본디 여기서 살아온 것도 아니요, 늘 여기서 살 것도 아닙니다. 그래서 이 세상을 생각으로 초월하자는 것입니다."

3부
가르침의 희망

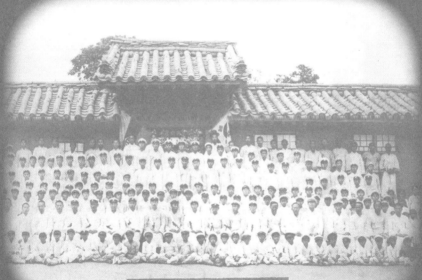

하루이면 3만 번을 숨 쉬고

일 년이면 천만 번을 숨 쉬고

평생이면 9억 번을 숨 쉬나니

한 숨을 평생으로 살고

하루를 영원으로 살아라

오늘 쉬는 숨이 영원의 마지막 숨이니

숨 쉬는 순간마다 맥박 뛰는 순간마다

틈틈이 하루하루 그때를 살아라

오, 늘 내게 와 있는 오늘

오, 늘 내가 숨 쉬는 목숨

오, 늘 지나가면 없는 오늘

오, 늘 기다려도 없을 오늘

하루 공부로 하늘을 본다

하루살이로 하늘을 본다

하루살이가 하루 공부다

하, 늘 보며 오, 늘 하루를 산다

〈하루살이〉, 이빈섬, 다석頌

저녁의 참사람

11. 이승훈의 오산학교와 만나다

뒤숭숭하던 시절

20세기 초, 국권을 빼앗긴 조선은 구성원들이 제대로 성장하고 성숙할 시스템을 갖추지 못했다.[1] 이 문제의 심각성을 깨달은 사람들은 모든 희망이 사라진 식민지의 어둠 속에서 한 줄기 빛을 찾아 마치 굶주린 사람처럼 '학교'를 세웠다. 짐승의 상태를 벗어나기 위해선 생각을 전할 언어와 생각을 다듬을 지식, 생각을 펼칠 비전이 필요했다. 생각을 깊고 높은 곳으로 이끌 믿음이 필요했다. 당시는 '배우는 것'이 곧 독립운동이던 시대였다. 캄캄한 절망을 뚫는 깨우침과 깨달음으로 나아가기 위해 온 나라의 백성들이 몸부림치고 있었다.

　　1909년 여름, 학생 36명 중에서 성적이 수석이었던 경신학교 3학

1.　조선은 20세기 초 일련의 과정을 거치며 식민지의 길로 들어섰다. 1905년 11월 17일 을사늑약으로 외교권을 박탈당하고 일본의 보호국이 되었으며, 1907년 7월 24일 정미7조약과 부속조치를 통해 군대 해산을 당하였다. 1909년 7월 12일 기유각서로 사법권과 감옥사무를 잃었으며, 1910년 8월 22일 '한일병합조약'에 따라 껍데기만 남은 대한제국은 결국 일본제국에 병합되었다.

년 류영모는 다른 학교의 교사로 와 달라는 부탁을 받았다. 경기도 양평의 신설학교였다. 군청의 주사보였던 정원모가 세운 학교로, 당시 상황으로 봐서 학생이 채 10명도 안 되었을지 모른다. 어디에 있던 학교인지 구체적인 부분은 확인할 수 없지만 천년 된 은행나무(현 천연기념물 30호)를 봤다는 류영모의 말을 참고하면 용문산 아래 용문사 근처로 짐작된다.

학교를 세우는 것이 나라를 살리는 길이라고 생각했던 당시 사람들은 우선 설립부터 해 놓고 봤다. 학생들은 몇 명 구했는데 가르칠 선생이 없으니 마치 입도선매立稻先賣하듯 다른 학교 재학생인 류영모를 교사로 뽑아간 것이다.

교단에 선 류영모가 살펴보니 학생 중에는 류영모보다 나이가 많은 이가 여럿이었고 장가를 든 이도 있었다. 이 학교에서 류영모는 수업 중에 일본에 대한 비판을 했다가 곤욕을 치렀다. 밤에 류영모가 있던 하숙집에 일제 헌병보조원들이 찾아와 "너 이 자식 조심해."라며 협박했다. 시골에서도 마음 놓고 바른말을 할 수 없던 시절이었다. 류영모는 1년 만인 1910년 여름에 집으로 돌아왔다. 갈수록 뒤숭숭해지는 시절이었다.

이승훈은 1864년생으로 류영모보다 26세 위다. 태어난 지 8개월 만에 어머니를 여의었다. 할머니 품에서 자라난 그는 열 살 때 할머니와 아버지를 잃었다. 두 달 간격으로 일어난 비극이었다. 졸지에 고아가 된 11세 소년은 유기공장 부자였던 임일권의 심부름꾼으로 일한다. 주인의 사랑방을 청소하고 재떨이, 화로, 요강을 비우고 씻는 일을 했다. 그는 주인이 버리는 종이를 모아 두었다가 틈틈이 글씨공부를 한다. 소년의 학문적 열의를 알게 된 임일권은 직접 글을 가르쳐주었고, 이후 그를 깊이 신임하여 돈을 관리하는 수금일을 시켰다.

열다섯이 됐을 때 이도제라는 사람이 사위로 삼겠다고 나섰다. 결혼을 한 이승훈은 임일권의 집에서 나와 가정을 꾸렸다. 그는 임일권의 유기그릇을 떼다가 파는 행상이 됐다. 평안도와 황해도 일대를 돌아다니며 10년간 번 돈으로 유기공장을 차린다. 모자라는 돈은 장사하면서 알게 된 평안도 갑부 오삭주에게서 빌렸다. 공장을 차린 이승훈은 일터를 깨끗이 했다. 노동자들에게 작업복을 지어서 입히고 품삯도 후하게 주었다. 이승훈의 공장은 금방 소문이 났다.

사업은 번창하기 시작했다. 평양에 지사를 냈으며 서울에도 지점을 갖췄다. 이승훈은 조선에서 손꼽히는 상인으로 성장한다. 당시의 유행을 따라 돈으로 참봉 벼슬을 사서 '양반'이 됐다. 이승훈은 문중을 일으켜야겠다는 생각도 했다. 용동에 땅을 사고 집을 지어 종친들을 모았다. 여주 이씨 집성촌을 만들었다. 마을엔 서당을 지어 '강명의숙'이란 간판을 달았다. 빈곤과 무학無學과 '상것'의 한을 모두 푼 셈이다.

안창호를 좇아 오산학교를 세우다

1905년, 이승훈이 41세 되던 해 을사늑약이 맺어졌다. 나라 안에서는 민영환이 자결했고 나라 밖에서는 이준이 독립을 외치며 죽음을 맞았다는 소식을 듣는다. 나의 성취나 성공이란 게 대체 무엇인가. 나라를 빼앗긴 사람에게 이런 것들이 무슨 의미란 말인가.

1907년 이승훈은 안창호가 평양 모란봉 기슭에서 연설을 한다는 소식을 들었다. 안창호는 교육계몽운동을 벌이다 미국으로 건너가 교민 자치기구인 공립협회를 설립, 활동 중에 귀국한 29세의 청년이었다. 안창호는 귀국하자마자 독립운동 비밀결사인 신민회를 조직한다. 동지들을 규합하기 위해 전국을 다니며 강연을 하고 있었다. 안창호는 비장하면서도 차분한 목소리로 청중을 사로잡았다.

"나라를 회복하는 오직 한 가지의 길이 있습니다. 삼천리 방방곡곡에 새로운 교육을 일으키는 것입니다. 2천만 겨레가 사람마다 인덕과 지식과 기술을 가진 인격자가 되는 것입니다. 그들이 서로 믿고 돕는 거룩한 단결을 이루는 것입니다."

담담한 목소리였다. 하지만 이승훈은 천둥과 지진을 함께 만난 것 같은 깊은 울림을 느꼈다. "선생의 음성은 높지도 않고 낮지도 않았습니다. 중음계였죠. 부드럽고도 비장한 목소리였습니다. 미사여구를 쓰지도 않았고 어려운 말도 없었습니다. 솔직 간결한 말투를 툭툭 던지면서 사람들의 생각을 일깨우고 숨어 있던 마음을 힘 있게 끄집어냈습니다."

안창호의 말투는 고요하게 흐르는 물결 같았다. 세계의 대세를 말하고 이 나라의 국제적 지위가 빈약하고 위태하여 국가존망이 경각에 있음을 경고했다. 부패한 정부 관리와 무기력한 국민을 한탄했다. 이 민족의 결점을 지적할 때는 가차 없었다. 지금 깨닫지 못하고 스스로 힘쓰지 않으면 누가 망국을 막겠느냐고 울부짖는 안창호의 목소리는 울고 있었고, 청중들도 따라 흐느꼈다. 연설이 끝나자 사람들은 누가 먼저랄 것도 없이 모두 서슴지 않고 '대한독립만세'를 외치고 있었다.

이승훈은 자기도 모르는 사이 북적이는 사람들을 헤치고 연단 쪽으로 나아갔다. 막 단상에서 내려오는 안창호의 손을 덥석 잡았다. "이제부터, 이제부터는 안 선생의 말씀을 실천하는 사람이 되겠소." 그러자 안창호는 말했다. "선생과 곧 조용히 논의할 일이 있을 것입니다." 이승훈과 안창호가 운명적인 만남을 갖는 장면이었다.

이튿날 이승훈은 안창호가 보낸 사람을 따라가 그를 만났다. 안창호는 그에게 신민회 평안북도 총감(책임자)을 맡아달라고 부탁했다.

"알겠습니다. 그리고 올해 안으로 정주에 신식학교를 세우겠습니다."
이승훈이 말하자 안창호는 이렇게 말했다. "예, 저도 평양에 학교를 설립하고자 합니다." 이승훈은 문득 자신이 해야 할 일을 찾은 것 같았다. 평양에 올 때는 무거운 걸음이었는데, 정주로 돌아갈 때는 바쁘고 힘찬 걸음이었다. 이날 이후 그는 술과 담배를 끊었고 상투를 잘랐다.

안창호는 이승훈의 '열정'을 어디에 써야 할지 방향을 잡아준 사람이었다. 이승훈은 '위대한 미션'을 단박에 알아듣고 오산학교를 창립한다. 안창호를 만난 그해 12월 24일이었다. 안창호가 평양에 세우기로 약속했던 대성학교보다 먼저 학교를 열었다. 그만큼 이승훈은 온 힘을 다해 학교 설립에 매진했다. 용동에 세운 문중 서당 강명의숙을 신식학교로 바꿔 소학교를 만들었고, 향교인 승천재를 수리해 중학교 과정인 오산학교를 설립했다. 관서 지방의 유학자 백이행을 초대 교장으로 모셨고, 막역한 사이인 박기선에게 교감직을 맡겼다. 학생은 7명이었다. 이 작은 학교가 일제강점기 35년 민족사의 핵심인재들을 배출한 요람이 된다. 안창호의 뜻과 이승훈의 열정이 불꽃을 일으켜 민족정신의 메카를 창출한 것이다.

오산학교 초기에 교사로 누가 있었는지는 확인이 어렵다. 1대 교장으로 백이행 선생이 취임한 것이 1908년 5월이고, 2대 교장으로 이종성 선생이 취임한 것이 1909년 3월이다. 좋은 교사를 확보하는 것은 이승훈의 최우선 과제였을 것이다.

1910년 3월, 18세의 춘원 이광수가 교사로 부임했다. 일본에서 메이지학원 중학부 5학년을 졸업하고 막 귀국했던 참이었다. 정주가 고향인 이광수에게 이승훈은 기꺼이 교사를 맡겼다. 이미 《황성신문》과 《소년》 등에 쓴 글로 이름을 얻었던지라 오산학교에도 도움이 되는 일이었다. 과학을 맡았지만 가리지 않고 철학, 문학 등도 함께 가르쳤다.

이승훈은 계속 교사를 구했다. 같은 해 여름엔 서울의 경신학교를 찾아갔다. 당시 경신학교 교장 밀러는 안창호의 결혼식에서 주례를 선 인연이 있었다. 밀러는 류영모에게 과학을 가르쳤던 교사이기도 했다. "(류영모는) 최우수 성적을 받은 학생이죠. 과학에 천부적인 재능이 있습니다. 교사를 시켜도 잘 해낼 겁니다." 밀러의 천거를 받은 이승훈은 류영모의 집으로 찾아갔다. 이후 류영모는 오산학교의 과학 선생이 되었다. 1910년 8월 29일, 그 며칠 전 22일에 맺은 한일병합조약이 공포되면서 대한제국은 국권을 상실하였다. 경술년에 일어난 국가의 치욕, 경술국치였다. 한 달 뒤인 9월 말에 류영모는 평안북도 정주로 향했다. 류영모가 오산학교에 부임한 것은 가장 암울하고 절망적인 시기였던 그해 가을 10월 1일의 일이었다.

20세기 한국 문명을 깨운 오산학교

평안북도 정주는 영변의 아래쪽으로 역사적으로는 고려 강감찬 장군이 거란을 물리친 귀주대첩으로 유명한 곳이다. 귀주는 정주의 옛 이름이다. 임진왜란 당시 선조가 의주로 피란 가는 길에 사흘간 머물렀던 곳이기도 하다.

이후 1811년 홍경래의 난이 일어났던 곳도 이 일대였다. 관군이 난을 진압한 뒤 정주는 반역향叛逆鄕으로 찍혀 정원현으로 강등되는 수모를 겪기도 했다. 하지만 이곳은 조선 500년간 과거 급제자를 280여 명이나 배출하여 한양을 제외하고는 합격자를 가장 많이 낸 학향學鄕으로 손꼽혔다.

1905년 경의선이 개통되면서 정주역이 생겼고 교통의 요지로 발달한다. 오산학교가 설립되던 1907년 정주군의 인구는 4만 2,000여 명으로 북적이는 도시였다. 이곳은 근대에도 수많은 인물을 배출하여

'20세기 초기 근대화의 요람'으로 손꼽힌다. 문학가 백석과 이광수, 언론인 방우영, 종교인 문선명의 고향이다.

이승훈이 세운 정주군 갈산리 오산학교에는 여준·윤기섭·류영모·장지영·이광수·염상섭·김억이 교사를 지냈고, 교장으로는 백이행·이종성·박기선·조만식·류영모·주기용 등 뛰어난 교육자들이 학교를 키웠다. 이중 류영모는 교사와 교장을 모두 지낸 오산학교의 핵심 교육자였다. 학생으로는 백인제·김홍일·함석헌·이중섭·김소월·백석을 비롯해 김기석·주기철·한경직 목사 등이 오산학교를 나왔다.

학생 7명에 교사 2명으로 부랴부랴 창설했던 4년제 중등과정의 작은 학교가 일제 치하 식민지의 독립운동과 주체적 종교운동의 산실이 되는 과정은 드라마틱하고 감동적이다. 평북 구성에서 태어난 김소월은 오산학교 재학시절 교사 김억의 영향으로 시를 쓰기 시작했다. 1922년《개벽》지에 실린 〈진달래꽃〉은 한국 서정시의 기념비적 작품이다. '영변에 약산 진달래꽃'이란 표현으로 등장하는 이 일대(영변 약산 제일봉과 학벼루)의 아름다운 풍광은 황폐한 식민지 민족의 가슴에 잊을 수 없는 향수를 아로새겼다. 5~6년의 짧은 기간 동안 154편의 시를 남긴 천재 김소월, 그리고 〈여우난 곬족〉 등 향수를 불러일으키는 시들을 통해 또 다른 국민시인으로 인정받는 백석을 낳은 것만으로도 오산학교는 '위대한 시의 메카'로 불릴 만하다.

학생과 학부모를 합해 20여 명이 참석한 개교식에서 창립자 이승훈은 다음과 같은 감동적인 연설을 했다. "이 아름다운 강산, 선인들이 지켜 내려온 이 강토를 원수인 일본인들에게 내맡기는 일이 있어서는 안 된다. 총을 드는 사람도 있어야 하겠지만, 그보다 더 중요한 것은 백성들이 깨어 일어나는 일이나. 우리를 짓누르는 자를 나무라기만 해서는 안 된다. 오늘 학교를 세우는 것도 후진들을 가리켜 만분의 일이나

마 나라에 도움이 되기를 원하기 때문이다. 우리는 힘을 한데 모아서 나라를 빼앗기지 않는 백성이 되어야 한다."

우리 교육의 석기시대

류영모가 오산학교에 부임한 때는 1910년 10월 1일이었다. 8월 29일이 국치일이었으니 한 달 남짓 지난 무렵. 빼앗긴 들에도 계절은 오고 있었다. 평북 정주엔 곱기만 한 단풍이 들고 산들바람 속에서 갈잎의 노래가 들려왔다. 학생은 모두 합쳐 80여 명으로 늘어나 있었다. 딴 지역에서 유학 온 학생은 물론 가까이에서 온 학생이라도 전원이 기숙사 생활을 했다. 교사 류영모는 당시 3학년이던 김여제, 이인수와 한 방을 쓰며 기거했다. 교사와 학생의 나이도 어슷비슷했다.

몇 달 먼저 온 선생으로 춘원 이광수가 있었다. 과학 교사를 맡고 있던 이광수는 18세였고, 류영모는 두 살 위인 20세였다. 이후 류영모가 수학과 물리화학, 천문학을 맡게 된다. 류영모가 당시 교재로 쓰던 물리 교과서를 훑어보니, 서울 종로에 있는 출판사 보성관에서 번역한 한자투성이의 책이었다. 우선 한자부터 가르쳐야 읽기라도 할 수 있는 상황이었다.

오산학교의 아침 풍경은 학생들의 구보 소리로 시작했다. 학생들은 새벽 기상종에 맞춰 일어나 열을 지어 구보를 하며 황성산黃城山 일대를 한 바퀴 돌았다. 오산동 북쪽에 있는 이 산은 누런 점토로 축조한 토성이어서 이런 이름이 붙었다. 학생들은 구령에 맞춰 교가를 제창했다. "뒷뫼의 솔빛은 항상 푸르러/비에나 눈에나 변함없이/이는 우리 정신 우리 학교로다/사랑하는 학교 우리 학교." 이 교가 소리에 맞춰 마을사람들도 하루 일과를 시작했다. 이 교가를 지은 사람은 교사 여준呂 準이었다. 그는 수신(도덕), 역사, 지리, 산수를 가르치던 선생이다. 열심히 구령을 부르며 구보하는 학생을 이끄는 교사는 서진순이었다. 전라도 장성 출신으로 육군 연성학교를 나왔기에 학생들의 체조와 훈련을 담당했다. 깐깐한 교사로 스파르타 교육을 했다.

구보를 마친 학생들은 학교 앞을 흐르는 개울에서 소금으로 이를 닦고 얼굴을 씻었다. 종이 울리면 학생들은 아침 식사를 하고 공부를 시작했다. 학교 설립자인 이승훈은 여준 선생에게 글도 배웠고, 학생들과 함께 운동장을 쓸고 화장실 청소를 했다. 이승훈에 대해서 오산학교 출신인 함석헌이 지은 시조가 남아 있다.

남강(이승훈의 호)이 무엇인고
성(誠; 정성)이며 열(熱; 열정)이로다
강(剛; 굳셈)이며 직(直; 곧음)이러니
의(義; 옳음)시며 신(信; 믿음)이시라
나갈 젠 단(斷; 단호)이시며
그저 겸(謙; 겸손)이시더라

일천년 묵은 동산 가꾸잔 큰 뜻 품고
늙을 줄 모르는 맘 어디 가 머무느냐
황성산 푸른 솔 위에
만고운(萬古韻; 만년의 운치)만 높았네

한편 교사 이광수는 문학 자질을 발휘하여 교가를 새로 지었다. 요즘도 불리는 오산의 교가다. 스코틀랜드 민요인 〈올드 랭 사인〉에 가사를 붙였다.

네 눈이 밝구나 엑스빛(레이) 같다
하늘을 꿰뚫고 땅을 들추어
온가지 진리를 캐고 말련다
네가 참 다섯메(오산)의 아이로구나

류영모는 그 무렵에 열렸던 정주군 학교 연합 체육대회를 기억해
냈다. 나라가 망한 까닭 중 하나로 교육의 부재와 그에 따른 인재의 부
족을 탓하던 시절이었다. 사람들이 그야말로 있는 힘을 다해 학교를
세우려고 했던 때라 정주에만 학교가 70여 개가 됐다. 학교만 많았지
학생 수는 볼품이 없었다. 대운동회를 하는데, 교기를 든 기수 빼고 나
팔수 빼고 북치는 사람 빼니 운동할 선수가 없었다. 학교 이름 '○○之
校지교'를 잘못 읽어서 '○○上校상교'로 읽는 판이니, 운동회가 요즘의
개그 프로를 방불케 했다.

그래도 류영모는 이 풍경을 기억하면서 한 마디 더하기를 잊지
않았다. "그때는 분명 석기시대였어요. 하지만 철기시대의 기구를 만
든 건 바로 석기시대의 돌이었다는 사실."

12. 오산학교에서 만난 인연들-이승훈과 여준

화장실을 청소하는 사람

이승훈이 학교를 세운 일은 자신의 위신을 세우고 권력을 키우는 일이 아니었다. 그런 것에는 관심도 없었다. 안창호가 말한 '지금 깨달아 힘쓰게 하는 일'로 망국을 막겠다는 일념이었다. 그는 비록 어린 시절 서당을 잠깐 다닌 것 외에 제대로 배움의 기회를 가질 수 없었지만, 그가 세운 학교에서 나라의 희망이 자라나도록 하고 싶었다.

이승훈은 교장을 맡지도 않았고, 설립자라는 타이틀도 가지지 않았다. 그냥 학교를 위해서라면 뭐든지 하는 사람이었다. 학교 설립자인 이승훈이 자주 한 일 중 하나는 학생들과 함께 화장실 청소하기였다. 화장실 청소는 굳이 남에게 보여주려 궂은일을 한 것이 아니다. 진심으로 자신이 잘하는 일, 하고 싶은 일을 한 것이었다. 이승훈은 안창호가 말한 '지금 깨달아 힘쓰게 하는 일'에 도움이 되는 일이라면 있는 힘을 다했다.

헤르만 헤세의 《동방순례》란 소설에는 이런 이야기가 나온다. 순례자들이 긴 대열을 이뤄 동방국가를 찾아 먼 여행을 떠났다. 어느 날 갑자기 대혼란이 일어났다. 음식은 상하고 보급은 끊겼고 사람들은 싸우고 여행 행렬에서 이탈했으며 취침 중에 도난과 방화가 발생했고 심지어 말과 낙타들이 미친 듯이 날뛰기까지 한다. 지금껏 오는 동안 아무 문제가 없었는데 왜 갑자기 이런 일이 생겼는가. 지도자들이 뭐가 달라졌는지 알아보니 유난히 말이 없던 '노예' 하나가 빠진 것밖에 없었다. 그가 어디로 갔는지는 알 수 없었다. 그 노예야말로 말없이 일해 온 그 행렬의 숨은 리더였음을 알게 된다.

가만히 궂은일을 하면서 집단의 모든 것이 돌아갈 수 있도록 애를 써온 것이다. 지친 영혼이 쉴 수 있는 쉼터가 되어주었고 가야 할 방향을 안내하는 길잡이였다. '공기'와도 같이 보이지 않던 그가 사라지자 여행은 엉망이 됐고 순례자들은 헤맬 수밖에 없었다. 그 노예는 누구인가. 레오라는 이름의 이 노예는 '예수'를 연상시킨다. 가장 낮은 곳에서 모든 것을 위해 애쓰고 헌신하는 존재.

화장실 청소를 하는 이승훈은 바로 오산학교에서 레오의 역할을 하는 사람이었다. 류영모를 찾아내 초빙해 온 것도 이승훈이 아니었던가. 안창호를 만나서 할 일을 논의할 때 이승훈은 신민회 평안북도 책임자인 총감을 맡기로 했다. 여준, 신채호, 윤기섭과 같은 뛰어난 사람들이 오산학교를 찾아온 것도 그 때문이다.

오산학교를 세울 무렵만 해도 이승훈은 종교에 대해 특별한 관심이 없었다. 종교에 관심을 갖게 된 건 다석 덕분이다. 류영모 선생이 온 뒤 이승훈은 이상한 장면을 발견했다. 교사 류영모는 부임한 첫날, 수업에 들어가기 전에 학생들에게 머리를 숙이라고 하고는 다 같이 기도하자고 말했다. 학생들은 뜻밖의 요청에 어리둥절했다. 멀뚱멀뚱 서로 얼굴을 처다보며 눈치를 살피다가 끝내 고개를 숙이지 않았다. 류영모는 혼자서 기도를 했다.

이렇게 한 지 일주일 만에 학생들은 선생의 말에 따라 고개를 숙이고 기도를 하게 된다. 수업시간에 보여준 학문의 깊이에 감복한 학생들이 선생을 신뢰하기 시작한 것이다. 기도를 함께하면서 학생들의 태도가 달라졌다. 이것을 지켜본 이승훈은 크게 놀랐다. 학문과 신앙을 함께 가르치는 것의 힘을 보았다. 안창호가 평양에 세운 대성학교에 기독교 성경연구회가 있었다는 걸 이승훈은 문득 기억해 낸다. 아, 이것이었구나. 류영모의 기도는 이승훈에게 신앙에 대한 눈을 뜨게 해 주었다.

류영모가 전파한 신앙의 힘

이승훈은 평양에서 유명한 산정현교회의 한석진 목사를 찾아갔다. 한 목사는 '십자가의 고난'이란 제목의 설교를 했다. 설교를 듣고 난 그는 기독교에 입문하겠다고 말했다. 이승훈은 그날 자신에게 주어진 십자가를 지고 예수의 뒤를 따라 골고다 언덕을 오르겠다고 다짐했다. 1910년 12월, 류영모가 오산학교에 온 지 석 달째였고 나라가 망한 지 넉 달째였다.

산정현교회를 나온 그는 정주의 오산학교에 돌아오자마자 교직원과 학생들을 불러 모으고 이렇게 말했다. "오늘부터 저는 기독교를 믿기로 했습니다. 앞으로 우리 오산학교는 기독교 정신을 배움의 지표로 삼겠습니다." 개교한 지 3년 만이었다. 이승훈은 오산학교를 기독교 학교로 바꿨다. 교실을 예배장소로 썼다. 정주에는 교회가 없었기에 목사도 없었다. 교사 류영모가 예배를 인도하고 설교를 했다. 나중에 이광수도 예배와 설교를 이끌었다. 이광수는 톨스토이 동일복음서를 가지고 설교를 했다고 한다. 당시 류영모의 요한복음 강의는 오산학교의 전설로 전해 내려온다.

이후 이승훈은 학교에 교회를 짓는다. 학생들이 나서서 나무를 베고 날라 두 달 만에 완공했다. 그가 이토록 신앙 정립에 서둘렀던 것은 닥쳐올 시련을 예감했기 때문일까. 기독신자가 된 지 석 달 후 그는 수색역 부근 서울행 기차 안에서 일본 헌병과 경찰의 합동 검문에 체포된다. 이승훈의 수첩에서 안중근의 사촌동생인 안명근의 명함이 나왔기 때문이었다. 안명근은 간도의 신흥무관학교 설립 자금을 모으다가 1910년 12월에 이미 체포되어 수감 중이었다. 안명근 체포 이후 김구, 김홍양, 이승길, 김용재, 최명식, 도인권과 함께 이승훈도 구속된 것이다. 이 일로 이승훈은 2년간 제주도 유배형을 받았다.

제주도 유배형이 끝나기도 전인 1911년 9월, 그는 다시 '105인 사건'에 연루되어 재판을 받았다. 데라우치 총독 살해 음모 죄목이었다. 이것은 아카시 경무총감이 날조한 사건으로 알려져 있다. 이승훈은 10년형을 언도받았다. 1915년 2월 가출옥할 때까지 4년간 옥살이를 했다. 여기서 그치지 않았다. 4년 뒤인 1919년 3·1운동 때 민족대표 33인의 한 사람으로 참여했다가 4년간 다시 감옥생활을 한다. 그가 나온 것은 1922년 7월이었고, 33인 중에서 맨 마지막 출옥이었다.

일제강점기의 감옥은 지옥이었다. 안창호를 비롯한 많은 애국지사들이 감옥에서 여러 질병을 앓으며 죽어 갔다. 그런데 이승훈은 희한했다. 옥고를 치를수록 더 싱싱하고 당당한 모습으로 나타나는 것이다. 천부의 체력이 있었고, 인고의 생애가 있었고, 뜨거운 애국이 있었기에 가능한 일이었을 것이다. 하지만 그를 이토록 강고하게 만든 것은 불굴의 신앙이었다. 꺾으면 꺾을수록 새롭게 솟아오르는 정신의 탄력 같은 것이었다.

이승훈은 감방에서도 새벽같이 일어나 기도하고 날이 밝으면 성

저녁의 참사람

경을 읽었다. 간수들이 시키는 노끈 꼬기와 봉투 붙이기도 열심이었다. 감방 청소도 스스로 도맡았다. 어렸을 때 주인 집 방청소를 하는 것만큼 정성들여 닦고 또 닦았다. 게다가 늘 옥살이 하는 동료들을 위로하고 격려했다. 그는 이때의 상황을 이렇게 기억했다.

"그때 감옥에서 나는 오히려 깊은 해방감을 느꼈습니다. 놀라운 일이었지요. 여섯 사람이 있었는데, 기독교에 입문한 시기가 가장 늦었던 게 나였지요. 그런데도 성경에 나만큼 위로받은 이는 없는 것 같습니다. 마침내 감옥이 괴롭다는 생각이 사라졌어요. 젊은이들도 싫어하는 감방의 똥 청소를, 내가 자진해서 했습니다. 손으로 똥을 만지면서 기도를 했지요. 하느님, 감사합니다. 바라건대 이 감옥에서 나가는 날 이 땅의 백성을 위해 똥통 청소하기를 잊지 않도록 해주십시오. 이렇게 말입니다. 감옥이란 참 이상한 데예요. 강철같이 강해져서 나오는 이도 있고, 겨릅대(껍질을 벗겨낸 삼대)같이 푹 약해져서 나오는 이도 있어요."

이승훈은 감옥에서 구약성경을 20독 했고 신약성경을 100독 하였다고 한다. 1915년, 51세의 늦깎이 공부로 평양신학교에 들어간 이승훈은 세 학기 동안 신학공부를 했다. 이듬해 장로가 된 이승훈은 교회를 대표해 평안북도 노회에 참석했고, 노회의 대표로 평양과 서울의 장로교 총회에도 나갔다. 이런 인연으로 기미년 3·1운동 때 기독교 대표의 한 사람이 된다. 독립선언서에 서명할 민족대표 33인이 결정된 뒤 서명 순서를 어떻게 할 것이냐를 놓고 논란이 있었다. 자기 종교의 대표가 맨 앞에 나와야 한다고 서로 주장했다. 그때 이승훈이 큰소리로 말했다. "순서는 무슨 순서입니까. 그게 죽는 순서인데 아무나 먼저 쓰면 이떻습니까. 손병희를 민지 쎄요." 한길에 징틱가 됐다.

1922년 당시 오산학교 교장이었던 류영모는 서울 집에 왔다가 최남선을 만난다. 최남선은 3·1운동으로 4년간 옥살이를 하고 가출옥한 이승훈의 안부를 물었다. 그런 뒤 류영모에게 이승훈에 대한 원고를 청탁한다. 이 글은 1922년 9월 주간지 《동명》 제2호에 실린다. 최남선은 소개글에서 이렇게 말하고 있다.

"이승훈 선생의 인격은 조선의 가장 귀중한 민족적 자산의 하나입니다. 일생을 통해 보여준 조선인의 본질적인 아름다움은 그 자체가 훌륭한 시요, 음악이요, 숭고하고 바른 종합예술입니다. (…) 하루는 선생이 늘 머물렀던 정주 오산학교의 교장으로 계신 경외하는 벗 류영모 군을 만났는데 자연스럽게 선생(이승훈)의 인격에 관한 이야기가 나왔습니다. 류군이 오랜 관찰과 진실한 감상을 말하는데, 말씀이 하나하나 핵심인지라 감동하였기에 글을 부탁하여 여기 싣기로 했습니다."

최남선은 류영모가 쓴 평전의 끝부분을 인용한다. "덕이 높을수록 겸허한 어른을 선생께 보았으며, 괴로움이 많을수록 편안하게 여기는 어른을 선생께 보았나이다. 나는 선생의 성격이 탁월하심을 우러러 접할 때마다, 톨스토이 선생의 이성주의理性主義, 즉 '철두철미하게 참을 구하는 성격'이 일평생 태어나 죽을 때까지 일관한 것과 같이, 선생의 생애도 시종일관 성자의 성격이 비치어 빛남을 느낍니다." 류영모는 이승훈을 톨스토이와 비교하고 있다. 그가 현대인으로 가장 존경한 이는 톨스토이와 간디였는데, 그중 한 분인 톨스토이에 비견되는 사람으로 이승훈을 꼽은 것이다.

류영모는 오산학교에 4년 반을 머물렀다. 20세 때 가서 3년을 있었고, 31세 때 가서는 1년 반을 있었다. 짧다면 짧은 시간이지만, 그러나 류영모가 없었더라면 오산학교는 달라졌을지 모른다. 그가 오산학교에 기독교 신앙을 전파하지 않았더라면, 3·1운동 민족대표 이승훈도 나오지 않았을지 모르며, 오산학교가 민족정신을 강건하게 키워나갈 수 있었던 신앙의 힘 또한 갖추기 쉽지 않았을 것이다. 스무 살의 물리선생이 전파한 기독신앙이 사람을 바꿨고, 학교를 바꿨고, 세상을 바꿨다.

그러나 류영모 자신은 이런 사실을 부끄러워했다. 겸손해서 그런 것이 아니라 진짜 부끄러워했다. 스무 살밖에 안 된 자신이 무엇을 깨달았다고 감히 전도를 했는지 돌이켜보면 부끄럽다는 말이었다. 듣고 배운 것을 전한 녹음기 노릇이었다고도 말했다.

하지만 그가 비록 미성숙한 상태에서 전도를 했다 해도 거기에 '성령(얼나)'이 임한 것은 어김없이 사실이라고 할 수 있다. 류영모의 진짜 부끄러움은 당시 '정통 교회신앙'을 섣불리 전도했던 것에 대한 부끄러움이었다. 그는 이런 말을 한다. "하느님 아버지에게로 나아가는 것뿐입니다. 사람 숭배를 해서는 안 돼요. 그 앞에 절을 할 것은 하느님뿐입니다. 하느님을 하느님으로 바로 깨닫지 못하니까 사람더러 하느님이 되어 달라는 게 사람 숭배하는 이유입니다. 예수가 인간을 위하여 십자가에 못 박혀 피 흘린 것을 믿으면 영생한다고 생각하는 것은 나와는 아무런 상관이 없습니다."

그는 오산학교를 떠날 때까지 정통 교회신앙을 지니고 있었다. 학교를 떠나고 나서 그 신앙을 벗었다. 오산학교에 교회신앙을 전파했던 류영모는 다른 길로 나아갔다. 그래서 그때의 전도를 부끄러워한 것이다. 그는 교회에 나가지 않게 된 까닭을 이렇게 말했다. "나는 나대로 하느님을 사랑하는 속알(얼나)을 얻었다고 말할 수 있습니다." 하느님이 마음속에 게시는데 교회로 찾아다닐 까닭이 있는가. 이것이 류영모의 길이었다.

사람이 온다는 건
실은 어마어마한 일이다
그는 그의 과거와 현재와
그리고 그의 미래와 함께
오기 때문이다
한 사람의 일생이 오기 때문이다

정현종의 시 〈사람이 온다는 건〉의 일부분이다. 그렇다. 사람이
온다는 건 실로 어마어마한 일이다. 류영모에게 여준이 왔던 것은 어
마어마한 일이었다. 1910년 오산학교 교사로 부임한 류영모에게 여준
이란 존재가 다가왔다는 것은 여준의 과거와 현재, 미래가 함께 온 것
이었다고 해도 과언이 아니었다. 이 나라 독립운동사의 지치지 않는
불꽃이었던 여준과의 만남은 류영모에게 내면의 빅뱅을 낳는 사건이
었다.

잠깐 여준의 삶을 들여다보자. 그는 1862년에 나서 1932년에 죽
었다. 경기도 용인 출신으로 여운형의 먼 친척 숙부가 된다. 호는 시당
인데, '時堂'(시대의 집 혹은 시시각각으로 당당하라) 혹은 '是堂'(바로 이 집, 옳음의
집)으로 쓴다. 20대 때 서울 회현동(당시 호현방 회동)에 살던 재당숙 여규
형의 집에 자주 놀러갔다. 그 동네에는 1907년 헤이그 만국평화회의에
특사로 갔던 이상설과 해방 후 첫 부통령이 되는 이시영이 살고 있었
다. 여준은 여섯 살 어린 이시영, 그리고 여덟 살 어린 이상설과 뜻이 잘
맞았다. 1885년 23세 때 여준은 이상설, 이시영, 이회영, 서순만, 이범세
등과 신흥사에서 8개월간 합숙하며 한문, 수학, 영어, 법학 등 신학문

을 공부했다. 여준은 이 걸출한 청년 그룹을 정신적으로 이끄는 '형님' 역할을 했다. 이시영은 나중에 여준을 '절재(絕才; 최고의 인재)'라고 극찬한 바 있다.

여준은 1898년 이회영과 함께 이상설의 집에 모여 '독서클럽'을 만든다. 정치, 경제, 법률, 동·서양사 등 신학문 서적들을 강독·토론했고 번역작업을 하기도 했다. 이 무렵 여준은 중국 양계초의《음빙실문집飮氷室文集》을 애독했다. 국가의 자강혁신을 논한 책이었다. 1908년 안창호에게 지역의 지식인들이 찾아와 "나라를 위해 해야 할 첫 번째 일이 무엇이냐."고 물었을 때 "우선《음빙실문집》을 읽어보시오."라고 했던 바로 그 책이다. 안창호는 오산학교 설립 무렵 여준을 만나 서로 뜻을 나눈 적이 있다. 그때《음빙실문집》얘기도 나왔을 것이다.

중국으로 건너간 여준은 1906년 북간도 연길현 용정촌에 한국 최초의 신학문 민족교육기관 서전서숙瑞甸書塾을 세운다. 이상설이 초대 숙장을 맡았고, 여준은 2대 숙장을 지냈다. 일제의 방해로 훈춘으로 옮겨 서전서숙을 재건했던 사람도 여준이었다. 서전서숙이 강제 폐교된 뒤 여준은 국내에 돌아와 1907년 4월 신민회에 가입한다. 신민회에서 이승훈을 만났다. 그해 12월 그와 함께 오산학교 설립에 나섰던 여준은 최고의 콘텐츠를 갖춘 교사로 큰 기여를 했다. 수신, 역사, 지리, 산술, 대수, 국가학, 법학, 한문, 헌법대의를 강의한 그는 오산학교의 '걸어 다니는 도서관'이었다.

백발이 성성한 40대 후반의 학자로 교사들 중 가장 어른이었던 여준. 키는 작지만 목소리가 야무지고 우렁찼던 그의 강의는 지식에 굶주린 학생들을 황홀하게 했다. 1909년 10월 안중근 의거가 일어났을 때 여준은 전교생을 모아 놓고 이렇게 연실했다.

"우리의 원수 이등(伊藤博文; 이토 히로부미)은 죽었다. 그러나 우리가 안심할 수는 없다. 우리는 안중근의 뒤를 이어 제2, 제3의 이등을 몰아내야 할 것이다. 세상에선 '이등은 우리나라를 먹으려 하지 않고 계발시켜 동양 3국이 서로 붙들고 나아가 서구 나라들과 대항하려는 원대한 이상을 가진 위대한 정치가'라고 선전하는 자도 있다. 그자들의 모략에 속아선 안 된다. 깨어야 한다. 일어나야 한다. 우리 민족을 위해 일로매진一路邁進해야 한다."

류영모의 눈을 틔워준 여준

1910년 말(혹은 1911년 초) 여준은 오산학교를 떠나 서간도로 간다. 그곳에서 신흥무관학교를 설립한다. 여준은 영어 선생을 맡았고 제2대 교장이 된다. 눈바람이 살을 에는 혹한에 아침 체조를 한 뒤 애국가를 부르는 학생들 앞에서 여준 교장은 주체할 수 없는 눈물을 흘리기도 했다. 이후 그는 길림에서 대한독립의군부를 결성해 정령正領이 됐고, 1919년 3월 '대한독립선언서' 배포를 주도했다. 상하이 임정수립 이후 서로군정서에서 부독판을 맡아 독립군 간부 양성에 주력한다. 임정 분열 당시 국제연맹에 위임통치를 청원한 이승만의 퇴진을 요구하며 강경 노선을 걸었다.

말년에 북만주에 살았는데, 1932년 중국 군벌에게 아들 여운달과 함께 살해당한 것으로 추정된다. 1968년 정부는 건국훈장 국민장을 추서했고, 국내 후손이 없었기에 오산중고등학교에서 훈장을 보관하고 있다. 시신도 자손도 유품도 없는 그는 평생을 독립운동에 바친 '옳은 집' 한 채였다. 지금은 텅 비어 있는.

이러한 여준과의 조우는 류영모의 정신사를 일신하는 위력을 발휘했다. 오산학교 시절 류영모에게 여준은 영혼을 일깨우는 대지식인이었다. 이 학교의 하드웨어는 이승훈이 만들었지만 소프트웨어는 대부분 여준이 만들었다고 볼 수 있다. 여준은 오산학교에 올 때 많은 책을 가지고 왔다. 지식에 목말라했던 류영모에겐 뜻밖의 눈 호강이었다. 곧 여준 장서藏書의 최대 수혜자가 됐다. 불경과 노자,《도덕경》을 읽으며 깊은 성찰의 눈을 뜬 것이 바로 이때였다. 이미 교회주의 기독교에 접했던 류영모가 생각의 터전을 넓히고 통찰의 폭을 키웠던 때였다. 서양의 종교를 높은 수준의 동양적 교양으로 새롭게 읽고 재정립하는 류영모의 길이 열린 것도 이 무렵이었을 것이다.

13. 톨스토이와 천로역정

오산학교에서 열린 추도식

1910년 11월 7일 아침 6시 5분, 레프 톨스토이가 눈을 감았다. 세계적 문호인 러시아 작가의 죽음에 곧바로 세계가 슬픔에 빠졌다. 톨스토이는 아내 소피아와 부부싸움을 한 뒤, 농촌활동에 전념하겠다는 생각으로 막내딸 알렉산드라와 함께 몰래 가출하여 여행 중이었다. 기차 안에서 급성폐렴을 앓다가 아스타포보(현재 톨스토이역) 역에 급히 내렸고 역장실에서 죽음을 맞았다.

나라를 잃은 조선의 오산학교에서는 선생과 학생들이 모여 톨스토이 추도식을 가졌다. 육당 최남선은 그해 잡지《소년》12월호에 4행시 72편을 연작한 기나긴 조시吊詩를 싣기도 했다. "눈보라 검은 구름 하늘을 덮고/그 틈으로 나오는 듯 칼바람 불 때/요령소리 문에 나자 전하는 신문/그에 선생 떠난다고 기별하도다"와 같은 시편들이다.

왜 식민지 나라에서 러시아 작가의 죽음에 대해 이토록 각별하게 애도의 뜻을 표했을까. 톨스토이 소설의 애독자들이 많았기 때문일까.

그럴 수도 있지만 더 중요한 이유가 있었다. 당시 세계의 많은 사람들에게 톨스토이는 단순한 작가가 아니었다. "톨스토이는 하나의 세계이자 인간이었다."고 말한 사람은 러시아 작가 막심 고리키였다. 고리키의 이 말은 톨스토이가 단순한 문학가를 넘어서 중요한 시대적 표상이자 실천적 인간이었음을 의미한다. 《잃어버린 시간을 찾아서》로 유명한 프랑스의 소설가 마르셀 프루스트는 "톨스토이는 거룩한 신"이라고 단언했고, 러시아 혁명을 이끈 블라디미르 일리치 레닌은 "거대한 바윗덩이이자 엄청난 거인"이라고 평가했다. 세계에서 가장 유명한 과학자라 할 아인슈타인도 "우리 시대에 톨스토이보다 중요한 예언자는 없다."고 했다.

　톨스토이에 쏟아진 당대와 후대의 많은 예찬들은 주로 그의 문학에서 기인하는 것이지만, 그의 위대함의 진면목이 종교사상에 있음을 제대로 주목한 사람은 류영모였다. 당시 조선의 지식인들은 서양의 정통 기독교 신앙과 거의 같은 유속流速으로 흘러들어온 '기독교에 대한 톨스토이적인 성찰'을 동시에 만났다. 톨스토이는 놀라운 종교사상가이자 실천가였다. 그는 20세기를 숨 쉰 '성자'였고 기독교의 교리 신앙에 의문을 던지는 이들에게 새로운 눈을 열게 해준 영적인 스승이었다.

　1910년 3월 오산학교에 이광수가 왔을 때, 18세였던 그의 머릿속에는 톨스토이가 깊이 들어와 있었다. 이광수는 오산학교에 오기 전에 일본 도쿄 메이지학원 중학부를 졸업했다. 그 시절 동급생이었던 일본인 야마사키가 가지고 있던 톨스토이의 책을 탐독한다. 일본에서 귀국할 때는 아예 톨스토이 전집을 가지고 왔다. 오산학교로 올 때는 톨스토이의 통일복음서를 지니고 왔고, 그것을 학생들에게 가르쳤다. 그해 11월 톨스토이 추도식은 '교사 이광수'의 8개월여 교육의 힘이 컸을 것이다. 그날 학생들은 걸출한 러시아 문학가를 추도한 것이 아니라, 동시대를 숨 쉬다 간 위대한 성자를 추도하고 있었다.

톨스토이는 말년에 《살아갈 날들을 위한 공부》라는 저술을 남겼다. 책상 위나 침대 머리맡에 두고 늘 읽어야 할 구절들을 모아 놓은 책이다. 그중에 '참나'라는 제목의 글은 신앙사상가로서의 그의 면모를 보여준다. "육체를 위해 산다면 자기 자신만이 유일하게 소중한 존재로 여기게 된다. 이렇게 혼자만 행복하려는 이들이 세상에는 존재한다. 그러나 어느 누구도 만족하지 못하기에 서로 반목한다. 우리는 육체가 영원하지 못하고 시간이 지나면 죽는다는 것을 알고 있다. 이 갈등에서 빠져나오는 방법은 육체가 아닌 영혼에 진정한 '나'가 있음을 깨닫는 것이다. 영혼은 사랑을 통해 타인과 합일을 이룬다. 여기에는 죽음이 없기 때문이다. 육체는 영원한 영혼이 잠시 머무는 곳일 뿐 곧 스러질 존재에 불과하다."

교회는 죽었다

그 추도식 이후 류영모는 톨스토이 사상에 깊이 파고들기 시작했다. 그 무렵 오산학교에서는 '톨스토이 신앙탄압'이라 할 만한 사건이 있었다. 1910년 12월 학교설립자 이승훈은 기독교 신자가 된 뒤 평양신학교교장이자 선교사인 로버트와 가까워졌다. 그간 교장 역할을 하던 여준이 만주로 떠나자 로버트 선교사에게 교장을 맡긴다. 이듬해 2월 이승훈은 안명근 사건으로 감옥에 갔고 로버트가 학교를 관리하게 됐다.

로버트는 오산학교를 기독교 장로회 학교로 만들어 갔다. 학생들에게 교리문답을 시키고 교회교리 신앙을 고백하게 했다. 이광수는 이런 방침과 충돌하다 1913년 11월 오산학교를 떠난다. 류영모는 어떻게 됐을까. 류영모는 그보다 앞서 1912년경 오산학교를 떠났지만 그 이유를 자세히 밝히지는 않았다. 일제의 탄압을 받는 것만도 고통스러운데 선교사에게 사상 감시를 받는 일을 참을 수 없었을 것이다. 도그마 dogma가 된 기독교 교리로 자유로운 생각을 구속한다면 거기에 진리가 있을 수 없다고 생각했던 그였다. 1912년 오산학교를 떠나면서 그는 교회교리 신앙도 떠난다. 오산학교에 정통 기독교를 심었던 류영모는 그 정통 기독교의 배척을 받아 자기의 길로 나아간 것이다.

대체 톨스토이는 류영모에게 어떻게 다가온 것일까. 우선 통일복음서 얘기부터 하자. 톨스토이는 기독교의 4대 복음서를 하나로 요약했다. 이것을 '요약복음서' 혹은 '통일복음서'라 부른다. 그런데 그는 복음서를 요약하면서 교회가 지금껏 중요하게 여겼던 것들의 일부를 빼버렸다. 세례 요한의 수태와 출생, 투옥과 죽음을 빼버렸고, 예수의 출생과 가족계보, 이집트 탈출 부분을 잘라냈고, 가나와 가버나움에서 펼친 그리스도의 기적과 악령 축출, 바다 위를 걷는 기적, 무화과나무의 건조, 병자 치료, 죽은 이의 소생을 제외시켰다. 또 예수의 부활과 예수 예언의 성취 같은 부분도 없앴다. 기독교회의 입장에서 보자면, 가장 힘주어 전파했던 성서의 부분들을 잘라 낸 셈이다. 통일복음서 서문에서 톨스토이는 이렇게 말했다.

"이런 것들은 조금도 교훈을 담고 있지 않다. 경전을 번잡하게 하는 데 지나지 않는다. 복음서의 한 구절 한 구절이 다 신성하다는 것은 잘못된 생각이다. 예수는 무지한 군중에게 설교했다. 예수가 죽고 오랜 시간이 지난 뒤에 그에 대해 들은 것을 기록하기 시작했다. 5만 종의 기록물 중에서 세 가지를 고르고 한 가지 요한복음을 더 골랐다. 성경 복음이 모두 성령으로 보내진 것이라는 상투적인 견해에 미혹되어선 안 된다."

톨스토이는 '종교론'에서 교회 교리가 예수의 가르침에 얼마나 어긋나는지를 이렇게 설명한다. "소년시절 처음 신약성경을 읽었을 때 예수의 가르침에서 가장 감동을 받은 것은 사랑과 겸손과 자기부정이며 악에 대해 선으로 대하라는 메시지였다. 내겐 이것이 기독교의 본질이었다. 내 마음이 회의와 절망 속에 있을 때도 그랬다. 그래서 교회에 귀의했다. 그런데 교회가 믿는 신조 속에 나를 감동시킨 기독교의 본질이 보이지 않았다. 예수의 가르침 중에 가장 중요한 것으로 보였던 게 교회에선 털끝만큼도 보이지 않았다. 교회는 사랑과 겸손과 자기부정의 내적인 진리에서 이탈하여 외적인 독단의 신념만을 인정하고 있었다."

'나의 신앙의 요체'라는 제목의 글에서 톨스토이는 "교회는 죽었다."라고 선언했다. "예수의 가르침을 택할 것인가, 교회의 가르침을 택할 것인가. 둘 가운데 하나를 버릴 수밖에 없었다. 나는 교회 규율들을 버리지 않을 수 없었다. 교의에서 이탈하고 싶지 않았지만, 예수의 가르침을 택했을 때 남아 있는 교의가 하나도 없었다."

류영모는 톨스토이를 읽으면서 자기의 사상을 정리해 갔을 것이다. 무엇이 정통신앙인가. 교회를 버렸다는 톨스토이가 비정통인가. 예수의 진정한 정통은 어디에 있는가. 베드로가 구술한 것을 기초로 마르코(마가)가 쓴 마르코복음에는 톨스토이 통일복음서처럼 동정녀 탄생도 없고 예수 육신 부활도 없었다. 예수 부활은 2세기 초 아리스티온의 증보판에서부터 들어간 것이다.

천로역정, 대전환의 길

류영모는 역사가이자 문명비평가인 아놀드 토인비와 작가 헤르만 헤세의 글들도 읽었다. 토인비는 《회고록》에서 "나는 기독교 전통적 신앙이 초보적인 검증에도 합격하지 못하는 수준이란 걸 안다. 예수의 동정녀 탄생과 예수의 육신 부활 승천이 특히 그렇다."라고 썼고, 헤세는 《인생론》에서 "나는 종교 없이 산 적은 없다. 종교 없이는 하루도 살 수 없을 것이다. 그러나 이제까지 교회 없이 살아왔다. 찬란한 가톨릭 교회는 가까이 다가가면 유혈폭력과 정치, 비열함의 냄새가 풍긴다."라고 이야기했다.

성령의 생명은 어디 있는가. '정통'이라고 지켜온 저 위경偽經의 구절들에 있는가. 기독교 본질에 벗어난 독단의 신념에 있는가. 무엇이 정통인가. 이 깊은 문제의식이 젊은 류영모를 치열하게 이끌었을 것이다.

《천로역정天路歷程》은 17세기 후반에 발표된 영국 작가 존 버니언의 종교소설 제목이다. 원제는 'The Pilgrim's Progress'로 순례자가 겪는 고행과 승화의 과정이 제목에서부터 드러난다. 옥중에서 쓰인 이 소설은 주인공 크리스천이 등에는 무거운 짐을 지고 손에는 한 권의 성경책을 들고 멸망의 도시를 떠나 하늘의 도시로 가는 여정을 그리고 있다. 그는 낙담의 늪과 죽음의 계곡과 허영의 거리를 지나 마침내 천국에 닿는다. 하늘길 여행에서 만나는 낙담과 죽음과 허영은 인간의 신앙이 겪는 고비들을 우의적으로 표현한 것이기도 하다. '믿음'은 방해를 받지 않고 하늘길로 직행하는 것이 아니라, 수많은 유혹과 장애물을 지나갈 수밖에 없다는 생각을 담고 있다.

다석 류영모의 천로역정은 서양인들이 경험할 수 없었던 새로운 길이었다. 20세기는 수천 년간 거의 단절상태로 있었던 동서양 문명이 서로 소통하기 시작한 세기였다. 서양에서 수많은 역정歷程을 거쳐 당도한 '천로(天路; 천국으로 가는 길)'는 동양적 사유체계를 소유한 낯선 시선 앞에서 부조리함이 정밀하게 발견되기 시작했다. 류영모라는 통찰적 지식인은 성경과 함께 불경과 노장을 섭렵하면서 인류 전체의 영성이 찾아낸 보편적인 '천로'에 대한 감수성을 높이게 된다.

이는 동양적 신앙체계가 서양 기독교를 재해석하면서 주체적인 신앙적 안목으로 거듭나는 과정이었다. 이런 사유로 나아갈 수 있었던 데에는 교회 교리를 비판하고 기독교의 근본정신으로 복귀할 것을 주창한 톨스토이라는 동시대 선배이자 스승의 영감이 영향을 미쳤다. 다석은 왜 하느님은 서양식인가라는 단순한 물음에 대한 답을 구하면서 나라 잃은 민족이 신앙 속에서 주체성을 회복하는 극적인 전환점을 찾아낸다. 이는 또한 일본인 주체신학자 우치무라 간조의 문제의식과 통하는 부분이기도 하다(우치무라 간조와 김교신, 함석헌에 대한 이야기는 4부에서 제대로 다룰 것이다).

1911년 류영모는 두 살 아래 동생인 영묵의 죽음을 겪었다. 이때 그는 삶과 죽음에 대한 깊은 고뇌에 빠졌다. YMCA도 같이 다녔고 연동교회도 같이 다녔던 아우였다. 그의 죽음은 자신의 죽음처럼 느껴졌다. 어린 시절 의사는 자신에게 서른 살을 못 넘길 거라고 예언하지 않았던가. 교회가 강조하는 교리들은 죽음의 문제에 대해서는 정색하고 답을 해주지 않는 듯 보였다. 이 무렵 그는 성경을 두고 불경과 노자에 매달렸다. 살려고 태어난 인간은 왜 죽는가. 죽음 앞에서 잠정적인 삶은 무슨 의미와 가치가 있는가. 이 응답 없는 질문들에 매달리며 사생의 진리를 찾아 나선 시기였다. 갈증은 커졌지만 신앙은 답보상태에 있었다.

그는 언젠가 이런 말을 했다. "종교의 핵심은 죽음입니다. 죽는 연습이 철학입니다. 죽음을 없이 하자는 것이 종교입니다. 죽음의 연습은 영원한 얼생명을 기르기 위해서입니다. 사는 것이 사는 것이 아니요 죽는 것이 죽는 것이 아닙니다. 산다는 것은 육체를 먹고 정신이 사는 것입니다. 몸으로 죽는 연습은 얼생명으로 사는 연습입니다."

죽음에 대한 깊은 고뇌 끝에 나온 말이었을 것이다. 삶은 끝없는 물음의 길이며, 죽음은 깨달음의 도道라는 생각에 이르렀다. 육신의 죽음에서 얼생명의 하늘길까지. 류영모가 찾아낸 천로역정은 바로 그 대전환의 길이었다.

14. 3·1운동과 오산학교

3·1운동의 비밀자금을 맡은 부친

1910년 류영모를 오산학교 교사로 모시기 위해 학교설립자 이승훈은 류영모의 부친을 찾아간다. 부친 류명근은 이승훈보다 두 살 위였는데, 두 사람 다 자수성가한 상인이었는지라 통하는 것이 있었다. 아들로 인해 알게 된 인연이었지만, 마음을 나누는 바가 있었다. 특히 40대에 들어 두 사람은 기독교도가 됐고 이후 장로가 되었기에 신앙적인 교감 또한 형성되었을 것이다.

1919년 3월 1일 이승훈은 류영모의 집에 들러 아침 식사를 한다. 문득 "천도교에서 3·1운동 자금을 댔다고 하더이다. 우리 기독교에서도 가만있을 순 없지요."라고 말하며 돈 6,000원을 꺼냈다. 기독교계에서 모금한 것이었다고 했다. 이 돈을 류영모에게 맡기며 말했다. "요즘 나를 따라다니는 사람이 많아서, 자네가 좀 맡아주시게." 그리고는 바삐 집을 나갔다. 류영모는 돈을 들고 고심하다가 종로에서 피혁상점을 하는 부친 류명근에게로 간다.

"이 돈을 누가 맡겼는데, 여기다 좀 넣어 둬야겠습니다." 아버지에게 이렇게 말하고 상점 금고에 돈을 보관했다. 이 돈에 대해 알고 있는 사람은 류영모와 이승훈뿐이었다. 그런데 수수께끼 같은 일이 일어났다. 6월이 되어 일본 형사들이 류명근의 점포에 들이닥쳤다. 그리고는 돈을 압수했고, 류명근도 끌고 갔다.

이후 류영모는 종로경찰서로 찾아가 말했다. "아버지는 죄가 없다. 죄가 있다면 내게 있으니 나를 잡아 가두고 아버지는 풀어달라." 하지만 형사들은 듣지 않았다. 집으로 돌아가라고만 말했을 뿐이다.

대체 어떻게 일본 형사들이 이 돈이 있는 것을 알았을까. 6,000원은 천도교에서 이승훈에게 거사자금으로 준 돈이었다. 3·1운동의 민족대표 33인을 심문하던 경찰에게 천도교 측 인사가 사실을 실토한 것이었다. 류영모는 부친을 구출하고 스스로 죄를 덮어쓰고자 했지만, 아버지 류명근은 모든 책임을 자신에게 지우고 아들은 무사하도록 했다. 류명근은 3·1운동으로 구속된 9,456명 중 한 사람으로, 105일 동안 감옥에 갇혀 있었다.

3·1운동 민족대표는 33인이지만 독립선언서를 기초하거나 서명하고, 인쇄·배포하고, 탑골공원 만세시위 등 운동의 기획과 실행에 참가한 핵심인사를 두루 아울러 '민족대표 48인'으로 꼽는다. 본래는 3·1운동으로 일제 법정에서 재판을 받은 48인을 가리킨다. 류명근은 그 48인 중 한 사람인 '민족대표'였다. 자긍심을 지닐 만한 것이었지만 류영모는 이 대목에 대해 이렇게 말했다. "훌륭한 아버지를 둔 것은 자랑스럽겠지요. 하지만 하느님께는 내가 가는 것입니다. 가족이 함께 갈 수 있는 것은 아닙니다."

혈육이라고 해서 하느님을 단독 대면하는 일에 예외일 수 없다는 소신을 밝힌 것이지만, 그렇다고 류영모가 부친에 대한 각별함이 없었던 것은 아니다. "나는 아버지의 잊지 못할 눈을 두 번 보았습니다. 3·1운동 때 형사가 가택수색을 하면서 질문을 던지자 아버지는 눈을 똑바로 떠서 형사를 바라보았습니다. 평소에는 볼 수 없었던 노여움이 가득한 눈이었습니다. 무엇에도 굴하지 않겠다는 의지가 보이는 눈이었지요. 그때 그 눈을 잊지 못합니다. 또 한 번은 돌아가시기 조금 전에 본 눈이었습니다. 아버지가 누운 자리에서 몸을 일으키려고 할 때 옆에 있는 이가 거들어 드리려 했는데, 그 얼굴에 뒤틀리는 주름이 보였습니다. 그래서 그 모습이 안쓰러웠던 내가 '다시 누우십시오. 못 일어나십니다.'라고 말을 했습니다. 그때 아버지가 눈을 크게 뜨고 '왜?' 하면서 나를 바라보았는데 그 눈을 또한 잊지 못합니다."

이 말을 한 뒤 류영모는 '상상의 눈' 하나를 더 말했다. 아버지가 젊었을 때 어머니를 쳐다보는 눈길을 류영모는 평소에 자주 상상했다고 한다. 젊은 아버지는 어머니를 어떻게 쳐다보았을까. 그 생각을 하면 편안해지는 느낌이었다고 한다. 고운 어머니를 쳐다보는 그 사랑스런 눈길의 아버지. 부친은 성실하고 부지런한 삶을 살다 갔지만, 자신과는 길이 다른 분이었다. 분노의 눈길과 죽음의 눈길, 그리고 삶이 피어나던 시절의 사랑의 눈길은 인간 삶의 압축과도 같다. 희망과 고뇌와 절망이 어른거린다. 류영모는 아버지의 눈길을 '인생경전'의 챕터처럼 때로 가만히 펼쳐보았을까.

성령의 운동으로 본 3·1운동

류영모는 3·1운동에 대해 뜻밖의 말을 한다. "3·1운동은 사람의 운동이 아니었습니다. 그것은 성령의 운동이었습니다." 남녀노소 할 것 없이 온 겨레가 뛰쳐나와 '대한독립만세'를 외쳤던 위대한 거사였는데, 사람의 운동이 아니었다는 것은 대체 무슨 뜻인가.

첫째, 거기엔 하늘의 뜻이 있었다는 것이 류영모의 통찰이었다. 천도교, 불교, 기독교를 대표하는 사람들이 민족대표로 참석했다. 이것은 우연히 이뤄진 것이 아니라, 신앙을 지닌 이들이 목숨을 걸고 이 나라를 되찾기 위한 궐기에 앞장섰다는 의미다. 그들이 망설이지 않고 나섰던 까닭은 이 겨레의 나라를 회복하는 일이야말로 신앙의 하늘을 되찾는 일이었기 때문이다. 그들은 단순한 애국적 감정으로 뛰어든 것이 아니었다. 종교의 차이를 초월해, 이 겨레가 이미 보편으로 지니고 있던 '하늘사상' 아래 하나로 결집할 수 있었다는 얘기다. 나와 '하늘'의 소통을 가로막는 제국주의 방해자에 대한 숭고한 항거였다.

둘째, 거리로 나온 사람들은 무기를 들고 있지 않았다. 그들은 오직 태극기만을 들고 있을 뿐이었다. 이 깃발은 남을 해치기 위한 것이 아니다. 이 깃발 속에 들어 있는 '태극'은 우리 겨레가 스스로를 낳은 시원始原이라고 생각해 온 하느님의 존재를 표상한 놀라운 이미지가 아닌가. 그것은 대한민국이라는 나라의 상징이면서 우리의 뿌리에 숨어 있는 '영원'과 만나는 기호이기도 했다. 두 가지는 같은 것이었다. 3·1운동은 총칼을 든 일제에 맞서 '성령'을 방패처럼 들고 나왔다. 일제는 죽음을 두려워하지 않고 맨주먹으로 항거하는 군중들에게 잠깐 움찔했다. 하지만 곧바로 가혹한 탄압으로 '정신의 무기'를 든 사람들을 제압하려 했다. 그게 3·1운동이었다.

셋째, 요즘 같은 원거리 소통수단이 거의 없던 시절에, 마치 모바일을 활용한 '플래시몹'과도 같이 일제히 궐기할 수 있었던 것은 놀라운 일이었다. 심지어 지배자 일본도 이런 상황을 예측하지 못했다. 서로 아무런 면식도 없던 이들이 마치 오래 통하고 있었던 이들처럼 뭉치고 협업하고 하나처럼 움직일 수 있었던 까닭은 오직 겨레 전체의 내면을 가로질러 관통한 무엇이 있었기 때문이라고 볼 수밖에 없다.

그것이 무엇인가. 하나의 '하늘'을 지닌 겨레로서의 자존감이었다. 외세에 이대로 굴복당할 수 없다는 절박한 심경이 그들을 '일사불란'할 만큼 일제히 움직이는 군중이 되게 했다.

이것을 후세에선 독립정신이라 말하고 민족의식이라 부르지만, 현장에서의 그것은 그 이상이었다. 여성과 노약자까지 목숨을 두려워하지 않고 뛰어나온 그 마음속엔 그들을 하나로 묶는 어마어마한 힘, 겨레의 근본을 이룬 바탕에너지, 즉 성령이 있었다는 게 류영모의 생각이었다. 류영모는 3·1운동의 무저항정신에 대해 이렇게 말했다.

"무저항정신은 악에 대항하지 않는 고차원의 도덕정신입니다. 아무리 불살생을 마음에 새긴 사람도 악한 이를 보면 분노하여 금방 그를 제압하여 죽이고 싶어집니다. 하지만 참으로 선을 알고 악을 '없이' 하겠다는 사람은 살생을 택하지 않습니다. 악한 사람을 보며 당장에 죽일 듯 날뛰는 사람이 악을 가장 싫어하는 것 같지만, 그런 사람일수록 죄악을 범하기 쉬운 사람입니다. 남에게 괴로움을 주지 않으려는 마음이 없는 사람은 아직도 선을 위해 무엇을 한다고 할 수 없습니다. 악을 악으로 대하면 그 자신도 악당입니다. 하느님의 뜻이 악을 없애야겠다는 것이면 악은 없어질 것이고 두어야겠다면 둘 것입니다. 사람은 무조건 선이어야 합니다. 무조건 선이 아닌 것은 악입니다."

참교육의 산실 오산학교

오산학교 설립자 남강 이승훈의 전기를 쓴 오병학은 이렇게 말했다. "3·1운동이라는 거대한 역사적 사건은 남강 이승훈이라는 한 사람의 진두지휘로 순조롭게 진행되어 갔다. 기미년 독립만세운동은 거의 남강 한 사람의 작품이라고 해도 과언이 아니었다. 3·1운동이 남강의 작품이었다면, 그의 일생은 곧 하느님의 작품이었으리라."

이승훈은 독립운동 거사를 위해 서울과 선천, 평양을 다니며 함태영, 박희도, 이갑성을 포섭했고, 최린과 연락을 취하며 천도교와의 공조를 조율했다. 목사 길선주, 양전백, 오화영, 정춘수를 설득했고, 김병조, 유여대, 함태영, 이명룡, 이갑성, 박도희를 만나 기독교 지도자 16명이 민족대표 33인에 포함되도록 하는 데 공을 들였다. 3월 1일 류영모의 집에 와서 독립운동 자금을 맡겼던 사람도 이승훈이 아닌가.

앞에서도 이야기했듯 독립선언서 서명 때 누구 이름이 먼저 나오느냐 그 순서를 놓고 왈가왈부할 때 '죽는 순서'라며 일침을 가한 에피소드는 유명하다. 이승훈은 3·1운동 이후 세 번째로 감옥에 갔고 1922년 7월 풀려났다. 최장 투옥자였다.

그가 세운 오산학교는 민족정신의 양성소라고 할 수 있었다. 오산학교 교사를 지낸 함석헌이 "일제시대엔 아이 낳는 것도 억울했다. 일본국의 사람을 낳는 게 아닌가."라고 말할 정도로 그런 생각이 투철했다. 교장을 지낸 조만식과 류영모는 평생 한복만 입었다. 함석헌은 아예 한복 차림으로 미국과 유럽을 여행해 화제가 되기도 했다. 이런 자존심은 이 학교의 분위기를 웅변한다. 교장이 민족대표 33인의 한 사람이었으니, 3·1운동 이후 이 학교가 멀쩡할 수 없었을 것이다.

만세운동의 핵심 기획자이자 오산학교 설립자 이승훈은 경기도 경찰에 붙잡혀 갔고, 오산학교 교장 조만식은 평양경찰서에 끌려갔다. 교감 박기선과 학생들(재학생과 졸업생을 막론하고)은 정주에서 독립만세를 외치다 줄줄이 체포됐다. 1919년 3월 31일 일본 헌병들이 몰려와 학교에 불을 질렀다. 먼저 풀려난 이윤영과 조형균이 서대문형무소로 이승훈을 찾아가 면회했다. 학교가 불탔다는 얘기를 들은 이승훈은 김기홍, 김이연, 류명근·규영모 부자를 거론하며 그들의 노움을 청해 학교를 재건하라고 당부했다.

1920년 9월 4일 오산학교가 부활했다. 잿더미 속에서 살아난 불사조 같은 학교 교정에 서서 교사와 재학생, 졸업생들은 하염없이 울었다. 옥중에 있던 이승훈은 소식을 들은 뒤 이렇게 말했다. "오산의 일은 참 이상해. 웬 은혜를 이렇게 주시는지 몰라."

3·1운동 이후 재건된 오산학교는 독립운동의 본산으로 유명해졌다. 이승훈은 민족의 지도자로 떠올랐다. 학교의 명성을 듣고 다른 공립학교에 다니다가 전학 온 학생들이 많았다. 평양, 신천을 비롯해 황해도, 함경도, 영·호남에서도 몰려왔다. 그때 온 학생 중에 함석헌도 있었다.

함석헌은 평양고보를 다니다가 3·1운동을 맞았다. '그렇게 후련할 수가 없었던' 만세 시위를 벌인 뒤 고향 용천에 돌아가 몇 달을 지냈다. 집안 어른들이 학교에 가라고 재촉해서 평양으로 갔다가 학교 근처에서 동급생 친구를 만났다. 그는 "학교 당국에 가서 결석한 것을 빌어야 한다."는 학우의 말을 듣고 그냥 집으로 돌아오고 말았다. 2년을 놀다가 친척 형인 함석규 목사의 소개로 오산학교에 가게 된다.

"오산학교는 초가지붕을 이은 가설 교실이었습니다. 초라하기 짝이 없었지만 이곳에 참교육이 있구나 하는 생각이 들었습니다. 이 학교를 사람들은 부활오산이라고 불렀습니다. 손질이 덜 된 꺼칠꺼칠한 나무기둥을 세우고 흙으로 벽을 쳤을 뿐 책상도 걸상도 없는 맨 마룻바닥이었습니다. 500명쯤 되는 학생들이 거기에 앉아 있었습니다. 3·1운동이라는 엄청난 혁명의 폭풍이 지나간 뒤였는지라 모두들 흥분하고 있어서 어수선해 보였습니다. 그런데 무엇인가가 이 혼란을 하나로 다스려 가고 있더군요. 이곳저곳에 앉기만 하면 옛날 오산학교 얘기뿐이었습니다."

오산학교에서 함석헌의 재능은 단연 돋보였다. 함석헌의 방에 불이 꺼지는 것을 본 뒤에야 불을 끄고 자는 학생들이 있을 정도였다.

교장 류영모와 함석헌의 인연

오산학교가 다시 문을 열고 2주일 뒤 조만식이 2년간의 옥살이를 끝내고 풀려난다. 그는 집보다도 학교가 걱정이 되어 출옥하자마자 정주로 달려왔다. 교장이었던 조만식이 돌아오자, 일제는 교장 인가를 취소하는 통지를 보낸다. 그는 어쩔 수 없이 교장 자리를 떠나야 했다. 후임 교장을 놓고 오산학교 교사와 졸업생 후원자들은 고심했다. 함석헌은 당시의 풍경을 전한다.

"오산의 유지들이 혼돈 가운데서도 새로운 교육의 길을 열 수 있는 사표가 될 분을 고르고 고른 끝에 류영모 선생님을 새 교장으로 추대했지요. 류 선생님은 초창기 오산에 교사로 계신 적이 있었습니다. 그때 제자였던 사람의 얘기를 들으니, 선생님의 요한복음 해설은 참으로 놀라웠다고 하더이다."

류영모는 망설였다. 오산학교에 다시 갈 생각이 있었다면, 일본에서 대학공부를 제대로 하고 왔을 것이다. 그는 교단에 설 생각은 없었고, 농촌에 내려가 노동을 실천하며 사는 삶을 꿈꾸고 있었다. 하지만 저토록 부활을 위해 안간힘을 쓰는 오산학교를 생각하고, 또 옥중의 이승훈을 떠올리니 사양할 수 없었다. 11년 만에 그는 오산학교 교단에 다시 선다. 1921년 9월 7일. 조만식의 후임으로 오산학교 교장에 취임한다. 처음 오산학교 교사로 왔을 때가 20세였고, 교장으로 다시온 때는 31세였다.

당시 이 학교 졸업반(3학년)이었던 함석헌은 이렇게 말한다. "여름빙학이 시작될 무렵, 학생들 사이에 새 교장에 내한 소문이 돌았습니다. 가을 학기에 새 교장이 오는데 아주 놀라운 분이며 초창기 오산학교 시절에 교사로 근무했던 분이라고 했습니다."

함석헌은 첫 수업을 생생하게 기억하고 있었다. "교장선생님이 들어오시는데 한복차림이었고 키는 자그마하고 등은 조금 굽었더군요. 뒷머리가 툭 튀어나왔던 게 인상적이었죠. 말씀은 크게 울리는 소리도 아니고 웅변조도 아니었습니다. 조용조용 말씀하시는 스타일이었어요. 배울 학學 한 글자를 풀어 말씀하시는데, 무려 2시간을 강의했죠. 학생들이 놀라서 입이 딱 벌어졌습니다."

교장 류영모는 11년 아래였던 스무살 함석헌 학생에게 이루 말할 수 없는 감동을 주었다. 함석헌은 이 분과 무슨 말이든 나눠보고 싶었다. 그는 이런 일을 털어놓았다.

"류 선생님께서 오산학교에 오신 지 얼마 되지 않았을 때 선생님을 조용히 찾아뵙고 싶은 마음이 일어나서, 무엇 때문이랄 것도 없이 그저 그러고 싶어서, 계시는 방문 앞에까지 가서 문고리를 잡기까지 하였습니다. 그런데 들어가서 무슨 말을 어떻게 여쭈어야 할까 그것이 두려워 그냥 돌아오고 말았습니다. 이제 생각해보면 내 맘이 여리고 수줍음이 많아서 그런 것인데, 그때 용기를 내서 들어갔더라면 선생님 편에서 아시고 무슨 말로나 말문을 열어주었을 것입니다.

나에게는 아주 커다란 결점이 있습니다. 의지가 약하고 부끄럼을 많이 타는 것입니다. 류영모 선생님을 그토록 존경하면서도 한 번도 질문을 해보지 못하였습니다. 이것이 후회됩니다. 선생님의 말씀을 들으면서 스스로 나는 이때까지 인생을 헛살았구나 하는 생각이 들었습니다. 스무살이 되도록 인생이란 문제를 생각해본 일이 없었습니다. '숨'이나 '참' 같은 낱말을 들어본 일이 없었지요. 이제 겨우 눈이 뜨이기 시작한 것입니다. 지금 와서 생각하면 그때 모든 문제를 좀 물어보지 못했던 것이 한스럽지요. 선생님은 누구를 두들겨서 깨워주는 성격

저녁의 참사람

은 아니었거든요."

두 사람이 그런 기회를 갖지 못한 데에는 만남이 길지 않았던 까닭도 있을 것이다. 함석헌은 졸업반이었고, 류영모는 일제 당국으로부터 교장 인준이 거부되어 1년 만에 그곳을 떠나야 했다. 일본이 신원조회를 해본 결과, 3·1운동 48인 중의 한 사람인 류명근의 아들임이 드러났기 때문이었을까. 전임 교장 조만식과 같이 한복만 입고 다니는 류영모에 대한 부정적인 시각이 작동했던 것일까.

1922년 여름 류영모는 오산학교를 떠난다. 학교 사환이 짐을 들고 따라왔다. 밤길을 걸어 고읍ᇊ邑역을 가는데 문득 함석헌이 따라왔다. 함석헌은 그때의 기억을 이렇게 말했다. "그때 나로서는 잘 알아듣기 어려운 말씀을 해주었습니다. 그러다가 마지막에 '내가 이번에 오산에 왔던 것은 함(함석헌) 자네 한 사람을 만나기 위해서였던가 보다.'고 하셨습니다. 나는 그저 송구스럽기만 했습니다."

함석헌은 또 자신의 생후 2만 날을 기념하는 생일잔치 때 이런 말을 했다. "나의 일생 중에서 정신적으로 단층을 이루며 비약한 때가 있었는데 그중 한 번이 류영모 선생을 만났을 때였습니다." 10년쯤 뒤에 낸 함석헌의 《한국역사》를 읽고 가장 기뻐한 사람이 류영모였다.

함석헌이 "알아듣기 어려운 말씀"이라고 한 대목은, 1940년 8월호 《성서조선》(통권 139호)에 실린 류영모의 글 '저녁 찬송'에 살짝 보인다. "근 20년 전에 그때는 여름비로 길에 물이 넘치고 밤이 어두운데 오산학교에서 고읍역까지 형(함석헌)이 나를 전송해줄 때, 허방에 빠지면서 이런 얘기를 하였습니다. '어둠이 분명히 빛보다 크다.'고."

그날 비가 와서 길 위로 물이 범람해 있는지라 어둠 속에서 여러 번 물웅덩이에 빠졌나. 이렇게 캄캄한 길을 실으니 물에 빠져보니 어둠이 과연 빛보다 더 크다는 걸 알겠군. 이렇게 중얼거리듯 말을 한 것이다. 함석헌은 당시 이게 무슨 말인지 이해할 수 없었을 것이다. 류영모는 '어둠이 빈탕(허공)의 본질과 일치한다.'는 그의 철학을 내비친 것이다. 류영모는 한낮의 밝음은 우주의 신비와 우주의 속삭임을 방해하며 밤이야말로 영원의 소리를 들을 수 있는 시간이라고 말했다. 1940년경부터 사용한 다석多夕이란 호 역시 빛보다 어둠이 지닌 진실을 담으려 한 것이었다.

서른 즈음에

누가복음 3장 23절에는 "예수께서 가르치심을 시작할 때에 30세쯤about thirty 되시니라."라고 기록되어 있다. 예수가 예루살렘을 방문한 성서 기록을 바탕으로 따져보면 십자가에 매달려 돌아가신 때가 32세쯤 된다고 추정할 수 있다. 인류가 경험한 영적인 신념 중에서 가장 광범위하면서도 강력한 믿음을 수립한 이가 30대 초반이었으며, 그분이 이룩해 놓은 역사役事가 인류의 신앙을 2,000년 동안 이끌어 온 큰길이었다는 사실을 어떻게 생각하는가.

하늘의 성자를 내는 데 인간의 '나이'가 깨달음을 가늠할 기준이 될 수는 없지만, 지금 우리의 기준으로 본다면 30대 초반은 신체의 성장이 거의 멈추고 영적인 성장이 이뤄지는 '청년기'라고 할 수 있다. 공자가 비로소 어떤 일에도 움직이지 않는 신념이 서게 되었다고 말한 바로 그 나이다.

류영모가 38세 조만식에 이어 31세의 나이로 오산학교 교장에 취임한 일은 한 인물의 이력 중 하나로도 볼 수 있겠지만, 그 의미를 넘어선 영성 개안의 모멘텀으로 읽을 수 있다. 오산학교는 창립 기념행사로 운동회를 했는데, 갑자기 상부에서 '운동가'(이광수가 지은 노래였다)가 불온하다며 바꾸라는 지시가 내려왔다. 교장 류영모는 급하게 '운동

가'를 지었다. 이 노래에 대한 기억은 학생이었던 함석헌이 살려낸 것
이다. 함석헌은 노랫말을 생생하게 외고 있었다.

저 하늘에 해와 달도 돌아다니며
이 땅 위에 물과 바람 또한 뛰노니
천지 사이 목숨불을 타고난 우리
얼센 힘에 번뜩이며 빛을 내이자
물이나 불이 모두 다 우리의 놀거리 뛸 터라
다물은 입 한 번 열면 우레 울리고
내렸던 손 들게 되면 번개 치리라
힘을 모읍고 맘 다스려 이김 얻도록
뫼(산)란 데는 범만 뛰게 둘 것 아니요
바다란 덴 고래만 놀릴 것이랴
물과 뭍에 우리 운동 자주자재해
얼센 힘을 번뜩이어 빛을 내이자
저 공중이 어찌하여 독수리 꺼며
이 물밑이 아무려믄 해조의 터랴
공중 날고 물밑 기기 또한 능하니
얼센 힘을 번뜩이어 빛을 내이자

31세의 청년이 작사한 노랫말로는 믿기지 않을 만큼 놀랍다. 소
요유逍遙遊를 말하던 장자가 떠오른다. 신체를 단련하는 체육의 노래
를, 우주와 만물을 동원해 인간 본유의 생명활동으로 풀어내고 있는
사람. 함석헌은 당시 이 노래를 접한 학생들이 "어디서도 들어볼 수 없
는 철학적인 운동가"라며 감탄했다고 증언한다.

인간의 신체운동이 해와 달이나 물과 바람의 운동과 같은 것이며, 목숨의 불꽃과 정신이 빚어내는 힘과 빛의 운동이라는 인식은 심오하고 광대하다. 물과 불, 우레와 번개가 놀듯 운동의 놀이 또한 대자연이 노는 것과 같지만, 그것이 지향하는 바는 힘을 모으고 마음을 다스려 극기하는 것이라고 한 대목은 가히 인간 운동의 철학을 밝혀 놓은 절창이라 할 수 있다.

2절과 3절에서 뫼와 바다, 공중과 물밑을 오가며 모든 짐승과 새와 물고기를 호명하면서, 사람은 이 모두를 할 수 있으니 그래서 '정신'이 강력한 존재임을 돋운다. 이 운동가에서 우리가 얼핏 맛볼 수 있는 것은 청년 류영모의 어마어마한 정신적 지향과 사고의 지평일 것이다. 언어는 존재의 집이다. 저 광대무변의 우주론 속에서 '존재운동'을 시작하고 있었을까. 우주 속에서 오직 단독자로 나아가고 있었던 류영모는 이미 '성자의 길'로 접어들고 있었다.

오산학교 기숙사에는 교장(조만식)과 장로(조형균)의 방이 따로 있었다. 두 사람은 학교 사감을 겸하였다. 조만식 교장의 방에는 후임자인 류영모가 들어왔다. 조만식과 류영모는 일본 유학 시절 이웃에 하숙을 하여 자주 오가며 만났던 사이다. 재일본 한국YMCA에서 함께 예배도 봤다. 오산학교에 와서 잠깐 같이 방을 쓰기도 했다. 조만식 교장이 오산학교에 나라사랑을 심었다면, 류영모 교장은 진리사랑을 심었다고 할 수 있다. 둘 다 이 나라와 삶의 근본에 대한 애정은 깊었지만, 굳이 두 사람을 비교하면 그렇다는 얘기다.

일본 교과서를 덮고 강의한 류영모의 '수신' 교육

류영모는 걸을 때 몸을 약간 앞으로 숙인 채 걸었다. 겸양이 몸에 밴 동작이었다. 학생들과 마주치면 반드시 이름을 부르고 여러 가지를 묻기도 했다. 그는 자기가 할 수 있는 일을 남에게 시키는 법이 없었다. 그래서 학생들에게도 함부로 심부름을 시키지 않았다. 방 청소는 스스로 했다. 아궁이에 불을 지피는 일도 직접 다 했다. 그는 남에게 일 시키기 좋아하는 '양반놀음'을 비판했다. 제 몸은 제 손으로 거둬야 한다고 말했다.

방에 앉을 때는 방석 대신 딱딱한 널빤지를 깔고 앉았다. 교장실의 회전의자를 치운 뒤 일반의자를 가져와 의자등받이를 자르고 그 위에 무릎을 꿇고 앉아 업무를 보았다. 당시 식사는 하루 두 끼를 먹었다. 아직 일일일식을 시작하지 않을 때였다. 과식은 결코 하지 않았고 술과 담배도 입에 대지 않았다. 날마다 냉수마찰을 했는데, 아무리 추워도 거르는 일이 없었다. 그는 감기에 걸린 적이 없었다. 같이 교단에 섰던 이광수는 류영모를 가리켜 '시계보다 더 정확한 사람'이라고 말했다. 사람과의 약속은 무슨 일이 있어도 지켰기 때문이다.

류영모 교장은 '수신(修身; 윤리도덕)'을 가르쳤다. 그는 이런 말을 했다. "수신 과목을 맡았을 때, 일본인들의 교과서를 쓰고 싶지 않았어요. 일단 그들의 수신 책을 덮고 생각나는 대로 강의를 하기로 했습니다. 성경부터 시작해 톨스토이 얘기까지 두루 소개했죠. 우치무라 얘기만한 것도 아니고 노자 《도덕경》 얘기만 한 것도 아니에요. 정해놓고 하지는 않았습니다."

함석헌은 수신시간에 배운 것에 대해 이렇게 말했다. "선생님은 한 번도 교과서를 가지고 가르친 적이 없습니다. 가장 많이 말씀하신 것이 노자의 《도덕경》이고 홍자성의 《채근담》에서 뽑아서 가르친 때도 있었지요. 우치무라 선생의 책으로 강의한 적도 있고, 《애음》이라는 책을 가져오셔서 칼라일의 〈오늘〉이란 시를 읽어주기도 했습니다. 그 시를 가르쳐주던 날을 잊지 못합니다." 애음愛吟은 즐겨 읽는 시라는 말이다. 류영모는 시를 가져와 말을 하기도 잘하였다.

　류영모의 강의는 윤리도덕에 관한 단순한 소개를 넘어서 스스로 깨달은 삶의 가치와 기준들을 학생들과 함께 논의하며 어떻게 살아야 하는지 방향을 잡아주는 '생각의 훈련' 현장이었다. 유학의 경전인《대학》에 등장하는 '수신제가치국평천하修身齊家治國平天下'는 수신해야 제가하고 제가해야 치국하고 치국해야 천하를 평화롭게 할 수 있다는 단계적인 의미의 수행을 말하지 않는다고 한다. 이 말의 핵심은 오로지 수신이다. '수신'을 하면 모든 것이 다 이뤄진다는 얘기다.

　누구든 스스로 자기의 몸과 마음을 닦을 수 있는 '수신'을 이루면, 그것을 가족들이 본받아서 집안이 잘 돌아가고, 그 가족을 지켜본 사람들이 저마다 그 행실을 따라서 하기에 나라가 평안해지고, 그 나라를 거울 삼아 세상 모든 사람들이 수신을 하기 때문에 동시에 이뤄질 수 있다는 것이다. 천하의 모든 사람이 '수신(도덕과 윤리의 삶 실천)'을 동시에 할 수 있다는 옛사람들의 묘안이다. 이 모든 위대한 '세상경영'이 오로지 자기 한몸의 경영에서 나온다는 진리가 바로 '수신'의 철학이다. 류영모는 자신이 맡은 강의에서 무엇을 해야 하는지 잘 알고 있었다. 학생 하나하나가 모범이 되어 이 겨레 전부의 수신으로 이어지도록 씨알을 심는 일이었다. 그 씨알의 핵심은 영성이었다. '얼센 힘에 번뜩이며 빛을 내이자.'는 오산학교 운동가는 영성을 키우는 그의 뜻을 담고 있었다.

15. 또 다른 인연들, 최남선과 류달영

하늘이 내린 세 명의 천재

일제강점기 때 걸출한 신학자이자 종교인이었던 김교신은 "1910년대 당시 뭇사람들이 세 사람을 가리켜 하늘이 낸 삼천재三天才라 불렀다." 고 말했다. 최남선과 류영모 그리고 이광수가 그 세 사람이다.

최남선과 류영모는 1890년생으로 동갑이었고, 이광수는 두 살 아래인 1892년생이었다. 지금 돌이켜봐도 최남선과 이광수의 이름은 후인들의 기억 속에 크고 깊이 남아 있지만, 류영모는 그에 비하여 세상의 명망에서 벗어난 이름에 가깝다.

류영모와 동시대에 활동하던 20대 시절의 민족지도자이자 시대의 선구자였던 최남선과 이광수는 그러나 혹독한 시련의 시기에 이름을 더럽혀 그 '하늘의 재능'마저 겨레가 뱉는 침 아래 놓이는 지경이 됐다. 안타깝고 아픈 역사다.

류영모는 자신이 믿는 한길을 길있고 들나긴 지금까지도 오롯한 그 한길을 남겨 겨레가 새롭게 살펴야 할 '큰 길'이 되었다. 다석은 젊은 그때도, 또 구순을 넘겨 눈을 감을 때에도, 그 뜻을 받든 제자들의 길에 서조차도, 굳이 이름을 얻고자 애쓰지 않고 이름을 남기고자 공을 들이지 않았다. 대신 류영모는 그 이름보다 큰 것에 마음을 두었다. 지금-여기-나를 이루는 '존재의 의미'를 집요하고도 치열하게 탐구했다.

류영모는 세상이 최남선과 이광수를 향해 갈채를 보내고 존경을 드러낼 때도 담담했고, 다시 세상이 그 갈채와 존경을 거둬들여 천하의 민족배신자로 손가락질할 때도 처음에 이뤄냈던 일의 진정성까지 매도하지는 않았다. 다만 그들이 시대를 이끌 만큼 재능이 뛰어났지만 성정이 굳지 않아 엇길로 빠진 것을 안타까워할 뿐이었다.

최남선은 1902년 일본인이 경영하는 경성학당에 입학해 일본어를 배웠다. 1904년 황실유학생으로 일본에 건너가 도쿄부립중학에 입학한다. 그런데 3개월 만에 공부를 포기하고 귀국한다. 2년 뒤인 1906년 다시 일본으로 건너가 와세다대학 고등사범부 지리역사학과에 입학한다. 이때 유학생 회보인《대한흥학회보》를 편집한다. 1907년 '모의국회' 사건으로 퇴학당했고 이듬해 귀국한다.

최남선은 당시 도쿄의 가장 큰 인쇄소였던 수영사秀英舍의 활판인쇄기, 자모기, 제판시설, 식자시설을 들여온다. 그는 인쇄소를 드나들면서 인쇄기술을 배웠다. 1907년 서울에 신문관新文館이란 인쇄소 겸 출판사를 설립한다. 청계천변의 을지로2가 21번지 중소기업은행 본점 뒷골목 일대에 있던 건물로, 민간자본으로 설립된 최초의 출판사였다.

1908년 11월 1일 신문관에서《소년》이 창간된다. 근대적 종합잡지의 효시다. 최남선의〈해에게서 소년에게〉란 시가 그 창간호에 실린다. 이날은 우리나라 '잡지의 날'로 지정됐다.《소년》은 매달 2,500부 정도를 발행했는데 거듭 매진사태를 빚었다. 신문 발행부수가 1,000부이던 시절이었으니, 경이적인 부수에 경이적인 매진사태였다. 신문관은 이 잡지 이외에도 《청춘》과 어린이잡지 《붉은 저고리》, 《새별》 등을 냈다.

최남선은 《소년》을 창간한 이듬해 일본으로 가서 석 달간 머물렀다. 이때 소설가 벽초 홍명희가 이광수를 소개해준다. 홍명희는 22세, 최남선은 20세, 이광수는 18세였다. 최남선은 이광수를 보자마자 '천재'임을 알아보았다. 그에게 잡지 《소년》에서 일해달라고 했다. 1910년 《소년》에 최남선의 편집장 레터가 실린다. 최남선 편집장은 잡지 발행에 참여할 이광수에 대해 이렇게 언급했다. "장래 우리나라 문단을 건설하고 크게 키울 뿐더러 다시 한 걸음 나아가 세계의 사조를 한번 갈아치울 포부를 가지고 바야흐로 경인충천(驚人衝天; 사람을 놀라게 하고 하늘을 찌름)의 준비를 하는 잠룡이오."

이광수는 최남선을 만난 그날을 이렇게 말한다. "하루는 홍명희 군이 오라고 하기에 가 보니 낯빛이 검은 청년을 소개하는데 그가 최남선이었다. 그는 와세다대학 예과를 버리고 문장보국文章報國을 목적으로 서울에 돌아와 《소년》이라는 잡지를 발행하기로 하였으니 나더러도 집필하라고 하였다. 최남선 군은 나보다 두 살 위였다. 형으로 경모하였다."

산 것은 사는 때에 사는 것이다

류영모가 최남선을 알게 된 것은 《소년》 잡지 편집을 돕던 이광수가 어느 날 최남선과 함께 자신의 집에 찾아오면서였다. 함께 오산학교 교사를 3년 지낸 이광수는 류영모를 잘 알고 있었다. 1914년 7월 잡지 《청춘》을 창간할 무렵이었다.

류영모는 그 다음 호인 8월호에 글을 싣는다. 《청춘》에 처음 기고한 글은 '나의 1234' (1914년 8월 1일 《청춘 2호》) 였다. 이후 꾸준히 글을 실었다. '활발'《청춘 6호》, '농우農牛'《청춘 7호》, '오늘'(1918년 6월《청춘 14호》), '무한대'《청춘 15호》 등이다. '활발'이란 글은 당시 중학교 교과서인 《조선어독본》에 전재되었다.《청춘》에 이어 나온 주간지《동명》에〈남강 이승훈전〉을 싣기도 했다.

당시 실린 류영모의 글을 하나 읽어보자. '오늘'이란 글이다. 28세 때의 생각으로 믿기지 않는다. "지금 여기 나를 살아라."라는 힘있는 충고다.

"나의 삶으로 산다는 궁극의 의미는 어디에 있는가. 가로대 오늘 살이에 있다 하노라. 오늘 여기 '나'라 하는 것은 동출이이명(同出而異名; 함께 났으나 이름이 다른 것)이라 하지 않으면 삼위일체三位一體라 할 것이니 '오늘'이라 할 때엔 여기 내가 있는 것은 물론이요, '여기'라 하는 곳이면 오늘 내가 사는 것이 분명하고, '나'라 하면 오늘 여기서 이렇게 사는 사람이라 하는 뜻이로다. 무수지점無數地點에 광겁시간曠劫時間에 억조인생億兆人生이 살더라도 삶의 실상은 오늘 여기 나에서 볼 뿐이다. 어제라 내일이라 하지만 어제란 오늘의 시호諡號요, 내일이란 오늘의 예명豫名일 뿐이다. 거기라 저기라 하지만, 거기란 거기 사람의 여기요, 저기란 저기 사람의 여기가 될 뿐이다. 산 사람은 다 나를 가졌고 사는 곳은 여기가 되고 살 때는 오늘이다. 오늘 오늘 산 오늘 오늘 어제의 나, 거기의 나는 죽은 나가 아니면 남된 나, 나 여기 사는 나를 낳아 놓은 부모라고는 하겠으리. 현실아現實我는 아니니라. 내일을 생각하려거든 어떻게 하면 내일의 위함이 되도록 오늘을 진선盡善하게 삼가는 맘으로나 할 것이요. 너무 내일만 허망虛望하다가 오늘을 무료히 보내게 되면 이것은 나지도 않은 용마를 꿈꾸다가 집에 있는 망아지까지 먹이지 않는 격이라. 산 것은 사는 때에 살 것이니라."

류영모와 최남선은 닮은 점이 많다. 같은 해에 서울에서 태어났고 부친이 장사를 한 점도 같다. 둘 다 일어를 배우려 경성학당에 다녔고 도쿄에 유학을 갔다가 중도 귀국한 것도 비슷하다. 다만 류영모는 종교와 철학에 관심을 가졌고, 최남선은 문학과 역사에 열정이 많았다. 두 사람 스스로 상놈을 자처할 만큼 조선조 양반제도에 대해 반감이 컸다.

두 사람이 다른 길을 걷게 된 것은 일제의 압박에 무너진 최남선의 훼절 때문이다. 이광수는 최남선에 대해 이런 말을 한 적이 있다. 남의 티끌은 잘 보이는 법이다. "최남선은 자부심이 강하고 고집이 있다. 그러나 의지가 굳은 사람은 아니다. 그의 생활방향을 지배하는 것은 감정인 것 같다. 고집이 센 듯하면서 사람에게 넘어가는 일이 있는 것이 이 때문이다."

최남선의 신음소리와 다석의 곡소리

노자는 "세상의 큰일은 반드시 작은 일에서 지어진다天下大事 必作於細."고 하였다. 홍자성은 《채근담》에서 "속알德을 삼감에는 반드시 아주 작은 일을 삼가야 한다. 작은 일을 어설프게 하지 말아야 한다."라고 하였다. 최남선은 작은 일에 조심할 줄을 몰랐다. 나라를 위하여 문화사업을 하는 그에게는 돈이 많이 필요하였다. 일제가 최남선을 훼절시키는 것은 오히려 쉬웠을지 모른다.

최남선은 유명했다. 〈해에게서 소년에게〉는 한국 최초의 근체시이고, 〈단군론〉은 최초의 단군신화 연구이다. 민족의 독립선언서를 기초했다. 민족정기를 살린 올바른 논지와 힘찬 문장은 이 겨레를 크게 움직였다. 그러나 이런 이름들이 그를 반드시 넘어뜨려야 할 표적이 되게 했다. 그는 압박과 회유에 약했고 노른 꽁을 허사로 믿드는 신택을 하고 말았다.

류영모는 하느님에게 나아가는 원대한 뜻을 지녔으나 땅에서의 몸가짐은 지극히 조심하였다. 도덕적인 실수나 실족을 스스로 용납하지 않았다. 최남선에 비교하여 무명이었기에 일제의 표적이 되지도 않았다.

광복된 뒤에 최남선은 친일 시비로 겨레 앞에 떳떳이 나설 수 없었다. 그리하여 최남선은 괴롭고 외로운 세월을 보내야 했다. 류영모는 사회운동가 현동완과 함께 최남선을 찾았으며, 6·25전쟁 뒤에도 난지도에 있는 현동완의 거처에서 최남선과 함께 묵으면서 그간 뜸해졌던 대화를 나누기도 하였다. 최남선이 앓고 있다는 소식을 듣고 류영모는 문병을 갔다. 류영모 자신이 죽기로 날 받은 해에 최남선이 먼저 세상을 떠났다. 류영모는 성당에서 거행된 장례식에 참석하였다. 그리고 추모글 '육당에 떨어진 쓰림'을 썼다. 요즘 말로 고치면 이러하다.

아 동지가 이 땅에 내린, 지고 졌던 무거운 짐
아 동지가 보여준 걸음, 가고 갔던 머나먼 정신의 길
오늘부터 하늘의 사명을 한동안 그치십니까

류영모는 홍일식 전 고려대 총장이 지은 《육당연구》를 읽었다. 홍일식은 육당의 시조가 병자의 신음과 같다고 평하였다. 류영모는 말하기를 "시대는 병환 깊은 시대요. 육당은 선명善鳴이다. 물론 병자의 신음이었어야겠지. 신음이 무요無要하면 시조는 무용無用이리. 각설코 육당이 병자 신음만 하였다면 다석은 망자의 귀곡鬼哭 같다 할 것이다."라고 하였다. 그리고는 그것을 시로 남겼다.

六堂病者呻吟音

육당의 시가 앓는 이의 앓는 소리라면

多夕亡者鬼哭陰

다석의 시는 땅 속 귀신의 울음소리라

若到無用時調日

만일에 시조가 쓸데없는 날에 이르면

可能不要聞呻吟

앓는 소리는 들을 필요가 없으리

공자보다 뛰어난 성인을 보았다

"인도가 300여 년 동안 영국의 식민지가 되었던 피해는 식민지 기간 동안에 마하트마 간디의 탄생으로 보상되었다고 할 수 있습니다. 한국이 35년 동안 일제의 식민지가 되었던 손해는 식민지 기간 동안에 류영모의 탄생으로 보상되었다고 할 수 있습니다. 임진왜란이 아니었다면 어떻게 이순신이란 인물이 나올 수 있었겠습니까? 인물은 그 시대의 소산입니다. 나라에는 참된 인물이 나와야 합니다."

'류영모 한 사람의 탄생이 일제강점기 35년 동안 온 겨레가 겪은 고통의 값만큼 크고 귀하다.'라고 말한 사람은 농학자이자 사회운동가인 류달영이다. 물론 이 말은 결코 겨레의 고통을 낮추려고 한 것이 아니라 그 극한의 고통만큼이나 류영모가 이룬 정신적 성취가 값지고 높다는 것을 강조한 것일 뿐이다. 류달영은 류영모를 인도의 간디에 비견할 만한 사람, 또 임진왜란 때 이순신이 해낸 일과 비교할 수 있는 사람으로 꼽았다. 그는 왜 류영모를 이 겨레붙이가 낳은 최고의 성자로 손꼽았을까. 나식에게 배료된 한 시식인의 파토한 평가였을까. 아니면 그 뒤의 많은 이들이 잊어버리거나 놓쳐 버린, 한 인물의 어마어마한 가치를 그가 일찍이 발견하고 저토록 명쾌하게 밝혀 놓은 것일까.

류달영은 이런 말도 했다. "류영모 선생을 공자를 능가하는 성인이라고 하여도 전혀 거부감이 일어나지 않습니다." 인물은 시대의 열매이며, 나라를 바꾸는 견인차라는 게 류달영의 생각이었다. 그는 왜 그토록 단호하게 류영모를 한국의 빅리더로 지목했던가.

1870년대 러시아 차르의 전제정치를 극복하려는 지식인들의 몸짓은 농촌으로 파고들었다. '브나로도(민중 속으로)' 운동은 농촌을 계몽하여 나라를 바꾸려는 청년들의 작은 혁명이었다. 이 운동의 중심이었던 니콜라이 체르니솁스키는 감옥 생활 속에서 소설 《무엇을 할 것인가》를 썼다. 이 책은 러시아 청년의 혁명 고전이 된다. 블라디미르 레닌은 1902년 발표한 공산당 조직론에 '쉬토 젤라치(무엇을 할 것인가)'라는 이름을 붙였다.

브나로도 운동은 러시아에선 실패했지만 1930년대 식민지 조선에서 부활한다. 청년들은 농촌계몽을 하러 저마다 시골로 내려갔다. 이때의 분위기를 담은 소설이 이광수의 《흙》과 심훈의 《상록수》다. 소설 《상록수》는 박동혁과 채영신이란 작중 인물을 겨레의 뇌리에 기억시킨 작품이다.

채영신은 실제 인물 최용신을 모델로 했으며, 그와 함께 농촌계몽운동을 펼친 이는 류달영이었다(그는 나중에 이 소설이 팩트를 바꾼 점을 바로잡기 위해 《농촌계몽의 선구 최용신 소전》이란 책을 펴내기도 한다). 1931년 여름 양정고보 4학년이던 류달영은 《동아일보》의 브나로도 운동에 참여하면서 농민을 위해 평생을 바치겠다는 결심을 했다. 의대를 보내려는 가족의 뜻을 물리치고 수원고등농림학교(3년제, 서울대 농대 전신)에 입학한다.

류달영의 삶을 바꾼 책《덴마크 이야기》

양정고보 시절 5년간 류달영의 담임선생이었던 김교신은 이 무렵 우치무라 간조의《덴마크 이야기》라는 책을 선물한다. 농업국가 덴마크의 부흥 스토리가 소개되어 있는 이 책을 읽은 류달영은 "조선을 동양의 덴마크로 만들겠다."고 다짐한다. 해방 후인 1952년 서울대 농대교수 류달영은 피란지 대구에서 책 한 권을 펴낸다.《새 역사를 위하여: 덴마크의 교육과 협동조합》이란 책이었다. 전쟁통에 찍은 이 책은 몇 년 새 26쇄를 찍어낼 만큼 큰 반향을 일으켰다고 한다.

1961년 쿠데타를 일으킨 박정희는 류달영을 여러 차례 만나 "덴마크 연구에 조예가 깊은 류 선생을 재건국민운동 본부장으로 위촉하고 싶다."라고 밝혔다. 류달영은 재건국민운동 업무에 당시 군사정부(국가재건최고회의)가 간섭하지 않는 조건으로 직책을 수락한다. 그해 9월 본부장을 맡은 류달영은 덴마크 모델에 따른 국민운동계획을 수립한다. 그는 당시를 이렇게 말했다. "나의 숙소에는 1956년 덴마크에서 사온 그곳 지도자 그룬트비 사진을 걸어 놓았고, 출근 때마다 기도하는 심정으로 바라보고 나왔다."

이때 류달영이 시도한 재건국민운동이 박정희 새마을운동의 모델이다. 그는 국민교육, 향토개발, 생활혁신, 사회협동의 네 분야로 사업을 나눠 농촌운동 지도자를 교육하고 마을 청년회관과 농로 및 수로를 건설한다. 결식아동 급식제와 부엌, 화장실 등의 생활환경 개선도 포함되어 있었다. 그러나 군사정부가 민간정권으로 옷을 갈아입던 1964년 국민재건운동법이 폐기되고 본부가 해체된다. 결과적으로 그는 이용만 당한 모양이 됐다. 1965년 5월 15일《동아일보》에는 류달영의 기고가 실렸다.

"5·16군사혁명은 실패한 혁명으로 이 나라의 하나의 비극으로 종말지어졌다는 사실을 기억해야 한다. 국민의 자유와 민주주의를 짓밟는 군정이란 존재할 수 없는 것이었다. 그러나 존재할 수 없었던 것이 존재하였고, 또 그것이 완전히 실패로 돌아가고 만 것이다."

이후 류달영은 민간 차원의 재건국민운동중앙회를 결성했다. 그는 자신이 펼친 재건국민운동을 새마을운동과 연관 짓는 것을 싫어했다. 하지만 류달영이 새마을운동의 전개에 실질적인 힘이 되어준 것은 사실이었다. 새마을운동연수원장 김준을 비롯해 그의 서울대 농대 제자들이 이 운동의 주요 간부로 활약했기 때문이다. 그는 박정희의 가장 가치 있는 성과로 꼽히는 새마을운동의 기획자이자 실행의 핵심두뇌였다. 식민지 시절 우연히 받아든 한 권의 책이 이 나라의 운명을 바꾼 거대한 동력이 되었다. 류달영은 지금의 대한민국을 세운 숨은 힘이다.

정신혁명과 경제혁명의 만남

류영모의 사상과 삶을 배우는 다석사상연구회는 서울 여의도 63빌딩 옆의 조촐한 건물인 라이프오피스텔 강의실에서 매주 모임을 갖는다. 이 모임에는 류영모의 정통 제자라 할 수 있는 박영호 회장과 최성무 대표, 김성언 총무를 비롯해 다석을 좇는 '언님'과 후학들이 모여 신앙 행사와 강연, 학습의 시간을 갖고 있다. 다석사상을 꽃피우고 있는 이 '교실'을 무기한으로 쓰도록 유지遺旨를 남긴 사람이 류달영이다. 류달영의 호인 성천星泉 이름을 붙인 문화재단이 다석을 기려 지원하고 있는 것이다.

류달영은 농업시범을 목적으로 경영하던 수원의 평화농장이 고속도로 인터체인지로 편입되었을 때 그 보상비 10억 원을 사회에 환원한다는 의미에서 문화재단을 세웠다. 이것이 1991년 설립된 성천문화

재단이다. 이 재단은 정신 및 생활문화 창달을 위한 고전과 현대와 미래 교육을 목적으로 삼고 있다. 재단의 키워드는 문화이며, 문화사업과 문화민주주의 그리고 문화적 정체성을 추구한다. 이 재단은 특히 류영모와 관련된 사업과 행사들을 적극적으로 지원하고 있다.

류달영은 왜 스승의 스승(스승 김교신의 스승인 류영모)을 이렇듯 사후에까지 길이 모시려 했을까. 그는 류영모가 예수나 석가처럼 사람들에게 진리의 생명을 가르쳐주었기에 그 가르침이 일본 제국주의 아래에서 고통 받던 겨레를 구하는 중차대한 역할이었다고 평가했다.

그 스스로가 뛰어난 실천적 지식인이었던 류달영은 쿠데타로 집권한 군사정권의 강권에 '국가 기틀을 잡는 작업'에 참여하기는 했지만, 그 속에서도 자신이 해야 할 바를 꿋꿋이 지키며 문화 창달에 대한 열정을 멈추지 않았다. 그랬기에 류영모의 '크기'를 읽은 것이다. 이 나라의 '정신'이 걸어온 본연의 길과 마땅히 서야 할 자리를 가리키면서도 서양이 수천 년에 걸쳐 이뤄놓은 종교의 원천적 본령本領으로 치달아 올라 기독교의 지순한 경지를 개척한 성자의 '가치'를 헤아린 것이다. 중국의 공자가 이룬 동양 정신가치의 혁명보다 한 수 위에 있다는 사실을 인식한 것이다.

류영모 앞에 옷깃을 여민 후학 류달영 또한 예사로운 사람은 아니었다. 그 내면에서 이 나라를 위한 위대한 비전과 에너지가 꾸준히 솟아나, 우리가 선진국으로까지 도약하는 경제의 주춧돌과 엔진을 만들어냈기 때문이다. 역사는 이렇게 지하수처럼 숨은 물길로 흐른다. 류영모의 정신혁명과 류달영의 경제혁명은 20세기 이 나라를 각성시키고 도약시킨 놀라운 저력의 비밀이었다.

16. YMCA에서 이어진 가르침의 길

은둔자의 세상 강의

오산학교 교장직을 벗어난 지 6년 뒤, 류영모에게 인생의 중대한 '미션'이 다가왔다. 1928년 YMCA 간사이던 현동완이 류영모의 적선동 집을 찾아와 종로YMCA 연경반研經班에서 강의를 해줄 것을 요청한다. 그에 앞서 1927년, YMCA전국연합회장이자 언론인(〈조선일보〉 사장)이며 민족운동가이던 이상재가 77세로 타계한 뒤, 정신적인 빈자리를 채워줄 명망 있는 인사가 필요하던 때였다. YMCA 초대 총무를 지낸 김정식이 적극적으로 추천했을 가능성도 있다. 이때부터 시작한 류영모의 연경반 지도는 일제강점기와 해방 국면, 6·25전쟁을 지나 1963년까지 35년간 지속된다.

종교는 자율이다. 누가 대신해줄 수 없기에 오로지 스스로 해야 하는 신과의 대면이다. 밥을 먹어줄 수 없고 오줌을 누어줄 수 없듯이, 누구도 대신해줄 수 없는 가장 절박하고 가장 긴급하며 오직 한번뿐인 '할 일'이며 '볼일'이다.

류영모는 이 하나를 진북의 별처럼 접한 뒤 마치 이미 '없는 세상'처럼 자기의 길로 걸어 나갔다. 도시에 나와 있을 때도, 은처隱處에 들어앉아 있을 때도 다르지 않았다. 그는 이 땅의 역사에서 거의 보지 못했던 '완전한 은둔자'였다. 은둔은 몸의 위치가 아니라 마음의 위치이며, 영혼의 위치다. 그가 세상에 나와서 했던 말도 은둔한 영혼의 말이었다. 굳이 사람을 피해 숨은 것이 아니라, 호젓한 어둠을 찾아 영성의 길을 낸 것이다.

오산학교 교장을 지내며 수신 과목을 맡아 학생들에게 가르쳤던 '진정한 수신修身'은 인간이 만나야 할 확고한 진실에 대한 것이었다. 단호하게 그 길에 대해 역설하던 그는 일제의 압박으로 다시 교장 자리를 내려놓고 은거에 들어갔다. 그를 세상으로 다시 불러낸 사람이 현동완이다.

후에 현동완이 타계했을 때 장례에서 조사를 쓰고 읽었던 사람은 류영모였다. 아홉 살 아래인 현동완의 죽음 앞에서 그는 의연했지만, 나중에 구기동 자택에서 현동완의 얘기가 나왔을 때 눈물을 보였다. 고요한 은둔자에게도 깊이 마음으로 오간 무엇이 있었을 것이다. 현동완과 함께 활동했던 황광은은 현동완을 이렇게 추모했다.

"그는 분명히 그리스도에 미친 사람이었습니다. 천당 속에 높이 앉은 그리스도가 아니라 '주는 것이 복이 있다.'라고 하시는 주님께 미친 것입니다. 그의 생애 40년은 오로지 청소년교육에 몸을 바친 것입니다. 그는 20세기 종로의 성자입니다."

'종로의 성자' 현동완이 '은둔의 성자' 류영모를 종로로 불러내 (YMCA는 계속 종로에 자리를 잡고 있었다) 30년이 넘는 긴 시간 동안 세상에 생각을 나누게 한 일은 참으로 기묘한 인연이라 할 수 있다.

YMCA를 통해 수많은 사람들이 다석과 인연을 맺었다. 김교신은 '류영모 YMCA강연회'를 《성서조선》에 광고로 싣기도 했다. 아래는 1932년 《성서조선》 10월호(통권 45호)에 실린 내용이다.

성서회 광고
강사: 류영모
장소: 종로 중앙기독청년회
일시: 매 일요일 오후 7시부터 10시까지

한 사람의 강화講話가 아니요, 한 자리의 자유토론회라 할 것이다. 지극히 자유로운 비판도 있고 질의도 교환되어 정해진 형식도 없고 전통의 구속도 없는 것이 특색이다. 까닭에 전수한 신조를 그대로 간직하려는 경건한 신도는 이에 접근하는 것이 위험하다고 할 수도 있을 것이다. 모름지기 진리를 탐구하려는 자에게는 한 번 통과하여야 할 세례가 될 것이다. 세상에 독창적인 식견을 말하는 바가 많으나, 성서에 관해서 류영모 선생처럼 독창적인 식견을 지니신 이를 우리는 아직 한국에서 볼 수가 없었다. 순수한 한국사람으로서 노장지학을 궁구하며 불경을 인용하여 기독교의 성경을 담론하려는 이는 다른 데에서 얻기 어려운 기회이지 않을까 해서 추천한다. 또 이 모임에서는 에스페란토어에 의한 성서 해설도 있을 터이다.

류영모는 YMCA 강의에 나가며 이렇게 말했다. "제가 이곳에서 얘기를 하는 것은 제 생각이 아닙니다. 하느님의 성령이 내 정신 보고 꼭 가라고 해서 나오게 된 것인지 그것은 모르겠습니다. 사람은 무슨 목적에 무슨 일을 어떻게 하여야 한다는 것이 있습니다. 우리가 살아서 여기 이렇게 모인 것은 결코 우연이 아닙니다. 저 밖에서 무슨 학교 공부를 하고 무슨 지위를 바라지만 그건 한낱 헛된 꿈일 뿐입니다. 순간순간의 생각으로 거듭 새롭게 되는 나를 봐야 합니다."

류영모의 가르침은 결코 쉬운 강의가 아니었다. 류영모의 말을 함석헌이 낫게 알아들었다고는 하나, 다 알아들은 것은 아니라고 한다. 현동완은 그를 성자로 받들었으나, 현동완 역시 류영모의 말을 다 알아듣지 못한다고 고백했다. 이런 점에 대해 류영모는 자신의 말이 '죽을 때 소용되는 말'이라며 이렇게 부언하였다.

"제 말이 어렵다고 합니다. 쉽게 말할 줄을 모릅니다. 쉽게 할 수 없는 이유가 있습니다. 제 말은 세상에서 쓸데없는 말입니다. 돈이나 밥이나 건강이나 출세에 대해 말했다면 알아듣기가 쉬웠을지도 모릅니다. 그러한 말은 말이랄 것도 없습니다. 우리가 세상에 나오기 전에 있던 말이라야 영원한 말입니다. 나의 말은 죽을 때나 죽고 난 뒤에 소용되는 말입니다. 내 말은 이 세상에 소용이 없습니다. 사람이 죽을 때가 되면 인생이 헛되고 우습다고 말을 합니다. 인생이 헛되고 우스우면 웃고 그만두면 될 터인데, 더 살려고 악을 쓰며 좋은 약을 찾고 병원에 입원을 하며 가족들을 괴롭힙니다. 우리가 나기 전부터 있던 말이 뭐냐 하면, 죽음에 임해서 죽지 않겠다고 떼쓰지 말라는 것입니다. 이 사람의 말은 고요히 죽는 데 소용되는 말입니다. 말이 무슨 쓸 데가 있습니까. 듣는 이가 들을 줄 알아야 합니다."

류영모는 과묵했지만 일단 강의에 들어가면 시냇물이 흐르듯 말이 끊이지 않았다. YMCA 강의는 오후 2시에 시작되어 3시간을 넘겼다.

세계대학봉사회관에서 한 강의는 6시간 동안 계속되었다. 구기동 집에서 한 《노자》 강의와 《중용》 강의는 오전 7시부터 낮 12시까지 이어졌다. 그는 이런 말을 했다. "죽어서 섭섭할 것은 없겠으나 말 못하게 되는 건 섭섭합니다." 강의할 장소가 여의치 않으면, 류영모는 가정집에서 강의를 하기도 했다. "우리가 이렇게 모일 수 있는 틈은 무슨 은혜입니까? 이 틈에 우리가 모였으니 이것은 무슨 은혜입니까?"

많이 모이는 것이 좋은 것은 아니다

류영모의 YMCA 강의를 들으러 온 사람 중에 가장 지위가 높았던 이는 이승만이다. 1948년 대한민국 건국 이후 어느 날 이승만 대통령이 YMCA 연경반 금요강좌에서 강의를 하고 있던 류영모의 강의실로 들어왔다. 이승만이 이곳을 찾은 까닭은 그가 YMCA학관의 교사를 지냈기 때문이었다. 당시 제자였던 현동완은 사제의 인연으로 이승만과 일생 동안 가까이 지냈다. 이승만 대통령은 현동완의 능력을 인정하여 농림부와 보사부 등 장관직을 두 번이나 추천한 적도 있었다.

　현동완은 이승만 대통령에게 YMCA의 인연을 환기시키고, 류영모의 뛰어난 강의를 한 번이라도 듣기를 바라는 마음에서 그의 방문을 요청했던 것 같다. 그러나 이승만은 친히 찾아온 것으로 '성의'를 보였다고 생각한 듯하다. 류영모와 인사를 하고 강의실을 한번 둘러본 뒤 이승만은 웃으며 이런 말을 했을 뿐이다. "지금 하시는 이 강의는 원래 옛날에 내가 하던 것이에요."

　류영모 또한 이날의 대통령 방문을 잊지는 않고 있었지만 크게 의미를 두지는 않았던 것 같다. 그렇지만 YMCA 교사를 지낸 대통령이 기독교가 추구하는 영적인 각성을 바탕으로 어렵게 세운 국가를 위해 리더십을 발휘해주기를 바랐을 것이다. 반면 그가 서 있는 자리가 새로운 나라의 기풍을 만들 사람을 배출했다는 사실을 돌이켜 생각하면서, 류영모의 소명감 또한 더욱 확고해졌을 것이다.

그 장면을 생각하며 문득 돌이켜 생각해보게 된다. 이후 민주주의를 흔들며 정치적 파산을 겪은 이승만이 국부였는가, 이 국가에 정신가치의 오롯한 씨알을 심기 위해 평생을 혼신의 가르침으로 일관한 류영모가 국부로 일컬어질 만한 존재였는가.

현동완은 류영모의 YMCA 강의를 열심히 홍보했다. 교회를 통해 알리기도 했고 신문 광고까지 냈다. 참석자가 갑자기 늘어나자 류영모가 현동완의 광고를 말렸다. 그는 말했다. "우리가 여기 모이는 것이 습관이어서는 안 됩니다. 금요일 오후 2시에 언제나 하는 습관이 되면 못씁니다. 사람이 많이 모이면 모일수록 좋다고 다다익선이라 하지만, 많이 모이면 허식이 생길 뿐입니다. 술주정과 난장판이 늘어날 뿐입니다."

하지만 현동완은 류영모의 강의를 많은 사람들이 듣도록 발 벗고 뛰었다. 광주YMCA 강연을 만들었고 전쟁통에는 피란지 부산의 YMCA에서 강의를 할 수 있도록 했다. 때로 강의실이 여의치 않을 때 현동완은 자신이 기거하던 좁은 방을 내줬다. 한 사람이라도 들을 사람을 더 받으려, 현동완의 부인은 문밖에서 떨며 기다린 적도 있었다.

지식인 김흥호, 류영모 강의에 귀가 뚫리다

류영모의 강의를 들은 사람 중에서 가장 극적인 변화를 경험한 사람은 김흥호일지 모른다. 그 어렵다는 강의를 들은 그는 '생명'을 받았다. 김흥호는 황해도 서흥 출신으로 1919년에 나서 2009년에 세상을 떠났다. 그의 부친은 기독교 목사였다. 평양고보와 일본 와세다대학 법학부를 졸업했으며, 이화여대 기독교학과 교수와 교목실장, 감리교신학대 종교철학과 교수를 지낸 분이다.

이 화려한 이력의 김흥호가 1948년 봄 어느 날 류영모의 성경 강의에 참석한다. 강단에 선 류영모에게 김흥호는 불쑥 이렇게 물었다. "하나, 둘, 셋이 무엇입니까?" 처음 보는 이가 던진 질문에 류영모는 잠시 말을 멈추고 김흥호를 부드러운 표정으로 응시했다. 그러나 즉답卽答을 하지는 않았고, 강의하려던 내용으로 넘어갔다. 새롭고 날카로운 의견과 지식을 펼쳐 논란論難하는 것보다 그 질문이 얻고자 하는 의미를 스스로 살피도록 하려는 것 같았다. 김흥호는 류영모의 강의에서 묵직한 힘을 느꼈다고 했다. 그의 말들은 투철한 실천을 매달고 있는 말이었기 때문이다. '하나, 둘, 셋'의 질문은 이후 김흥호의 동양적 기독교를 설명하는 삼재三才 사상을 이룬다.

김흥호는 류영모를 따라다닌 지 3년 만인 1951년 북한산 구기동 계곡 폭포가 있는 곳에서 "나는 길이요, 진리요, 생명이다."라는 요한복음 구절에 대한 류영모의 설명을 듣고 문득 귀가 뚫리는 성문聲聞을 체험한다. 6년째 되던 1954년 김흥호는 병상에 누워 있었는데, 류영모는 그의 병이 마음의 번뇌에서 비롯된 것임을 꿰뚫는다. 그는 이후 병상에서 일어나 45년간 병치레를 전혀 하지 않았다고 한다.

1954년 3월 17일 김흥호는 《주역》을 읽고 있었다. 매일 한 괘씩 종이에 그려 놓고 들여다보다가 아침나절에 문득 깨달음을 얻었다. 김흥호는 이때의 경험을 '시간제단時間際斷', 시간이 끊어지는 체험이라고 설명했다. 이날부터 그는 스승의 일일일식을 본받아 실천한다.

석 달 뒤에 김흥호는 《대학》을 우리말로 옮겨 류영모를 찾아가 보여준다. 얼마 후 다시 《중용》을 해석해 보였다. 류영모는 훈민정음을 연구한 이정호와 함께 얘기를 나누고 있었는데, 김흥호의 《대학》 번역서를 내놓으며 "공자가 오셔서 번역해도 이 이상은 할 수 없을 것 같습니다."라고 말했다. 김흥호를 향해서는 이렇게 말했다. "쓰기는 김군이 썼지만, 이건 하느님의 소리요." 김흥호의 호 '현재鉉齋'는 깨달음의 귀라는 뜻으로 '계시'를 말한다. 그 무렵 류영모가 지어준 것이다.

김흥호는 이렇게 말했다. "다석사상을 나쁘게 말하는 사람들은 혼합종교 아니냐고도 하고 다원주의 아니냐고도 합니다. 그렇게 말할 수는 없어요. 일원다교(一元多敎; 하나의 하느님의 다양한 가르침)이라고 할까요. 겉으로는 무슨 종교를 표방해도 결국 근원은 하나임을 밝히는 것이 선생님의 사상입니다. 아마도 21세기에는 불교와 기독교가 서로 보완적인 역할을 하게 될 것입니다. 기독교의 좋은 점과 불교의 좋은 점을 제대로 가려내서 저렇게 매치를 시켜 놓은 분이 선생님입니다."

21세기의 정신가치 지형이 어떻게 그려져야 하는지, 앞서 방향을 제시한 사람이 류영모라는 얘기다.

류영모에게 졸업증서를 받은 박영호

1935년에 태어나 아직도 현역으로 쟁쟁한 박영호 선생은 류영모의 직계 제자로 꼽힌다. 그는 1959년에 YMCA 강의를 들으며 다석과 만났다. 다석의 수많은 제자 중에서도 참으로 각별해서 1971년부터 다석 전기 집필 준비를 시작해 스승이 읽은 책을 읽고, 스승의 삶을 구술 받고, 스승이 직접 쓴 일지를 필사했다. 박영호는 류영모가 눈을 감은 1981년부터 다석 전기 집필에 들어가 4년 만인 1985년에 책을 냈다. 《문화일보》에 다석사상에 관한 글을 325편 연재했고, 이를 묶어 《다석사상전집》 5권을 간행하기도 했다. 어떻게 그렇게 류영모와 사제의 깊은 연緣을 맺게 된 것일까.

박영호는 한국전쟁 중인 1952년 17세로 언병내도 성십된나. 딩시 공업학교 학생이었다. 전쟁터에서 수많은 죽음을 목격하면서 영혼이 뒤흔들리는 듯한 충격을 받았다. 밤마다 눈만 감으면 해골과 시신들이 눈앞에 둥둥 떠다니는 악몽을 경험했다. 그 무렵 톨스토이의 《참회록》을 읽었고, 하느님을 알게 되었다.

톨스토이에 매달려 전집을 모두 읽었을 무렵, 우연히 당시 《사상계》에서 함석헌의 글을 접했다. 큰 감명을 받았던 그는 편지를 썼고 40여 통의 글을 교환하면서 그를 스승으로 삼게 되었다. 1956년에는 함석헌의 천안 농장으로 가서 함께 생활한다. 낮에는 과수원에 거름을 주고 밭을 매는 고된 농사일을 했고, 밤에는 성경과 톨스토이, 사서삼경과 고문진보, 그리고 《간디 자서전》을 읽으며 토론했다. 3년간의 고귀한 수업이었다.

1959년 서울로 올라온 그는 함석헌의 스승인 류영모의 강의를 듣기 시작한다. 경기도 의왕에서 농장 6천 평을 개간해 밭으로 일궈 농사를 지으면서 매주 금요일 빠짐없이 서울로 올라와 YMCA연경반에서 류영모 강의를 들었다. 류영모의 구기동 자택으로 찾아가 가르침을 받기도 했다. 5년간의 열정적인 '수도' 생활이었다. 1965년 9월 류영모는 제자 박영호에게 '단사斷辭'라는 말을 건넸다.

"나는 제자들을 모으지 않습니다. 흩어서 모두가 제 노릇 하기를 바라지요. 박 형도 나를 찾아올 생각도 안 나야 하고 편지 쓸 생각도 안 나야 됩니다. 이를 단사라고 하지요. 단사를 해야 합니다."

단사는 《주역》 계사 하편에 나오는 말이다. 夫易 彰往而察來 而微顯而闡幽 開而當名 辨物正言斷辭 則備矣 부역 창왕이찰래 이미현이천유 개이당명 변물정언단사 칙비의. '역易'은 과거를 밝히고 미래를 살피는 것이다. 안 보이는 것을 드러나게 하고 숨은 것을 내보이는 것이다. 공개를 하여 마땅한 이름을 붙이고 사물의 이치를 변별하고 말을 바르게 하되 그 구구함을 끊으니 그래야 갖춰지는 것이다, 라는 뜻이다. 이를테면

'정언단사'로 바른 말의 줄기를 얻었으면 거기서부터는 스스로 그 정수를 터득해 나가야 하는 것을 뜻한다. '주역'이 세상과 인간의 변화를 밝히지만 그것에서 통찰을 얻은 뒤에 구체적인 것에 적용하고 응용하고 해석하는 것은 직접 해야 한다는 논리를 빌린 것이다.

이후 박영호는 스승을 떠나 5년간 독자적으로 수행 공부하는 시기를 가졌다.《새 시대의 신앙》이란 책을 낸 것은 그 결과였다. 류영모는 그에게 '졸업증서-마침보람'이라고 쓴 엽서를 보내준다. 이후 류영모는 그에게 전기 집필을 허용했다.

우리 안에 있는 예수와 석가

1972년 5월 1일, 류영모는 3만 번째의 저녁을 맞았다. 그는 일찍부터 나이를 세지 않고 날수를 세며 살았다. 한 해를 단위로 사는 것이 아니라 하루를 살아 한해에 닿는 삶이라고 여겼기 때문이다. 제자 박영호는 스승을 위해 '3만 번의 하루'라는 제목으로 시를 썼다.

參萬日新始公元
삼만 번 하루를 살며 큰 길의 처음을 새롭게 열었네
稀貴年古成經典
칠순 희년과 팔순 귀년이 쌓이는 동안 경전을 이뤘네
存心觚硬異風俗
하늘마음 보존함이 참으로 굳으니 여느 세상살이들과는
달랐다
養性圓滿合天父
속알을 길러 눙글고 가득해지니 하느님 뜻에 낮았나

류영모는 제자의 시를 읽고는 3행과 4행을 고쳐주었다.

存心如一調風俗
하나같이 마음을 보존함이 세상 사람들과 조화를 이뤘고
養性圓滿參氣天
속알을 길러 둥글고 가득해지니 하늘의 기운에 들었다

류영모의 삶을 읽는 제자와 스승 본인의 관점이 미세한 차이지만 흥미롭다. 박영호는 스승이 '존심고경存心觚硬' 하늘마음을 보존함이 굳셈을 실천했다고 높이 세웠지만, 류영모는 늘 하느님 닮기를 애썼다는 정도의 겸양으로 낮췄다. 또 박영호는 스승이 시속時俗을 벗어나 다른 삶을 살았다고 말하고 있지만, 류영모는 굳이 세상을 벗어나거나 멀리한 것이 아니라 오히려 사람들과 함께하며 조화와 교화에 힘썼음을 조풍속調風俗이라는 말로 표현했다. 가족들과의 관계나 제자들과의 인연도 담담하지만 성기지는 않았고, 가난한 사람에 대한 인심을 거두지 않았다고 한 것이다. 그리고 제자가 표현한 합천부合天父 하느님과 하나됨이란 말 또한 너무 크고 호방한 표현인지라, 하늘에 대한 겸허와 인간의 노력을 다하여 오로지 그 기운에 들어가고자 애쓰는 면모를 참기천參氣天이란 말로 그려주었다.

이 의미심장한 교열校閱은 류영모가 스스로의 생을 어떻게 생각하며 삶의 기틀을 세웠는지를 살피는 중요한 단서라고 할 수 있다. 그는 연경반 강좌를 통해 자신의 사상과 철학을 세상에 알리고자 평생 노력했으며, 많은 제자들과의 교감을 통해 하느님을 향한 수행을 독려하고자 했다. 하느님의 '하나'와 같은 맘을 보존하여 시종여일 세상의 허튼 일들을 바르고 고르게 하고자 했다는 '存心如一調風俗존심여일조풍

속'은 류영모의 삶을 한마디로 정리하는 키워드가 아닐까 싶다.

'養性圓滿參氣天양성원만참기천'은 저마다의 속알을 제대로 키워 하느님 속으로 들어가는 것으로 류영모 프로그램의 전부다. 이것이 명실상부한 영생永生이다. 육신의 영생을 추구하는 것은 허황하고 어리석은 일일 뿐이다. 오로지 하느님에게 닿아 생령生靈을 얻는 것 외에는 영생이 있을 수 없다. 이 말은 지금의 많은 신앙인들에게도 필히 전해야 할 메시지다. 그는 이렇게 강의했다.

"이 땅 위에서 몸으로 영생한다는 것은 미신입니다. 이것은 지나친 욕심입니다. 절대 유일의 하느님을 아버지로 알고 하느님에게 붙잡히는 것이 영생입니다. 예수를 믿는다는 것은 십자가를 믿는다는 말이 아니지요. 성경에 내 말을 믿겠느냐는 말은 내 말을 알아듣겠느냐는 말입니다. 믿는다는 것은 예수나 선지자를 믿는 게 아니에요. 하느님 아버지께서 내 속에 보내신 이(얼나)를 믿는 것입니다. 불교를 믿는다는 것은 불성이 자기에게 있음을 믿는 것입니다. 하느님을 믿는 것은 내 속에 하느님의 아들(얼나)이 와 있음을 믿는 것이지요. 예수하고 우리하고 차원이 다른 게 아닙니다. 예수, 석가는 우리와 똑같습니다. 얼나를 깨달으면 예수와 석가와 한생명입니다."

4부
숙명의 인연: 우치무라 간조, 김교신, 함석헌

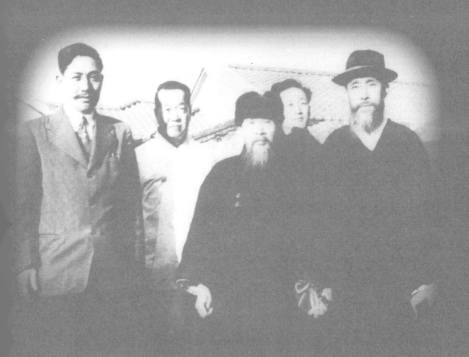

그 사람 말 들으면 내 귀가 시원하다

그 생각 가운데 향기가 흘러온다

어디서 이 바람 부나 始原 시원한 말씀

광야의 저 빈 사람 남의 선생 되는 이

소리치는 요한은 남을 위한 소리뿐

빈 마음 세상 보는 이 空心觀世 先知人 공심관세 선지인

당신은 어디 있나 나는 여기 있네

눈 감은 듯 더듬더듬 이제 만져보니

딱 이제 바로 여기서 숨소리 들리누나

〈시원한 소리〉, 이빈섬, 다석頌

始原(시원)은 태초에서 비롯되었다는 뜻과 소통이 시원하다는 의미를
함께 지닙니다.

'공심관세 선지인'은 '빈 마음으로 세상을 보면 남들이 모르는 것을
먼저 아는 선지자가 된다'는 의미입니다.

저녁의 참사람

17. 불경스런 사내 우치무라 간조

1912년 가을, 교사로 근무한 오산학교를 떠나면서 22세의 류영모는 학교 건물을 돌아보았다. 늦가을 오후의 교정엔 마른 잎들이 뒹굴고 있었다. 서슴없이 제 나무를 버린 저 잎들은 다시 시작될 새로운 생을 준비하는 거름이 되리라. 그에게 오산에서의 지난 시간은 다양한 동서양 학문을 접하는 기간이기도 했지만 이승훈, 여준, 이광수, 안창호, 윤기섭 등 당대의 지식인이자 교육자, 독립운동가들을 만나 그들의 열정과 지식과 신념에 감화를 받던 시간이기도 했다.

오산학교 교사 시절은 그에게 사상적인 격동기이기도 했다. 이학교에 교리 기독교를 전파했던 류영모는 톨스토이와 일본인 신학자 우치무라 간조의 영향을 받으면서 신앙적 성찰을 심화한다. 성서와 톨스토이, 불경과 《도덕경》을 숙독하면서 그는 이미 시스템화 되어 있는 교회와 교리의 종교체제에 대해 깊은 의문을 갖게 되었다. 그리고 이 의문이 신앙의 본질을 꿰뚫는 통찰이 되었다. 오산학교에 머문 지 1년이 되었을 때 두 살 아래 동생 영묵의 죽음을 겪었고, 생사관에 대해 고심참담했기에 그의 사상은 더욱 집요하게 진실을 탐문하고 있었다.

학교를 떠났지만 그의 마음속엔 학문과 사상의 갈증이 깊을 대로 깊어져 있었다. 이제 무엇을 할 것인가. 공부를 더 하고 싶었다. 국내엔 대학이 없었기에 일본 유학을 택했다. 류영모는 지식을 더 다져 다시 오산학교에 돌아올 생각을 하고 있었다. 학교에 과학교사가 필요한 사정을 생각하며, 대학의 전 단계 과정(예비학교)에 해당하는 동경물리학교에 들어간다. 1912년 9월의 일이다. 그런데 그는 1년을 채우지 못하고 대학 진학을 포기한 채 이듬해 6월 국내로 돌아온다.

갑작스럽게 대학에 가지 않기로 한 이유는 뚜렷하지 않다. 류영모는 이 무렵 일본에서 머물던 때가 인생에서 가장 고민스러웠다고 털어놓기도 했다. 그 고민의 정체는 무엇이었을까. 아마도 학문을 계속하는 일이 그의 사상과 신앙의 문제를 푸는 데 도움이 되지 않을 거라는 판단이 섰기 때문이 아닐까. 물리학자가 되는 일보다 당시의 그에겐 신학사상가가 되어 식민지 조국의 정신성精神性을 일신하는 일이 더 급하다고 생각되었을지도 모른다. 일본 체류 시절 느꼈던 도쿄의 어떤 '공기'가 영향을 미친 건 아닐까 짐작해볼 뿐이다.

류영모는 도쿄행에서 그의 인생에 큰 영감을 준 세 사람을 만난다. 김정식과 조만식, 그리고 우치무라 간조다.

류영모를 기독신앙으로 이끈 인연 중의 하나가 김정식 선생이다. 16세 때 애린당과 연동교회에서 시작된 인연이었다. 그로부터 7년 뒤 일본 도쿄 한복판에서 김정식을 다시 만났다. 식민지의 척박한 삶 속에서 살아 있는 것만도 반갑던 시절에, 이국땅에서 '믿음의 은사'를 만난 일은 그야말로 축복 받은 일이 아닐 수 없었다. 김정식은 류영모의 손을 잡고 가족에게로 데려갔고 사진도 찍었다.

김정식은 어떻게 도쿄에 와 있었을까. 을사늑약 이후 '일본을 알아야 일본을 잡는다.'는 공감대가 암암리에 커지면서 한국인의 일본 유학이 늘어났다. YMCA는 한국 유학생들이 뭉칠 수 있는 구심점이 필요하다고 판단하여 도쿄에 재일본 조선기독교청년회를 세운다. 1906년 8월 서울YMCA에서 일하던 김정식이 파견되어 재일본 조선기독교청년회 총무직을 맡는다. 이곳에서 1919년 2월 8일에 '재일유학생 2·8독립선언서'를 발표하기도 했다. 당시 한국 유학생들은 거의 모두 김정식의 도움을 받았다. 조만식, 안재홍, 김규식, 송진우, 장덕수, 신익희, 김병로, 이광수 등 쟁쟁한 명사들이 이곳을 거쳐 갔다.

김정식은 신앙제자 류영모에게 조만식을 소개해주었다. 재일본 유학생들은 종파를 초월해 연합교회를 만들어 함께 예배를 보았는데 거기에서 류영모는 조만식을 처음 보았다. 조만식은 같은 평안도 사람인 이승훈을 알고 있었기에 오산학교 교사로 지낸 류영모를 더욱 반가워했다. 조만식이 머물던 하숙집과 류영모가 기거하는 곳은 가까운 거리였다. 류영모는 메이지대학 법과 졸업반이던 조만식을 자주 찾아가 얘기를 나눴다.

둘의 대화는 기록으로 남은 것이 없지만 어쩌면 조만식이 이런 말을 했을지도 모른다. 조만식 어록에 실려 있는 유명한 말이다. "애국애족 하는 길에 언제 죽을지 모르지만, 내가 죽은 뒤에 누가 있어 비석을 세우려거든 거기에 비문은 쓰지 말라고 하고 싶소. 다만 큰 눈을 두 개 그려주면 좋겠습니다. 저승에 가서라도 한 눈으로 일본이 망하는 것을 지켜보고 한 눈으로 조국이 자주독립 하는 것을 지켜보려 합니다."

인연은 오묘하다. 조만식이 대학을 졸업하고 귀국했을 때 옥중에 있던 이승훈으로부터 급한 전갈이 왔다. 로버트 교장이 들어온 뒤 기독교 신앙통제가 심해진 오산학교를 민족정신의 성지로 바로잡을 사람이 필요하다는 것이었다. 조만식은 뜻이 그러하니 석 달만 맡아 수습해주기로 약속했다. 그러나 그는 9년간 오산학교 교장으로 있으면서 학교의 기풍을 제대로 갖춘 큰 교육인으로 길이 남았다. 그는 오산학교 기도회에서 이렇게 교장 설교를 했다고 한다. "사람을 사랑합시다. 그리고 겨레를 사랑합시다. 옳은 사람이 됩시다. 그러기 위하여 예수를 믿읍시다." 이런 조만식의 뒤를 이은 교장이 류영모였다.

조선을 위해 기뻐한 우치무라 간조

이제 본격적으로 우치무라 간조 이야기를 할 차례다. 우치무라 간조는 1861년에 나서 1930년에 죽은 일본의 기독교 지도자이자 사상가다. 조선의 기독교인들과도 교류가 많아 한국에도 제법 알려졌다. 류영모가 다시 일본에 갔던 1912년에 우치무라는 51세였다. 우치무라는 자신보다 한 살 아래인 도쿄 조선기독교청년회 총무 김정식과 친구처럼 지냈다. 1919년 5월 19일의 우치무라 일기에 이런 구절이 나온다.

"아침에 신앙의 벗인 경성 김정식 군의 방문이 있었다. 3년 만에 만나서 대단히 반가웠다. 그는 장로교회에서 일하지만 그 신앙에 물들지 않았음을 알고 기뻤다. 그가 고국의 일을 말할 때에 눈에 눈물이 고인 것을 보고 나도 따라 울지 않을 수 없었다. 둘이 기도를 같이 하고 다시 만날 것을 약속하고 헤어졌다."

1922년 11월 7일 일기에는 이렇게 적었다. "오래간만에 조선 김정식 군이 찾아왔다. 변하지 않는 신앙의 빛으로 빛나는 그의 모습을 보고 기뻤다. 그를 만날 때마다 드는 생각은 그리스도 안에서 이루어지는 일본과 조선의 합동은 확실하다는 것이다. 정치나 군인이나 실업가는 모른다. 나는 일본인이고 김정식은 조선인이지만, 우리들은 그리스도 안에서 참된 형제다. 김 군은 나의 신앙을 이해해주는 몇 안 되는 사람 중의 하나다. 그와 만날 수 있는 걸 감사한다."

제국주의와 식민주의가 기승을 부리던 시절에 이런 우애와 연대의 말을 서슴없이 할 수 있는 우치무라 간조는 대체 누구인가. 그의 심성과 생각을 짐작할 수 있는 한 대목이 있다. 안중근 의사가 만주 하얼빈역에서 이토 히로부미를 저격했을 때 우치무라는 잡지 《성서의 연구》 1909년 12월호에 이런 글을 썼다.

"나는 조선을 위해 이 일을 기뻐한다. 이 나라는 지금 실제적으로 국토를 잃고 정부를 잃고 독립을 잃고 참으로 비참한 상태에 있다. 자비로운 하느님이 지상에서 이들 조선인의 손실에 대해 영적인 것을 가지고 그들에게 보상하시는 것은 당연한 일이다. 일본인의 하느님은 또한 조선인의 하느님이다. 하느님은 우리에게 후하시고 그들에게는 박하실 분이 아니다. 하느님은 틀림없이 무언가를 가지고 조선인의 지상에서의 손실을 메워주실 것이다. 지상에서 저주를 받았으면 하늘에서 은총을 받는 것은 당연한 일이다. 조선이 은혜로운 아버지에게 자비를 입도록 간절하게 기도하지 않을 수 없다."

기독교 신앙이 표방하는 평등과 사랑의 논리로 보자면 당연한 말일 수도 있지만, 당시 일본 제국주의가 본격적으로 팽창하며 국민들이 그에 열광하던 시기에 일본 지식인이 자국의 유력한 정치인이 피살된 사건에 대해 이 같은 논평을 내놓는다는 것은 실로 용감한 일이 아닐 수 없다.

김정식은 조선 유학생들을 위한 강연회에 우치무라를 강사로 자주 초빙했다. 류영모는 동경물리학교에 다니는 동안 몇 차례 우치무라의 강연을 들었다. 하지만 우치무라의 성서연구회에는 참석하지 않았다. 류영모와 우치무라는 서양에서 출발한 기독교를 그대로 일본을 비롯한 동양에 이식하는 것에 대해 갖는 문제의식은 공유했지만, 교회와 교리 문제, 일본 국가주의와 신앙을 일치시키려는 문제 등에선 일정한 이견을 드러낸 바 있다.

하지만 우치무라가 이 땅의 초기 기독교 정착 과정에서 주체적인 '교리 해석'에 눈뜨게 했고 독립운동과 같은 국가적 현실논리의 신앙적 구현을 고민하게 했다는 점에서, 그의 종교사적 존재감은 지금도 상당해 보인다. 류영모가 우치무라의 신앙적 실천에 대해 비판적인 관점을 유지했다는 사실과는 상관없이, 청년시절 '영성의 주체성'을 새롭게 세우는 계기를 우치무라에게서 얻었을 가능성은 높다.

불경죄에 휘말린 사무라이의 아들

우치무라는 1861년생이며, 류영모는 1890년생으로 두 사람은 29살 차이다. 우치무라와 류영모의 생은 일본과 한국의 초기 기독교 시대의 깊은 고뇌를 전형적으로 담고 있다고 할 만하다. 그뿐만 아니라, 두 사람이 사이에 놓인 약 30년의 시차는 절묘하게도 외부에 의해 '강제 개방'을 맞는 두 나라의 충격적 경험이 시간차로 진행되는 풍경을 보여준다.

우치무라가 태어나던 무렵은 외풍이 살벌한 때였다. 미국의 페리 제독은 1853년과 54년 두 차례나 '흑선黑船'을 이끌고 태평양을 건너와 일본에 '평화 통상을 하든지 전쟁을 하든지' 양자택일을 요구했다. 일본 도쿠가와 막부는 쇄국정책을 끝내고 1854년 3월 31일 미일화친조약에 이어 1858년 미일수호통상조약을 맺었다. 불평등한 조약이었다. 1863년에는 강력한 힘을 지닌 서구를 파악하기 위해 이노우에 가오루, 이토 히로부미 등이 서구로 유학을 떠났다. 그리고 1868년, 메이지유신이 일어났다. 일본은 근대국가로 거듭나며 정치적으로는 입헌주의를, 사회문화적으로는 근대화의 길을 걷기 시작하였다.

류영모가 태어나던 무렵의 조선 또한 격변으로 들끓었다. 서구 열강들이 조선으로 몰려들던 시기였다. 1885년부터 87년까지 영국은 러시아의 남하를 견제한다며 함대를 파견해 남해의 거문도를 점령했었다. 1896년엔 고종이 러시아 공사관으로 피신하는 아관파천이 일어난다. 이 사건은 국권이 흔들리던 시대에 외세를 이용해 나라를 지켜보려던 안간힘이었다. 직전 해엔 청나라와 일본이 동학농민운동 진압을 핑계로 들어왔다가 서로 조선의 보호국임을 자임하면서 충돌해 전쟁을 벌이기까지 했다. 이후 일본에 의한 조선 강탈이 진행되면서 식민지의 비극으로 이어지는 암흑기를 맞는다.

일본은 서구 열강의 힘과 계획을 빠르게 파악하고 그들의 문화를 적극적으로 배우고 수용함으로써 국력을 키워 나갔지만, 외세의 압박에 허우적거리던 조선은 왕권 수호에 집착하면서 우왕좌왕하기만 했다. 그리고는 끝내 국가 혁신을 제대로 이루지 못한 채 일본의 압제 속으로 빨려 들어간다. 이 무렵 일본과 조선은 기독교라는 서구의 신앙을 받아들였다. 30년의 시차가 있었지만 우치무라에게나 류영모에게나 '생각의 우주'가 뒤바뀌는 충격이었다.

류영모는 소년시절 서당에서 《맹자》를 배웠고 YMCA에서 기독교를 접했다. 20대에는 기독교를 전파하는 젊은 교사이면서 또 한편으로는 불경과 《도덕경》, 톨스토이와 간디의 사상을 섭렵했다. 이런 동·서양 교양과 문화의 융합이 그의 내면에서 특유의 통찰력으로 정리되면서 하나의 심오하고 뛰어난 사상체계로 구축되어 갔다.

다석보다 30년 앞서 살았던 일본인 우치무라는 사무라이의 아들로 대이나 불교와 일본 전통신앙을 믿던 가정에서 어린 시절을 보냈다. 메이지유신은 막부 질서를 해체하면서 사족土族이었던 아버지를 몰락시켰다. 우치무라의 부친은 아들에게 바뀐 세상에서 살아남는 방식으로 '그(서구)들의 언어'를 익히라고 주문했다. 우치무라는 어린 시절 사무라이의 아들로 허리에 칼을 차고 ABC를 익혔다. 11세 때 처음 영어학교에 들어갔고 이후 도쿄영어학교에 입학하면서 당시 일본 최고의 어학훈련을 받는다.

우치무라는 삿포로농학교에 진학하면서 기독교를 만났다. 그가 삿포로농학교를 택한 것은 경제적인 이유 때문이었다. 그곳은 전액장학금에 월급도 상당했다. 이 학교에서 그는 윌리엄 스미스 클라크 교장을 만났다. 'Boys, Be Ambitious(소년이여 야망을 지녀라).'라는 말로 우리에게도 익숙한 클라크는 정작 미국인들에게는 별로 알려지지 않은 사람이라고 한다. 그는 애머스트대학 재학시절 신앙 부흥운동을 벌였던 인물이었다.

클라크가 세운 삿포로농학교는 놀라운 곳이었다. 미국의 미개척지 마을을 닮은 한적한 곳에 학교가 있었다. 학교 밖에는 끝없이 산림이 펼쳐져 있었고 밤에는 곰이 나타나 인가를 습격하기도 했다. 그곳은 학교 밖의 세계와는 완전히 단절된 듯했다. 볼 수 있는 건 드넓게 펼쳐진 숲의 바다뿐이었다.

학생 우치무라는 서양 스타일의 제복 한 벌을 받았다. 5미터 벽으로 둘러싸인 방에는 학생이 두 명씩 기거했다. 서양식 침대와 책상, 스탠드가 놓여 있었다. 작은 난로도 있었다. 의복과 침구는 모두 서양식이었다. 아침과 저녁 식사는 일본식이었지만 점심은 서양식이었다. 미국 개척지 속에 들어와 있는 듯한 느낌을 주는 이 환경은 클라크가 미국의 문화와 가치관을 함께 이식하기 위해 준비한 세심한 기획이라 할 수 있었다.

농학교 학생들은 영어로 독서하고 외국인 교사와 영어로 대화했다. 끊임없이 외국어만 써야 하는 환경에서 학생들은 마음 깊숙한 곳에 있는 생각과 감정을 영어로 표현하는 것이 훨씬 편해지는 상태로 바뀌어 갔다. 우치무라는 이런 조건 속에서 처음 종교를 접했다. 교실에 들어갔을 때 각자의 책상에는 영어로 된 성서가 놓여 있었다. 그것은 윤리 교과서이기도 했다.

이 학교에서 우치무라는 종교 갈등을 겪는다. 클라크는 학생들에게 '예수를 믿는 자들의 맹약'이라는 서약서를 읽게 하고 서명을 하도록 했다. 이때 우치무라는 7일 가운데 하루를 특별히 신앙을 위해 비워두어야 한다는 의무조항에 대해 반발했고, 외국에서 들어온 신앙에 들어가는 것은 조국에 대한 배신이며 조국의 종교에 대한 배교 행위라고 주장하며 거부했다. 그는 혼자서 학교 근처의 신사에 가서 "학교에서 지금 일어나고 있는 광신狂信을 신속하게 진정시켜 주시고 이국의 신을 받아들이지 않는 자신을 배격하는 사람들을 벌해주시라."고 기도한다. 그러나 그는 자신을 제외한 모든 친구들이 서명한 것을 알고는 혼자만 남는 고립이 두려워 저항을 멈추고 동참했다.

이후 우치무라는 특별한 경험을 한다. 함께 세례를 받은 동기생 7명이 감리교회에 입회했는데 아무도 이들을 이끌어주지 않았다. 그들은 스스로 '7인 형제의 작은 교회'를 만들고는 교회를 민주적으로 운영하고 7인의 회원 사이를 평등하게 만들었다. 순번을 정해 돌아가며 모임을 이끌고 주 3회 모임을 가졌다. 7인 중에 당번 한 사람이 목사, 사제, 교사, 사감을 맡았다. 목사가 개회기도를 하고 성서를 낭독하고 짧은 설교를 한다. 목사의 이야기가 끝나면 회원들은 차와 과자를 먹으며 설교에 대한 담화를 나눈다.

일명 '삿포로 밴드'라 불린 이 약식의 작은 교회는 그들을 깊은 형제애로 이끌었다. 이들은 선교사의 지도를 거의 받지 않았다. 식사 전에 감사 기도를 드리는 관습도 1년이 지나서야 알 정도였다. 어쩌면 우치무라가 나중에 '일본 기독교에는 서양식 전통이 필요없다.'고 생각하게 된 것은 이때의 체험이 계기였을지도 모른다. 우치무라의 '두 개의 J(Japan과 Jesus) 사상'은 이때 정립되었다.

기독교와 다른 종교의 차이는 크지 않다

우치무라는 23세 때인 1884년 기독교국 미국의 '심장'으로 들어가기로 결심한다. 그들이 이뤄놓은 '성스러운 세계'가 무엇인지 알아보고 싶었다. 미국으로 건너간 우치무라는 필라델피아 교외의 정신박약아 시설에서 경비와 아동도우미 일을 한다. 아이들의 배변을 닦아주면서 그는 "이 일이야말로 나의 도덕적 훈련"이라고 말하기도 했다. 이후 매사추세츠주의 애머스트대학에 들어간다. 독일어를 2년간 배워 괴테의 《파우스트》를 원서로 읽었고, 그리스어와 히브리어를 익혀 요한복음서를 원문으로 읽었다.

한편 개인적으로도 큰 일이 있었다. 이혼을 겪으면서 자신의 에고이즘에 대한 자학이 마음속에서 크게 자라났다. 자신의 사명에 대한 회의와 강박이 함께 생기면서 깊은 절망감에 빠진 상황이었다. 이때 애머스트대학 총장인 줄리어스 실리가 이런 말을 했다.

"우치무라, 너는 네 자신의 마음만 들여다보니까 안 되는 거야. 네 밖을 보렴. 십자가에 매달려 네 죄를 용서해준 예수를 왜 바라보지 않지. 너가 하는 행동은 어린 아이가 나무를 화분에 심어 놓고 얼마나 컸는지 매일 그 뿌리를 들춰서 확인하는 행위를 하고 있는 거라고. 그건 하느님과 햇빛에 맡겨. 안심하고 너의 성장을 기다려보면 어떻겠니?"

이때 그는 깊은 회심의 체험을 한다. 이 체험을 통해 신 이외에는 어떤 것에도 무릎을 꿇지 않고 오직 신에게만 의지하고 다른 모든 것으로부터 자립하는 인간이 될 수 있는 길을 알게 되었다. 이때의 생각을 발전시켜 "순결하고 단순한 기독교와 장식되고 교리화된 기독교를 엄격하게 구분해야 할 필요가 있다."고 가다듬기에 이르렀다.

우치무라는 미국이나 영국이 자신들의 기독교를 유일한 기독교인 것처럼 일본에 강요하는 것은 정신적인 폭력이며, 일본 기독교는 기독교의 본질을 제외한 그 외의 것에 대해 일본인의 명예와 책임에 충실할 필요가 있다고 주장하였다. 종교에 관해서 그는 서양 기독교의 틀에 갇혀 사고하지는 않았다. 다음 말은 그런 생각의 유연함을 잘 보여준다.

"모세의 십계명과 부처의 계명들을 비교해본 공정한 재판관이라면 두 종교의 차이가 낮과 밤만큼 현저하지 않다는 것을 깨달을 것이다. 부처나 공자 그리고 다른 이교도 스승이 가르치는 청렴한 생활을 기독교인들이 자세히 연구해본다면 부끄러워질지도 모른다. 중국인과 일본인들이 공자가 가르친 것만 제대로 지켜도 기독교 국가보다 더 뛰어난 기독교 국가를 만들 수 있다는 것을 의심치 않는다."

이 대목은 류영모의 통찰과 닮은 구석이 있다. 우치무라는 기독교의 하느님이 불교의 승려나 유교의 유학자들을 예언자로 보내 일본에 신의 섭리를 일깨워줬다는 주장으로까지 나아간다.

우치무라는 3년 반 만에 귀국해 니가타의 호쿠에츠학관北越学館 교장으로 부임한다. 그러나 선교사의 원조를 받는 일이 교육의 독립성을 해친다며 원조 거부를 주장하다가 넉 달 만에 학관을 나오고 만다.

1889년 2월 11일, 메이지 정부는 제국헌법을 발표한다. 그간 논란이 되어온 천황제와 입헌제를 결합한 헌법이었다. 제3조에 '천황은 신성해서 침범할 수 없다.'라는 소항을 뒀다. 이 헌법은 기독교의 신과 천황이라는 일본적 신의 충돌을 예고하고 있었다.

제국헌법이 공포된 이듬해인 1890년, 우치무라는 다이이치고등학교第一高等学校 촉탁교사로 일하게 된다. 현재의 도쿄대 교양학부 및 치바대학 의학부, 약학부의 전신이 되는 학교였다. 같은 해 10월 30일 '교육칙어敎育勅語'가 발표된다. 천황제의 절대화 작업을 교육에 반영하는 것이었다. 이듬해인 1891년 1월 9일, 학교에서 교육칙어 봉배식이 열렸다. 모든 교사와 학생들은 단상에 올라가 칙어에 명기되어 있는 천황의 친필 앞에 머리를 조아리도록 되어 있었다. 세 번째로 올라갔던 우치무라는 머리를 숙이지 않았다. 1월 17일 자 진보당 계열 신문 《민보》는 이 사건을 대대적으로 보도했다. "종이를 예배하는 것은 기독교주의에 반한다." 이 신문이 인용한 우치무라의 말이었다. 이른바 우치무라의 '불경不敬사건'이다.

우치무라는 일본 내 어디서도 안전할 수 없는 나라의 역적이 되었다. 이 사건 이후 일본 학계에서는 '기독교가 일본에 적합하지 않은 이유'라는 한 도쿄제국대학(현 도쿄대) 교수의 시론이 등장해 논쟁을 확대시킨다. 기독교는 일본의 국가주의, 충효주의, 현세주의를 담은 교육칙어의 윤리를 벗어나 있으며, 기독교인인 우치무라는 불경스런 사내 곧 '불경한不敬漢'이란 주장이었다.

18. 우리 각자에게 가르침을 주러 온 예수

임종 때도 일본의 융성을 기원한 우치무라

우치무라 간조는 69세인 1930년에 눈을 감으며 "인류의 행복과 일본
국의 융성과 우주의 완성을 기원한다."는 말을 남겼다. 예수와 일본을
늘 함께 생각했던 애국적인 신념을 드러낸 유언이었다. 그가 일본을
비판할 때도 거기엔 깊은 애국심이 바탕에 깔려 있었다.

우치무라가 남긴 사상인 '무교회주의'는 평생 투쟁적으로 살았던
신앙적 삶의 기반이자 그가 세상에 남긴 결실이었다. 그는 이렇게 말
했다. "무교회주의는 나의 신앙이다. 누군가 감리교회 신자나 침례교
회 신자, 성공회 신자, 회중교회 신자인 것과 마찬가지로 나는 무교회
신자다."

우치무라의 무교회주의와 다석 류영모가 교회를 탈피하면서 주
창했던 비정통 기독교는 어떤 차이가 있을까. 이 문제에 대한 제대로
된 접근은 류영모 선생이 지닌 독보적이고 근본적인 가치를 새내도 살
펴보는 길이기도 할 것이다.

류영모는 톨스토이의 신학적 입장과 마찬가지로 '교회' 자체가 성서에는 없는 기업적 시스템이며, 예수의 초인적 면모나 '기적' 또한 믿음을 돋우고자 후세에 덧붙인 가필㎜筆일 뿐이라고 생각했다. 그렇기에 교회를 중심으로 교파를 형성하고 그 밖의 신앙행위를 이단으로 배격하는 서양 기독교의 골격에서 스스로 이탈하고자 했다. 그는 정통을 표방하는 교회들을 비판함으로써 이런 생각을 실천한 것이 아니라, 스스로 교회를 나와 성서 속의 기본적이고 핵심적인 가르침을 가려내고 동양적 통찰을 함께 적용하여 그 보편성을 실천하는 길을 걸었다.

이에 비해 우치무라의 경우, 삿포로농학교에서 놀라운 형제애를 체험했던 '7인 형제의 작은 교회'의 함의를 신앙적 신념으로 발전시켰다. 교회와 목사 중심의 서양 기독교가 아니라, 교인들이 신앙적으로 평등하며 자발적인 형식으로 움직이는 '교회 아닌 교회'를 실천한 것이다. 이는 일본 기독교에 서양 전통을 그대로 적용하는 것이 적절하지 않다는 뿌리 깊은 애국적 주체성의 발로이기도 했다. 우치무라의 무교회는 교회를 반대한 것이 아니었다. 교회의 제도주의와 성례전주의를 거부한 것이다.

제도주의는 평신도와 성직자를 구분하는 계급시스템이다. 우치무라는 믿음 안에서 신도들은 철저히 평등하다고 주장했다. 또 신앙을 형식에 가두거나 교파적 신조가 구원을 독점한다고 주장하는 교파주의 혹은 배타주의를 비판했다. 예수 이후에 생겨난 인위적인 형식과 구분들이 오히려 본질적인 신앙을 훼손하거나 왜곡한다고 본 것이다.

우치무라는 세례와 성만찬에 대해서도 새로이 해석했다. 세례는 죄를 정화시키는 기적적 힘이 있는 의식이 아니라, 그리스도 안에서 다시 태어나는 신앙생활의 상징이라고 생각했다. 또 그리스도의 수난을 기념하는 성만찬은 구원의 조건이 아니라 기독교인들이 형제·자매로 거듭나는 신앙행위라고 해석했다.

우치무라는 말했다. "나에게 교회는 없지만 그리스도는 있다. 그리스도가 있기 때문에 내게도 교회가 있고, 그리스도가 나의 교회다." 그는 새로운 '교회' 운동을 실천하기 위해 성서를 새롭게 읽을 것을 제안했고, 그것이 '성서연구회'다. 기존의 기독교계에서는 성서를 연구한다는 시도 자체가 불경이었다.

김교신은 기독교를 계속해서 새롭게 표현하는 영적인 것으로 이해한 우치무라의 주장을 '진정한 복음'이라고 믿고 따랐다. 복음의 진리를 일본 역사현실 속에서 실천하려는 우치무라는 그에게 진정한 기독교적 예언자로 여겨졌다. 김교신은 1927년부터 조선성서연구회 5명과 함께 《성서조선》을 발행한다. 이 잡지는 1942년 일제에 의해 폐간된다. 그는 이 잡지에서 '조선산朝鮮産 기독교'를 주창한다.

우치무라는 식민지 조선에 대해 과감하게 우호적 발언을 하기도 했지만, 3·1운동에 대한 일제의 탄압과 관동대지진 당시의 조선인 대학살에 대해선 침묵했다. 김교신이 조선의 독립문제에 대해 질문하자 "영국과 스코틀랜드 관계처럼 되면 좋지 않겠느냐."라는 답변을 하기도 했다. 그는 기독교적 평등관을 실천하고자 했지만, 일본에 대한 애착을 넘어선 보편적 투철함은 지니지 못했다고 할 수 있다. 독립유공자이자 교회연합운동을 했던 목사 김린서(김인서라고도 쓴다)는 당시 우치무라의 신앙과 애국심이 일으키는 부조화에 대해 "우치무라는 조선의 영적인 세계까지 노리는 영적 제국주의의 야심가"라고 맹렬히 비판하기도 했다.

류영모는 우치무라에 대해서는 말을 아꼈지만, 자신과의 차이를 이렇게 말했다. "그는 외국 선교사에 반대하여 사도신경 정신에 입각해 교회 본래의 정통신앙을 세우고자 했죠. 나와 톨스토이는 (교회를 벗어난) 비정통신앙입니다."

산상수훈, 소금답고 빛답게 사는 것

류영모의 새로운 신앙과 사유의 출발점에는 '산상수훈'이 있다. 19세기에 활동한 영국의 신학자 에드윈 해치는 1888년 '히버트Hibert 강연'이라 불린 연속 강연에서 교회제도가 가진 문제점을 지적하며 이렇게 말하였다. "예수의 산상수훈과 사도신경 사이는 하늘과 땅만큼의 차이가 있다. 예수의 가르침은 불과 100년 사이에 다른 종교가 됐다. 정치화하고 세속화했다."

같은 주제에 대해 톨스토이는 이렇게 말하고 있다. "산상수훈인가 사도신경인가? 우리는 두 가지를 동시에 믿을 수 없다. 그러나 성직자들은 후자를 택했다. 사도신경은 교회에서 기도로 가르치고 읽지만, 산상수훈은 심지어 교회에서 읽는 복음 구절에서도 제외되고 그래서 전체 복음서를 읽는 날을 제외하고는 교회 집회에서 신도들은 결코 듣지 못한다."

이게 얼마나 엄청난 말인지 기독교도들조차도 제대로 인식하지 못한다. 신앙의 뿌리를 이루고 있는 산상수훈과 사도신경이 어째서 택일의 선택지가 되었는지, 그것이 지니는 논리적 갈등이나 모순이 무엇인지에 대해 치열하게 밝혀야 한다. 톨스토이는 왜 저런 대담한 질문으로 기독교 역사 전체를 흔들고 있는 것일까.

산상수훈은 신약성경의 마태복음 5~7장을 가리키는 말이다. '성서 중의 성서'라고 불리는 산상수훈은 예수가 선교활동 초기에 갈릴리의 작은 산 위에서 제자들과 군중에게 행한 설교를 말한다. 이 설교는 예수의 윤리적 가르침을 집약적으로 드러내고 있어서 기독교의 기본 윤리지침으로 꼽힌다. 내용은 '8개의 복'과 사회적 의무와 자선행위,

기도, 금식, 이웃사랑에 대한 가르침 등이다. 참된 신앙생활의 내면적 본질이 무엇인지를 간명하게 말하고 있는 대목들이기도 하다.

> 심령이 가난한 이는 복이 있나니 천국이 그의 것임이요
> 슬퍼하는 자는 복이 있나니 그들이 위로를 받을 것이요
> 순종하는 자는 복이 있나니 땅을 기업으로 받을 것이요
> 옳음에 주리고 목마른 자는 복이 있나니 그가 배부를 것이요
> 연민을 지닌 자는 복이 있나니 그가 연민을 받을 것이요
> 마음이 맑은 자는 복이 있나니 그가 하느님을 볼 것이요
> 평화롭게 하는 자는 복이 있나니 하느님 아들이란 얘길 들을 것이요
> 옳음을 위해 핍박받는 자는 복이 있나니 천국이 그의 것이다.

산상수훈에서 가장 유명한 구절로 여기서 '복이 있나니'의 앞에 있는 8가지 조건들은 역설에 가까운 것들이다. 우리가 생각하는 복된 삶은 '더 많은 것을 소유하는 것'과 '내가 잘되는 것'이 중심이다. 그러나 여기 언급된 여덟 가지 복은 모두 타인과의 관계를 말하고 있으며, 공동체나 집단의 가치를 위해 헌신하는 것, 그리고 자기의 것을 덜어내는 것에 대해 말하고 있다.

산상수훈은 8복을 말한 뒤 "너희는 세상의 소금이며 세상의 빛"이라고 한다. '세상'이라고 표현된 것은 예수의 가르침을 받지 않은 사람까지 포함한 모든 사람들이며, 소금과 빛은 가르침을 받은 사람들이 해야 할 역할을 말한다. 소금은 어떤 역할을 하는가. 세상의 부패를 막는 역할과 세상의 맛을 내는 역할을 한다. 빛은 어떤 역할을 하는가. 세상의 어둠을 밝히는 역할과 모든 존재에게 생명을 부여하는 역할을 한

다. 현재의 역할과 미래의 역할을 겹친 비유로 말하고 있다. 소금이 그 맛을 잃거나 등불을 등잔걸이에 두지 않고 밭아래 두면 무슨 소용이 있겠는가. 예수는 소금답고 빛답게 사는 것이 기독교적인 삶이라고 말한다.

사도신경, 신앙과 이단의 판단 근거

한편 사도신경은 사도使徒가 전해준 신경信經이라는 말로 기독교 공동체가 공식적으로 고백하는 신앙고백과 규범을 가리킨다. 사도는 예수의 제자를 중심으로 한 초대 교회의 메시지 전달자들을 말한다. 2세기의 교회에서 정리된 세례의 믿음 고백 형식이 3세기 이래로 전하여 사도신경의 기본이 되었다. 4세기에 접어들면서 처음으로 사도신경이란 이름으로 불렸으며, 10세기에 완결된 형태로 서방의 교회에서 사용되기 시작했다. 사도신경은 사도가 직접 만든 것은 아니지만, 그들의 전승에 기초해서 만들었으므로 권위 있는 것으로 받아들여졌다. 사도신경은 이단을 판단하는 근거이기도 하다.

사도신경은 다음과 같은 형식을 지닌다. ①나는 전능하신 하느님, 창조주를 믿습니다. ②나는 그의 유일한 아들, 예수 그리스도를 믿습니다. 그는 성령으로 잉태되어 동정녀 마리아에게서 나셨고, 본디오 빌라도에게 고난을 받으시고 십자가에 못 박혀 죽으셨으며, 장례 사흘 만에 죽은 자 가운데서 다시 살아나셨고, 하늘에 오르시어 전능하신 하느님 오른편에 앉아 계시다가 살아 있는 자와 죽은 자를 심판하러 오십니다. ③나는 성령을 믿습니다. ④나는 거룩한 공교회와 성도와 교제와 죄를 사함과 몸의 부활과 영생을 믿습니다.

사도신경은 '내가 지금 여기서 믿는다.'는 실존적 신앙을 강조하고 그 믿음이 전승되어온 것임을 강조한다. 이 강조는 이단과의 차이

저녁의 참사람

점을 부각시키는 것이기도 하다. 이단은 예수를 통해 계시해준 하느님이 아니라 개인적인 체험과 믿음 위에 세운 신앙이라는 논리다. 사도적 전승을 따르는가 아닌가가 이단을 가르는 핵심이다.

그러나 톨스토이는 이렇게 말한다. "1800년 전 이교도들이 사는 고대 로마세계 한가운데에 이상하고도 새로운 가르침이 나타났다. 이 가르침은 예수라는 사람으로부터 비롯되었다. 그의 가르침은 옛 종교의 모든 규칙 대신 오직 내면적 완성과 진리, 그리고 그리스도의 화신인 사랑을 내세웠다. 이 가르침은 그 내면적 완성의 결과, 즉 예언자들이 예언한 외면적 완성인 신의 나라를 보여주었다. 이 가르침에는 진리, 교리와 진리의 일치 말고는 아무런 증거도 없었다. 이 가르침에는 사람을 변호하여 정당화하고 그를 구원한다는 행위는 없었다." 즉, 예수의 가르침은 산상수훈의 내면적 완성과 사랑만이 본질이었다는 것이다.

사도신경에 나오는 실존적 신앙고백의 핵심에는 예수가 말한 '무욕과 사랑'은 전혀 보이지 않고, 오직 인간과 다른 초인적인 기적에 대한 강력한 신뢰를 재확인하는 내용들만 담겨 있다는 것이 톨스토이의 생각이다. 이런 생각은 '교회'라는 현재의 개념이 비성서적이며 비기독교적이라는 주장으로 이어진다. 복음서에서는 교회라는 말이 딱 두 차례 나오는데, 단순한 모임을 가리킬 뿐 신앙의 기관이나 시스템을 가리키는 의미는 전혀 없었다. 그런데 가톨릭이나 그리스정교회의 교리문답은 교회가 예수 그리스도에 의해 설립되었다고 주장하고 있다.

톨스토이가 교회를 문제 삼는 더 큰 까닭은 스스로를 무오류로 주장하고 '이단'을 설정하는 개념으로 활용하여 예수의 진정한 가르침에 대한 추구를 억압하고 공격하기 때문이다. 그는 교회가 자임했던 '사람과 신의 중재자'는 처음부터 필요하지 않았다고 말한다. 그리스도가 스스로 인간 각자에게 가르침을 알려주러 왔는데 왜 또 다른 중재가 필요하단 말인가.

그리스도의 진실에 다가갈수록 교회가 세워 놓은 교리들이 인위적이고 형식적인 허구임이 밝혀질 수밖에 없다. 대문호 톨스토이는 한편 종교사상가로서 이렇게 놀랄 만한 생각을 품었다. 이 땅에서 톨스토이의 종교사상을 깊이 있게 이해하고 그것을 한국에서 구체적이고 확장적으로 실천하고자 한 사람이 다석 류영모였다.

19. 따로 또 같이 간 길, 김교신

일본적 기독교라는 목표

류영모와 김교신의 길은 사뭇 달랐다. 그러나 김교신을 이해하지 못하면 류영모에 닿기 어렵다. 류영모의 사상을 이해하기 위해선 김교신의 사상을 깊이 들여다볼 필요가 있다. 어쩌면 류영모에게로 가는 길은 김교신을 반드시 지나가야 하는 길인지도 모른다.

류영모는 1890년생이고 김교신은 1901년생으로 11년 차이가 난다. 두 사람 모두 유학자 가정에서 자랐다. 류영모는 15세에 교회 기독교에 입문해 오산학교에 신앙을 전파하기까지 했으나 이후 7년이 지난 뒤에 교회와 결별한다. 김교신은 20세에 교회에 입문해 세례를 받았으나 두 달 만에 교회 내분에 충격을 받고 나와 후에 우치무라 간조의 문하에 들어가 7년간 성서를 배운다.

두 사람은 20세기 초반 기독교 전래기에 종교에 대한 본질적 성찰과 조선 유학의 시선에 바탕을 둔 주체적 재해석으로 의미심장한 사상의 성취와 실천적 삶을 이뤄낸 탁월한 선각이었다. 그들이 추구한 것이 서구가 이룩해놓은 교회 기독교의 비기독교적인 이탈을 부정하거나 바로잡는 것에서 출발했다는 점에서 둘의 문제의식은 다르지 않았다.

류영모와 김교신의 만남은 식민지 조선에서 주체적으로 기독교를 체화하는 두 가지 사상이 서로 접면하는 순간이었다. 두 사람은 18년간 각자의 길을 가면서 때로는 한길을 함께 가면서 동고동락을 했다. 류영모는 강의와 기고와 신앙을 통해 투철한 사상적 실천과 궁신窮神으로 나아갔던 때였고, 김교신 또한《성서조선》을 통해 신앙을 실천했고 죽음에 이를 때까지 스스로의 아름다운 신념을 살았던 때다. 둘은 서로에게 끊임없이 힘과 영감을 주었던 관계였다.

두 사람이 만나게 되는 연결점에 함석헌이 있다. 1921년 오산학교 교장이었던 류영모는 강의 중에 제자 함석헌에게 우치무라 간조에 대한 얘기를 해준다. 함석헌은 이 일본인에 대해 깊은 감명을 받았는데, 이후 일본에 갔을 때 1901년생 동갑나기였던 김교신에게서 우치무라 집회를 소개받았다. 아마 이때 우치무라를 알려준 스승 류영모에 대해 함석헌이 김교신에게 얘기하게 되었을 것이다.

김교신은 1927년 귀국해서 성서연구회를 조직하고 잡지《성서조선》을 만들었다. 이때 김교신은 함석헌으로부터 류영모를 소개받았다. 둘이 처음 대면한 자리에서 김교신은 류영모에게 연구활동을 같이 하자고 제안한다. 그런데 류영모는 김교신의 이 제안에 웃으며 고개를 흔들었다. 함석헌에게 우치무라를 소개해준 분이 어째서 우치무라의 성서연구 모임과 같은 단체를 조선에 만들자는 제안에는 거절을 할까, 김교신은 의아했다.

류영모가 생각하기에 우치무라는 사상의 동기에는 공명할 바가 있으나 분명한 한계가 있어 보였다. 우치무라는 순수하고 단순한 기독교와 신학교육 등에 의해 장식되고 교리화된 기독교를 나눴다. 서구 기독교가 누적해 온 상부구조의 '형식'을 해체해야 한다고 생각했다. 여기까지는 류영모도 공감했을 것이다. 그런데 우치무라는 서구 기독교를 올라타고 있던 형식(교회와 교리)을 해체한 빈자리에 국가, 즉 일본을 채워 넣었다. 이렇게 해서 일본적 기독교가 우치무라의 마음속에 탄생한다.

그러나 우치무라는 일본국가가 아닌 일본국의 신인 천황의 문제 앞에서 내적 충돌을 드러낼 수밖에 없었다. 그것은 신앙과 애국심의 대결이 아니라 신앙과 신앙의 선택이었기 때문이다. 이런 대립의 '시험'에서 그는 천황에게 고개 숙이지 못했고 불경한 자가 되었다. 이를 계기로 그는 일본 개신교계에서도 고립된다. 1892년 그가 "나는 무교회다."라고 선언했던 건 그런 상황 속에서였다. 그러나 그는 교회를 뛰쳐나온 것이 아니라 소수가 모이는 애국적 교회를 만든 셈이었다.

이후 우치무라는 또 다른 갈등에 부딪친다. 국가가 치르는 전쟁을 어떻게 볼 것인가. 기독교와 전쟁은 변증법적인 총합관계를 이룰 수 있는가. 그는 '의전義戰'이란 개념을 쓰며 전쟁을 비호하기도 했고 이후 그것을 반성하며 비판하기도 하는 등 논리의 혼란을 겪었다. 나중에 그는 신약성서가 명령하는 것은 절대평화뿐이라며 어떠한 경우에도 무기를 들고 싸워서는 안 된다는 입장을 내놓았다.

1900년 우치무라는《성서의 연구》라는 잡지를 발행했고, 1901년에는《무교회》라는 잡지도 냈다. 이 잡지에서 우치무라는 "무교회는 교회를 없게 한다는 뜻이 아니라, 인간의 힘에 의한 교회를 거부한다는 의미"라고 밝히고 있다. 그는 교회의 제도주의와 성례전주의를 거부하고, 기독교인은 중개자 없이 그리스도와 직접적인 살아 있는 관계를 사는 사람이어야 한다고 말했다.

김교신은 우치무라에게서 신앙하는 방법을 발견했다. 기독교적 정체성에 근거하여 의미 있는 국가상을 제시하려는 이 일본인이야말로 그에게 향후 신앙과 애국을 통합할 수 있는 스승이 아닐 수 없었다. 그는 우치무라가 유일무이한 스승이었다고까지 말했다. 물론 김교신과 우치무라는 다를 수밖에 없었다. 우치무라의 국가는 신이 통치하는 황제의 나라였고 전쟁을 일으키는 침략자 나라였다. 그러나 김교신의 나라는 바로 그 우치무라의 국가로부터 침탈을 받은 식민지 국가였고 국가 정체성마저 해체당하고 있는 절체절명의 위기 국가였다.

우치무라가 제시한 일본적 기독교는 몇 가지 심각한 모순을 지닐 수밖에 없었지만, 김교신이 그를 벤치마킹해 정립한 '조선산 기독교'는 전능자의 숨결이 조선혼을 불러일으키는 완전한 변증법적 총합관계를 얻을 수 있었다. 이 압제 속의 식민지와 그리스도를 동일시하는 일에 전혀 충돌이 없었기 때문이다.

'신앙과 국가'의 모순을 겪지 않았기에 김교신은 순일純一한 열정을 신앙과 조선에 동시에 바칠 수 있었다. 일제가 요구해 온 신사참배나 종교탄압은 국가와 신앙의 모순이 아니라 부당한 권력이 '조선과 기독교'를 동시에 탄압하는 패악으로 인식됐다. 식민지 시대를 살아간 가장 치열한 기독교도이자 독립투쟁가로 흔들림 없는 실천의 삶을 살았던 것은, 우치무라의 경우와는 달리 '모순 없는 조선산 기독교'의 힘이었다.

교회 기독교의 신앙인들이 저마다 일본 국가의 나팔수가 되었을 때 '교회'라는 유형적 자산을 지킨다는 평계를 내세웠지만, 김교신에게는 지켜야 할 교회가 없었다. 그에게는 이미 빼앗긴 나라와 일체가 되어 있는 신앙이 있었을 뿐이었다. 신앙이 곧 독립운동이었다.

류영모는 우치무라를 스승으로 꼽은 김교신의 성서연구회 참여 제안을 거부했다. 그는 우선 우치무라에 '동의하지 않음'을 표명한 것이고, 우치무라의 방식을 실천하려는 김교신에 대해 일정한 사상적 거리를 두려했다고 볼 수 있다. 왜 김교신의 제안을 거부했느냐고 나중에 박영호가 물었을 때 류영모는 이렇게 대답했다. "그분들의 신앙 내용이야 장로교나 감리교와 다를 바가 없지요."

무교회를 천명한 우치무라와 김교신이 교회 기독교와 다름없다는 것은 무슨 뜻이었을까. 류영모도 6년 전에 학생들에게 우치무라를 소개하며 그의 훌륭한 점을 강조하지 않았던가. 물론 교회 기독교가 나쁘다는 의미는 아니었다. 다만 자신의 사상과 다르다는 의미로 얘기한 것이다. 우치무라는《무교회》라는 잡지를 발간하면서 그 의미를 이렇게 말했다. "무교회는 교회가 없는 자의 교회다. 즉 집이 없는 자의 합숙소라고도 할 수 있다." 류영모는 이 말의 뜻을 정확히 알아챘다. 무교회는 교회를 부정하는 것이 아니라, 또 하나의 교회를 세운 것이다. 다만 구성원이 바뀐 것이다.

류영모는 교회에 대해 어떤 입장을 지니고 있었는가. 깊이 사사師事한 레프 톨스토이의 말에 류영모의 생각이 닿아 있었을 것이다. "교회는 스스로 그리스도에 의해서 창조된 것이라고 주장한다. 복음서에서 교회라는 말은 단 두 번 사용되었다. 한 번은 논쟁을 해결하기 위한 인민의 모임이라는 의미였고, 다른 한 번은 베드로와 지옥의 문에 대한 모호한 언급과 관련해서다. 교회의 개념이나 무오류성과 관련한 어떤 주장도 그리스도의 말에서 찾을 수 없다. 그리스도는 교회를 세우지 않았다."

따라서 교회는 반기독교석이라고 톨스토이는 수상한다. 교회는 여러 파벌이 생겨난 가운데서 상대를 배척하기 위해 '이단'이라고 부르며 자신의 무오류성을 강조하기 위해 강화된 집단이라는 것이다. 톨스토이는 교회 기독교의 교리를 이루고 있는 성령잉태, 예수가 보여줬다는 초자연적 기적, 부활과 같은 대목들을 사도 바울이 기독교 신앙의 강력한 전파를 위해 삽입했다는 점도 꿰뚫고 있었다. 성서에서 기독교의 원형적인 교리가 남아 있는 대목은 산상수훈이며 그 가르침은 옛 종교의 모든 규칙 대신 오직 내면적 완성과 진리, 그리고 그리스도의 화신인 사랑만을 내세우고 있다는 사실도 읽어 냈다. 이런 톨스토이의 입장을 바탕으로 류영모는 서구 기독교의 모든 겉옷을 벗고 오직이 믿음과 사상이 가야 할 새로운 길을 모색하고 있었다. 김교신과 비교하면 류영모의 기독교는 훨씬 혁명적인 것이었다.

'국가'를 둘러싼 생각의 차이

류영모와 김교신의 사상 사이에는 보다 심각하고 핵심적인 문제가 놓여 있었다. 바로 '국가'였다. 예수는 당시의 율법학자와 예언자들에게 이렇게 말했다. "너희들은 '눈은 눈으로 이는 이로 갚아라.'는 말을 듣지 않았느냐? 그러나 나는 너희에게 말한다. 악한 사람을 대적하지 말라. 누가 네 오른뺨을 때리거든 왼뺨도 돌려 대어라. 너를 고소하여 속옷을 빼앗고자 하는 사람에게는 겉옷까지 벗어주어라."(마태복음 5:38~40) 이 말뜻은 악행을 악행으로 갚지 말라는 것이다. 악에 대해서 우리가 할 수 있는 모든 정당한 수단으로 저항해야 하지만 악으로 대적해서는 안 된다는 것이다. 그리스도의 이 가르침은 기독교가 국가와 함께 양립할 수 없는 '모순과 딜레마'를 낳게 된다.

우치무라는 '일본적 기독교'를 선언했다가, 일본이라는 국가 권력의 악행을 어떻게 기독교와 일치시켜야 할지를 두고 혼선을 겪는다. 김교신은 상대적으로 '악행'을 저지를 기회를 갖지 못한 식민지 조선의 백성이었기에, 기독교와 국가를 일치시킬 수 있는 '모순 없는 교리'를 추구할 수 있었다. 그러나 그것이 예수가 언급한 '권력의 악행'을 금지하는 취지를 충분히 실천한 것이라고는 볼 수 없다. 기독교라는 종교가 지닌 근본적인 '무저항 비폭력주의'는 군대를 유지하고 법률을 시행하는 국가와는 근본적으로 배치되는 측면이 있는 게 사실이다. 교회는 이런 모순을 봉합하기 위해 아예 '권력'에 편승하거나 권력 자체가 되는 길을 택한 역사가 있다.

류영모는 우치무라와 김교신의 '애국적 기독교'가 지닌 본질적 모순을 이해하고 있었다. 기독교가 국가와 동일시되거나 지나치게 단호하게 결합하는 것은 종교 자체의 타락과 모순을 가져올 수 있다는 점을 직시했다. 류영모는 식민지 조국을 해방시키는 일이 값진 가치임을 인정했지만, 국가와 종교를 동일시하는 오류에 대해서도 직관적으로 알고 있었다. 국가를 구하겠다는 종교는 '국가의 모순'까지 신앙 속에 들이는 일이었다. 그랬기에 류영모는 이 문제에 대해 신중한 태도를 유지했다. 그는 교회를 통해 활동하는 정통적인 신앙의 방식과 결별하여, 은거를 통한 수행으로 하느님을 직접 만나는 길을 택했다. 김교신의 《성서조선》 활동과 류영모의 은거는 종교에 대한 근본적인 차원에서의 입장 차이를 보여준다.

정통신앙이었던 김교신은 억압받는 국가의 해방과 역사적 옳음을 위해 다른 국가권력인 일본의 악행에 저항했다. 류영모는 그 뜻과 의기義氣에는 동의했지만 신앙이 나아가야 할 더 근본적인 목표를 빠트리지 않았다. 악행을 악행으로 갚지 않는다는 그리스도의 교리에 투철하고자 했을 것이다.

류영모가 이 세상이 하나의 큰 감옥이라고 단언하고, 작은 감옥에서의 일을 하찮게 여긴 것은 또 하나의 의미심장한 깨달음이었다.

세상이 감옥인 까닭은 몸나와 제나의 세상이기 때문이다. 결국 감옥 같은 인간세계의 폭력들과 악행에서 진정하게 해방되는 것은 신에게로 나아가는 길 밖에 없다고 여겼다. 그러나 류영모는 자신의 입장과 생각을 내세워 제자들을 비롯한 다른 이에게 같은 것을 강요하는 일은 하지 않았다. 신앙은 어디까지나 자율로 나아가는 것이기 때문이다.

세상의 조롱을 견디며 잡지를 만들다

1937년 12월 15일 《성서조선》 108호 제작을 끝낸 뒤 김교신은 조선총독부 경무국에 출판 허가원을 낸다. 오후에 전화를 받았다. "1938년 신년호 첫머리에 황국신민서사를 실으시오." 순간 김교신은 이런 요구를 들어주느니 차라리 폐간을 할까 생각했다. 다시 마음을 고쳐먹고 수정을 했다. 그런데 경무국에서 원고 내용을 또 고치라고 했다.

"함석헌의 〈성서적 입장에서 본 세계역사〉 중에서 '만일 이 만유인력이 전광 사이에서 동하지 않게 된다면 이 우주는 혼돈에 빠질 것이다. 그때에는 히틀러의 허리에 찼던 칼도 제대로 있을 수 없고 공중에 날아가 버릴 것이며 무솔리니의 군함도 영원의 암연에 빠져 버릴 것이고 대영제국도 로키산맥도 없어질 것이다.'라는 문장을 표시한 대로 수정하고, 제목에 있는 '동경은 광야 또는 피난처'라는 말도 바꾸시오."

1938년엔 일본 황민화정책 슬로건을 잡지의 권두 페이지에 계속 실으라는 주문이 왔고, 1939년에는 신년호 기사에 대한 경무국의 새로운 방침을 반영하라고 요구했다. 김교신은 다시 폐간 결심을 하고 임시휴간 통지서를 냈다. 그때 만주의 소학교 학생이 보낸 편지를 받았다. 학생들이 돈을 모아 8원 20전을 만들었는데, 《성서조선》에서 소록도에 보내주시고 그 기사도 써주기를 바라는 내용이었다. 김교신은 감격했다. "나환자에게 위로가 된다면 세상의 조롱도 견딜 만하지 않겠는가."

　그렇게 버텨 1942년까지 왔다. 3월 30일 아침이었다. 근무하던 개성 송도중학교에 등교하는 김교신에게 일본 경찰이 다가왔다. 학생들 때문에 수갑을 채울 것을 망설이는 경찰에게 김교신은 법대로 채우라고 손을 내밀었다. 그들은 《성서조선》 3월호에 실린 글 〈조와弔蛙〉를 문제 삼았다. 살아남은 개구리가 조선 독립운동을 말하고 있지 않느냐는 것이었다. 현대말로 그 글을 다시 풀어보면 다음과 같다.

"작년 늦은 가을 이래로 새로운 기도터가 생겼었다. 층암이
병풍처럼 둘러싸고 가느다란 폭포 밑에 작은 연못을 형성한
곳에 평탄한 반석 하나 담(潭;연못) 속에 솟아나서 한 사람이
꿇어앉아서 기도하기에는 천연의 성전이다.
이 너럭바위 위에서 혹은 가늘게 혹은 크게 기도하며 또한
찬송하고 보면 전후좌우로 엉기엉기 기어오는 것은 담
속에서 바위 빛에 적응하야 보호색을 이룬 개구리들이다.
산중에 큰일이나 생겼다는 표정으로 새로 찾아온 객에
접근하는 친구 와군(蛙君;개구리님)들 때로는 5~6마리 때로는
7~8마리.
늦은 가을도 지나선 연못 위로 엷은 얼음이 붙기 시작함에
따라서 와군들의 기동이 날마다 완만하여지다가 결국
두꺼운 얼음이 투명을 가리운 후로는 기도와 찬송의 음파가
저들의 이막고막에 닿는지 안 닿는지 알 길이 없었다. 이렇게
서리글 두기 무릇 수개월여. 봄비 쏟아지넌 날 새벽 이
바위틈의 얼음덩이도 드디어 풀리는 날이 왔다.

오래간만에 친구 와군들의 안부를 살피고자 담 속을 구부려
찾았더니 오호라 개구리의 시체 두세 마리 담 꼬리에
부유하고 있지 않은가. 짐작컨대 지난겨울의 비상한 혹한에
적은 담수의 밑바닥까지 얼어서 이 참사가 생긴 모양이다.
예년에는 얼지 않았던 데까지 얼어붙은 까닭인 듯 동사한
개구리 시체를 모아 매장하여 주고 보니 연못 밑바닥에 아직
두어 마리 기어다닌다. 아, 전멸은 면했나 보다."

200자 원고지 3장의 이 짧은 글을 빌미로 끌려간 자리에서 김교
신을 취조하던 형사가 물었다. 기록으로 전해지는 둘의 대화는 긴박하
면서도 흥미롭다. 일본 경찰에 주눅 들지 않은 김교신의 기개가 느껴
지는 대화다.

"민족의식이 있나?"
"정치적인 뜻이라면 없고, 조선 사람임을 의식하느냐의
뜻이라면 물론 있다."
"하나님을 믿느냐?"
"믿는다."
"전지전능한 하나님으로 믿느냐?"
"그렇다."
"일본 천황도 하나님이 창조했느냐?"
"그렇다."
"나는 조선의 유명인사 모씨를 전향시킨 내력이 있다. 너도
전향할 뜻이 있는가."
"나는 유명하지도 않고 아무런 큰일도 한 일이 없다. 그러니

저녁의 참사람

전향할 처지도 아니다."

"만주사변에 대해 어떻게 생각하는가."

"일본이 마치 호랑이를 올라탄 것과 같다. 섣부른
짓을 저지른 것이다. 타고 가도 결국 물려 죽고 도중에
뛰어내리지도 못할 딱한 사정에 있는 것이다."

"황국신민서사는 어떻게 생각하는가."

"그리스도와 인연이 끊어지는 경우가 있어도 나는 이
조선을 사랑하지 않을 수 없다. 황국신민서사는 후일에
망국신민서사가 될 날이 있을 것이다."

흥남공장의 노동하는 성자

1943년 3월 9일 김교신은 함석헌, 송두용과 함께 석방됐다. 옥살이를
한 지 1년 만이었다. 그들에게 비교적 관용을 보였던 후지키 검사는
《성서조선》 사건 관련자들을 모두 불기소 처리했다. 그러나 출옥한 김
교신은 1년 전의 일자리로 돌아갈 수 없었다. 송도중학교의 교단에 설
수도 없었고 《성서조선》을 복간하는 일도 할 수 없었다. 일제는 식민지
의 종교인인 그에게 신사참배 정책에 위배되는 길을 가도록 허용하지
않았다.

　　몇몇 지인을 방문해 만난 뒤 그는 만주 투먼圖們에서 잠시 목장 일
을 시작한다. 당시 일제는 한국인 강제징용에 혈안이 되어 있었다. 김
교신도 그 대상이 될 위험을 느꼈다. 1944년 7월 현지징용의 형식으로
흥남질소비료공장[1]에 자진 취업했다. 이 공장은 일본질소비료공장 흥
남연료공장으로 해군이 운영하는 비밀공장이었다. 그는 공장 노무과

1.　노구치 재벌의 일본질소비료주식회사가 세운 곳으로 1927년 건설 당시 세계 2번째로 큰
　　공장이었다. 비료와 함께 다이너마이트도 생산했다.

조선인 주택 서본궁관리계의 계장을 맡았다. 이곳에는 수만 명의 직원이 있었고 조선인 노무자도 5,000명 정도가 있었다.

독립운동을 하는 조선인을 돕다가 체포되어 9년간 옥살이를 한 일본인 이소가야 스에지는 1930년 흥남공장에 들어왔다. 이 사람은 조선인과 함께 흥남좌익그룹에 참여해 흥남공장에 노조건설을 추진했다. 이소가야는 흥남공장의 내부 풍경을 이렇게 묘사했다.

"하루 종일 고막이 터질 듯이 쾅쾅대는 광석분쇄기와 자욱한 분진, 용광로 속의 타고 남은 찌꺼기에서 나는 코를 찌르는 냄새. 그곳에서는 유산이 주르르 떨어지는 작업복을 입고 일곱 여덟 겹으로 접은 수건으로 입과 코를 막은 조선인과 일본인 노동자가 주야 삼교대로 일하고 있었다."

김교신의 제자 류달영도 한때 이 공장에 있었다. 그는 당시 상황과 김교신의 활약을 이렇게 증언하고 있다.

"궤짝 같은 집들이 줄지어 늘어서 있을 뿐으로 아무런 복지시설도 문화시설도 없는 곳이었지요. 이곳에서 비참한 생활을 하는 노동자들의 친구가 되어 그들을 위해서 애를 썼습니다. 김교신 선생은 일본과 그 밖의 위험지대로 징용당해 가는 청년들을 사방에서 불러 모았습니다. 유치원과 학교, 병원을 세웠고 난방이나 식당을 갖춰 환경을 개선하였습니다. 노동자들을 착취하는 경찰과 군인들이 있었는데 이들을 모두 잘라 냈습니다. 사방에서 성토를 했으나 군 직할공장이라 함부로 하지 못했지요. 김교신 선생은 현장에서 노동자들이 땔감으로 쓸 석탄을 실은 카트를 밀고 끌었습니다."

김교신이 가장 먼저 팔을 걷은 것은 공장위생 문제였다. 하수도와 변소 청소, 부엌과 침실 점검, 빨랫감 일광소독에 앞장섰다. 그리고 조선인 노무자에게 한글 교육을 시켰다. 당국에선 반대했지만, 조선

저녁의 참사람

인에겐 조선어로 교육시키는 게 효과적이라고 말하며 뜻을 굽히지 않았다.

매일 출근 20분 전에 책상 앞에 나와 예배로 하루를 시작했다. 기도와 묵념, 그리스어로 성서를 읽는 것이 전부였다. 아침 조회 때는 성천강 둑을 함께 달렸고 둑에 걸터앉아 강의를 했다. 스스로 나서 변소 청소를 하고 석탄차를 끄는 계장을 보고 근로자들의 마음이 움직였다. 그들의 생활이 바뀌고 행동이 건실해졌다. 회사 전체에 이런 사실이 알려지자 일본인들이 견학을 오기도 했다.

김교신은 이 공장의 활동이 조선인을 새롭게 하는 운동이 될 수 있겠다고 생각했다. 함석헌과 류달영에게 몸만 가지고 공장으로 오라고 편지를 보냈다. 또 김종흡, 박희병, 이창호도 합류토록 권했다. 김교신은 생전 처음 만난 현장에서 새로운 의욕을 불태웠다.

김교신이 있었으면…

1945년 4월 8일 공장 서본궁 제6동에서 악성 발진티푸스 전염병이 발생했다. 김교신은 밤을 새며 근로자들의 방역과 간호를 했다. 그러다가 그가 이 전염병에 감염되고 말았다. 죽기 일주일 전인 4월 18일이 그의 생일이었는데, 생일상 앞에서 배가 아파 숟가락도 못 든 채 다시 자리에 눕고 말았다. 4월 25일 새벽 4시40분 죽음 앞에서 자신을 치료하던 조선인 의사 안상철에게 이렇게 말했다.

"나 언제 퇴원하여 공장을 갈 수 있습니까. 사십 평생에 처음으로 이 공장에서 민족을 체온으로 만나본 것 같소. 이 백성은 참 착하고 불쌍한 민족입니다. 그들에게는 말이나 빵보다도 사랑이 필요합니다. 안의사, 나와 함께 일합시다. 추수할 때가 왔는데 사람이 없습니다. 꼭 갑시다."

이 말을 남기고 김교신은 눈을 감았다. 그의 유해는 전염병으로 사망한 터라 다음 날 화장을 했다. 장례는 5월 1일 공장장葬으로 치렀다. 이 공장이 생긴 뒤 처음 있는 공식 장례였다. 이날 일본인 고다마 과장이 앞으로 나와 이렇게 애도를 했다.

"김 계장이 직장 계급으로는 아래였지만 인격에 감동하여 선생으로 모셔왔습니다. 단 하루를 만나지 않아도 그리워졌고 일을 너무 많이 하여 건강을 챙기라는 충고도 여러 번 했는데 듣지 않고 일에만 전력하여 이렇게 서거하게 되었습니다. 존경하는 선생을 잃었으니 슬픔에 한이 없습니다."

그의 유해는 함경남도 함주군 가평면 다래봉에 안장되었다. 석달 뒤 8월 15일, 그토록 새로운 세상을 그리던 사람을 묻은 흙이 채 마르기도 전에 해방이 왔다. 그날이 온 뒤 함석헌은 이렇게 말했다.

"1945년 8월 15일 해방의 소식이 들려왔을 때, 나 자신 먼저 염두에 떠오른 것이 '김교신이 있었으면' 하는 생각이었고, 주위 사람들의 첫인사도 '김 선생 생각나지요?' 하는 말이었다. 김교신이라면《성서조선》을 생각하고《성서조선》이라면 문자 그대로 성서와 조선이다. 그는 일생을 이 잘못된 나라의 생명을 참으로 살려보고자 힘쓰고 애쓴 사람이다. 얽매인 겨레가 풀려 놓이는 날이 오기를 얼마나 기다리고 또 그것을 위해 힘썼던고. 그 마음 내가 알고 내 마음 그가 안다고 생각하는 처지에 기쁨 슬픔을 같이 나누는 것이 자연의 정이면, 그날에 그의 생각이 나는 것은 당연한 일이었다. 참 간절한 생각이었다."

함석헌의 이 말 속에는 조선계우회 사건 때 함석헌이 수감되어 아버지의 임종을 지키지 못했을 때 그를 대신해 상주가 되어주던 김교신이 들어 있을 것이고, 김교신 자녀들의 결혼식 주례를 도맡았던 자신의 기억이 다시 들어 있을 것이다.

저녁의 참사람

김교신의 부음을 들은 류영모는 수첩에 이렇게 적었다. "1945년 4월 25일 저녁 오류동에서 통지 오기를 〈함흥에 있는 김교신이 별세, 전보 보고〉." 류영모는 본디 함석헌을 통해 김교신을 알았다. "제일 늦게 온 김교신이 오히려 제일 먼저 갔다."[2] 류영모는 이렇게도 썼다. "비록 늦었으나 136개월 지난 즈음에 혹시 가까이 따라 붙어 돌아가 서로 볼 수 있을지. 하느님께서 이렇게 생각하게 한다."

류영모가 136개월, 11년 4개월 뒤를 말한 까닭은 그 기간이 대략 김교신·함석헌과의 나이 차이이기 때문이다. 세 사람의 운명이 어떤 고리를 지니고 있다고 생각했던 것인데, 김교신의 죽음과 자신의 죽음을 연결할 만큼 류영모에겐 그가 각별했다. 하지만 죽음은 바람대로 되지 않았다. 1956년 8월 이후에도 그는 생을 계속 부여받았다.

2. 태어난 것으로 치면 류영모가 1890년 3월, 김교신이 1901년 4월, 함석헌은 1910년 3월이다. '제일 늦게 왔다'는 것은 류영모가 김교신을 함석헌보다 늦게 만났다는 뜻인 듯하다.

20. 하늘님의 새 신천옹, 함석헌과 류영모

밤은 고요한데 바다의 파도는 삼만 리에 이르고

"한번은 선생님 방 앞을 슬쩍 지나다보니 방문이 좀 열렸는데, 벽에다 큰 글씨로 '夜靜海濤 三萬里야정해도 삼만리'라 써 붙인 것이 보였습니다. 선생님이 손수 쓰신 것으로 아는데, 그때는 나도 왕양명王陽明을 읽지 못해 그것이 그의 글인 줄도 몰랐지만, 무슨 생각을 하시면서 그것을 쓰셨을까 혼자 생각해본 일도 있습니다. 그러나 그때 들어가서 '그것이 무슨 뜻입니까?' 하고 물을 용기는 나지 않았습니다."

함석헌이 1983년에 스승 류영모를 추억하며 오산학교 시절의 경험을 말하고 있는 대목이다. 그가 스승을 존경하며 교장실을 서성거리는 모습도 인상적이고, 그 무렵 수줍음을 많이 탔던 그가 대자大字로 써서 교장실 벽에 붙인 글씨의 내용을 궁금해 하면서도 감히 묻지 못하는 모습이 눈앞에서 보는 듯 생생하다. 소년 함석헌이 그토록 궁금해 했던 것은 명나라 때의 철학자이자 정치가였던 왕양명이 쓴 〈바다 위에 떠서泛海〉라는 작품에 나오는 구절이다.

險夷原不滯胸中

험하고 평탄한 것 따위 원래 가슴에 담아 두지 않거늘

何異浮雲過太空

뜬 구름이 하늘을 지나가는 것과 무엇이 다르랴

夜靜海濤三萬里

밤은 고요한데 바다의 파도는 삼만 리에 이르고

月明飛錫下天風

달은 환한데 고리 쩔렁거리며 날릴 듯한 지팡이는 하늘 바람

아래에 있네

호쾌한 기상을 담은 시원스런 시다. 중국은 대륙으로 이루어진
곳인지라 바다 여행을 담은 노래가 많지 않기에 그중 드문 작품이다.
지금 배가 출렁거리고 있어서 상당히 위태로운 상황인데, 평상심을 유
지하기 위해 '셀프최면'을 걸고 있는 듯한 구절이 인상적이다. 내 본시
죽거나 살거나 별로 개의치 않거늘 뭘 이 정도의 파도에 겁을 낸단 말
인가? 하는 기분의 두 구절을 뽑은 뒤, 눈앞 전후좌우로 펼쳐진 웅대한
풍경을 그려 놓았다. 사방엔 뭍도 섬도 보이지 않는 바다가 끝도 없이
펼쳐 있고, 큰 지팡이를 짚고 서 있는데 지팡이에 붙은 쇠고리가 쩔렁
거릴 만큼 바람이 세차다.

다석 류영모는 이 시 중에서 위태로운 상황들을 다 걷고 달빛 아
래 바다 삼만 리를 둘러보는 호연지기의 구절을 뽑아 교장실에 붙여
놓았다. 당시 오산학교의 분위기와 스승들이 후세에게 기대를 걸며 나
라의 꿈을 키운 자취를 엿볼 수 있다. 비록 밤길을 바다 위에 출렁거리
고 있지만, 언젠가 날이 밝아 우리의 땅에 닿으리라. 그런 마음으로 이
글귀를 썼으리라. 함석헌은 그 염원에 대해선 알지 못했지만 그 글씨

의 기운과 류영모의 고결한 풍모에 감동한 셈이다.

　류영모와 가장 깊고 오래 교유한 두 사람을 꼽으라면 아마도 김교신과 함석헌일 것이다. 류영모는 김교신과는 1927년부터 1945년까지 18년을 함께 했고, 함석헌과는 1921년부터 1957년까지 36년간 사제의 정을 나눴다고 할 수 있다. 그 기간으로만 볼 때 김교신은 단명으로 일찍 보냈지만 함석헌과는 오랫동안 사상적 동행으로서 깊은 소통을 할 수 있었다.

　함석헌은 우치무라와 김교신의 무교회주의를 따르다가 류영모의 사상에 영향을 받으면서 무교회주의의 '십자가 신앙'을 벗고 주체적·자율적 신앙과 문명적 비전을 결합한 독창적이고 실천적인 사상의 길을 걷는다. 함석헌을 이해하는 것은 류영모에 닿는 또 하나의 중요한 방법이다. 36년간 서로를 오가며 반들반들하게 닦인 사상의 길이 거기 놓여 있다. 함석헌은 다석 1주기에 다석 선생의 집에서 가진 추모 모임에서 이렇게 말했다. "내가 부족하지만 이만큼 된 것도 선생님이 계셨기 때문이라는 것을 잘 압니다."

　류영모와 함석헌은 같은 날(3월 13일) 태어났고 하루 차이(류영모 2월 3일, 함석헌 2월 4일)로 돌아갔다. 함석헌의 제자인 박재순에 의하면 함석헌은 운명하기 전 산소호흡기로 생명을 연장하고 있었다고 한다. 마치 스승 류영모가 돌아간 날과 날짜를 맞추려는 듯이 말이다.

고난의 역사관 : 뜻으로 본 한국역사

잠시 함석헌의 삶을 일별해보자. 함석헌은 평안북도 바닷가 용천에서 부친 함형택과 모친 김형도 사이에 3남 2녀 중 맏이인 누이 아래 둘째로 태어났다. 5세 때 천자문을 외웠고 6세에 기독교 계통의 덕일소학교에 입학한다. 9세 때 나라가 망하는 것을 보았고, 어른들이 예배당에서 통곡하는 장면을 목격했다. 14세에 양시공립보통학교에 입학했다. 16세에 졸업한 뒤 의사가 될 꿈을 꾸며 평양고보에 입학했다. 2학년이 되던 해인 17세 때 한 살 아래인 황득순과 결혼한다. 이듬해인 1919년 3·1운동에 참가하면서 학업을 중단했다. 집에서 만세운동 이후의 나라를 지켜보면서, 젊은 가슴속에 일어나는 격정과 분노를 삭이기 어려웠다.

1921년 공부를 계속하고 싶어서 서울로 왔다. 그때가 4월이었는지라 입학시기가 지나 들어갈 수 있는 학교가 없었다. 그 무렵 길을 걷다가 집안의 형뻘인 함석규 목사를 만나 얘기를 나누던 끝에 오산학교 입학 추천서를 받았다. 그 편지를 들고 정주로 갔고 3학년에 편입되었다. 그해 여름이 지났을 때 류영모가 교장으로 부임한다. 1921년 9월 개학식 때 그는 류영모를 처음 만났다.

이후 함석헌은 삶의 목표를 바꿨다. 의사가 되기로 한 꿈을 접고, 이 나라를 위해 뭔가 새로운 일을 하기로 결심했다. 류영모를 통해《노자》를 읽게 되었고, 남이 이미 마련해 놓은 교리를 따르는 종교가 아니라 좀 더 참되고 자율적인 믿음을 찾게 되었다. 그는 이 무렵 류영모 교장을 따로 뵙고 싶어서 교장실 문 앞까지 갔다가 감히 문고리를 돌리지 못하고 돌아온 일이 있다고 나중에 고백했다. 함석헌은 수줍음이 많은 소년이었다. 그러나 1922년 여름 류영모가 오산학교를 떠날 때, 밤길을 동행하며 전송해준 학생도 함석헌이었다.

1923년 함석헌은 일본 도쿄로 유학을 갔다. 입시를 준비하고 있던 9월 관동대지진으로 도쿄의 3분의 2가 불타버렸다. 일본은 민심을 돌리는 책동으로 '조선인이 폭동을 계획하고 있다.'는 소문을 퍼뜨렸다. 이후 조선인 6천여 명이 학살되었다. 함석헌은 일본 경찰에 이미 체포되어 유치장에 있는 바람에 죽음을 면했다. 일본 당국이 일본인 살

귀殺鬼들을 막아 조선인인 그를 살려준 셈이었다. 이 구사일생은 그에게 삶과 죽음을 더욱 깊이 생각하게 하는 계기가 되었다. 이듬해 도쿄고등사범학교에 입학했다. 이때 찾아간 교회에서 김교신을 만났고, 류영모가 언급한 우치무라의 성경연구회에 참석한다. 이 무렵 함석헌은 자신이 조선에서 할 일이 '참된 기독교와 성경 읽기'에 있다는 생각을 굳히게 된다.

1928년 도쿄고등사범을 졸업하고 귀국했다. 함석헌은 오산학교의 역사교사가 됐다. 그런데 역사를 가르치면서 부끄러움이 일었다. 한국역사가 '비참과 수치의 연속'이어서 뭘 가르쳐야 할지 난감했다. 고심 끝에 역사교육의 원칙을 세웠다. 첫째 민족을 버려선 안 되고, 둘째 하느님을 버려선 안 되고, 셋째 과학과 세계국가주의를 버려선 안 된다. 마지막 항목은《타임머신》,《투명인간》그리고 '화성 침공'으로 더 유명한《세계전쟁》등 과학소설을 쓴 영국 작가 H.G.웰스의 역사책《세계사개요》를 읽은 뒤의 선택이었다.

이후 김교신이 내는《성서조선》에 〈성서적 입장에서 본 조선역사〉를 연재한다. 이 글은 나중에 다시 정리되어《뜻으로 본 한국역사》라는 책으로 나와 수많은 사람들에게 영향을 주었다. 함석헌의 이 글은 '성서에서 고난을 받는 메시아가 영광의 메시아라면, 조선의 고난의 역사는 영광의 역사가 될 수 없나.'하는 질문에서 출발한다. 그는 한국역사의 핵심을 '고난'으로 보는 역사관을 세운 것이다.

제자로 돌아오다

오산학교에 있으면서 그의 무교회주의 신앙에도 새로운 자각이 생겨났다. 무교회가 하나의 교파로 굳어 가는 점에 대해 우려가 생겼고, 우치무라의 십자가 대속신앙(인류의 죄를 속죄하려 예수가 죽음을 맞은 십자가 상징을 경배하는 신앙)에 대한 회의가 일어났다. 류영모의 길로 조심스럽게 방향을 바꾼 셈이다. 그러나 신앙교육을 통해 농촌과 겨레를 살리고자 하는 애국적 신념은 꾸준히 유지했다. 1938년 봄 함석헌은 학교를 간섭하는 식민지 정책에 맞서려다가 한계를 느끼고 오산학교를 떠난다. 그는 "눈물로 교문을 나왔다."고 술회한다.

1940년 3월 김두혁이 평양 근교에 설립한 덴마크식 송산농사학원을 맡게 되었다. 그해 8월 일본 도쿄에서 터진 계우회鷄友會, 즉 도쿄대 농학부의 조선인 학생 독립운동 단체 사건으로 김두혁이 검거되면서 함석헌도 함께 구속됐다. 송산학원에는 양정고보 출신 박동호도 함께 일을 거들고 있었는데 함석헌이 구속된 뒤 학원을 운영할 수 없어서 서울로 왔다. 박동호는 김교신의 집에 머물면서 구기리의 류영모를 찾았다. 함석헌의 근황을 들은 류영모는 이렇게 말했다. "하느님께 하는 기도는 영원한 생명만 구해야지 세상일을 어찌해 달라는 건 참기도가 못됩니다. 하지만 함석헌이 구속되었다 하니 하느님께 기도 안 할 수 없었습니다."

김교신은 이 일을 박동호로부터 전해 듣고 일기에 적어 놓았다. "경애하는 함석헌 형이 일을 당한 뒤로 매일 몇 차례 함 형을 위하여 기도를 시작했다는 얘기를 듣고 놀랐다. 기도 안 할 수 없으니 하노라고 하였다 한다."

함석헌은 1년간의 투옥 중에 부친상을 당했다. 1942년 《성서조선》 사건으로 다시 1년간 옥살이를 했다. 그는 감옥살이를 통해 얻은 것이 많았다고 했다. 특히 "모든 종교는 궁극에 있어서는 하나"라는 깨달음을 만난 것도 감옥 속에서였다.

해방 뒤 함석헌은 임시자지위원장과 평안북도 교육부상을 맡기도 했다. 신의주 학생시위 배후로 지목되어 소련군 감옥에 두 차례 투옥된 뒤 1947년 3월 17일 북한을 탈출해 38선을 넘어 남쪽으로 내려왔다. 함석헌의 월남을 가장 반긴 사람은 류영모였다. 생사조차 몰랐던 제자의 귀환이었다. 이후 함석헌은 류영모의 YMCA 연경 강의를 빠짐없이 들었다. "매주 스승님만큼 정신적인 생산을 많이 하는 이는 본 적이 없습니다." 함석헌은 혀를 내둘렀다. 류영모의 《노자》와 《중용》 강의는 구기동 집에서 했는데, 함석헌은 오류동에서 구기동까지 걸었다. 김흥호, 이철우도 구기동 강의에 참여했다.

대한적십자사 일을 오래 하고 나중에 KBS 사장도 했던 서영훈이 청소년 적십자 국장으로 있을 때인 1953년, YMCA에서 하는 류영모 강의를 들을 기회가 있었다. 그는 당시에 함석헌을 존경하여 찾아왔다가 류영모 강의를 듣게 되었다. 서영훈이 묘사하는 그때의 장면이 생생하다. "그때 한국전쟁에서 막 수복한 뒤라 가건물인 조그마한 판잣집 방에 10여 명이 앉아 있었습니다. 가운데 앞에서 말씀하시는 선생님보다 더 긴 흰 수염을 기른 제자 함석헌 선생이 류영모 선생님의 강의를 듣고 있었습니다. 나도 함 선생 옆자리에 앉아 류 선생님의 강의를 들었습니다. 첫 인상이 류 선생님 말씀은 지식이 아니라 영감靈感에서 나오는 소리인 것을 직감했습니다. 높은 경지에 이르신 것을 느낄 수 있었습니다. 과연 선생님의 선생님이 되실 만하였지요."

하늘 아래 하늘을 믿는 새 신천옹

함석헌이 남강 이승훈을 생각하며 쓴 글 중에 이런 말이 있다. "선생님, 저는 이 새가 좋습니다. 이놈을 신천옹信天翁, 곧 '하늘 믿는 늙은이'라 이름한 것은 이놈이 날기는 잘해서 태평양의 제왕이라는 말을 들으면서도 고기 잡을 줄은 몰라서 갈매기가 잡아서 먹다가 이따금 흘리는 것을 주워 먹고 살기 때문이라고 합니다. 그래서 일본 사람들은 그

놈을 아호도리, 곧 바보새라고 부릅니다. 제가 이 새를 좋아하는 것은 이 바보새라는 이름 때문입니다. 어쩌면 제 사는 꼴도 바보새 같다고 할 수 있습니다. 오산 시절은 또 몰라도, 적어도 해방 후의 제 살림은 틀림없는 바보새 살림입니다. 마음은 푸른 하늘에 가 있으면서 세간살이 할 줄은 몰라서 여든이 다되어 오는 오늘까지 친구들의 호의로 살아가니 이 아니 바보입니까?"

함석헌 선생은 스스로 '바보새'라는 호를 붙였다. 겸손도 겸손이지만, 신천옹이란 이름이 절묘하다. 하늘을 떠다니다가 가끔 갈매기가 놓친 물고기를 먹고 살아간다는 희한한 새. 그러니까 그가 믿는 것은 '하늘' 밖에 없다. 바다에선 죽을 쑤니까 말이다. 신천옹만큼 하느님 믿는 사람 있으면 나와 보라. 하느님이 일용할 양식을 다 주시니 나는 그냥 하느님만 의지하고 살겠다고 평생을 결심한 저 고문관 같은 새. 이 새가 속세에서는 바보같이 보이지만, 이게 어디 바보이겠는가.

이 새는 거대하다. 날개를 펴면 폭이 4미터나 된다. 망망대해를 내려다보며 하늘에서만 지내다가 번식기에 육지에 내려온다. 늘 떠 있어야 하기에 날갯짓을 거의 하지 않고 기류를 이용해 이동한다. 유럽에서는 신천옹, 알바트로스를 물에 빠져 죽은 뱃사람의 영혼이라고 여겼다. 이 새를 죽이면 나쁜 귀신이 와서 붙는다는 속설 때문에, 다가와도 죽이지 않는 풍습이 있었다. 하지만 먼 바다 여행을 하는 동안, 심심함을 달래기 위해 낚싯바늘로 이 새를 잡아 함께 놀았다고도 한다. 느릿느릿한 바보짓에 낄낄거리면서 말이다. 보들레르는 〈알바트로스〉라는 시를 썼다.

뱃사람들은 아무 때나 그저 장난으로
커다란 바닷새 알바트로스를 붙잡는다

사람들이 갑판 위로 끌어내리자마자
창공의 왕자들은 어색하고 창피하여
가엾게도 크고 흰 날개를
노라도 젓는 듯이 옆구리에 늘어뜨린다

시인도 이 구름의 왕자와 다를 바 없네
폭풍 속을 넘나들고 사수를 비웃건만
땅 위의 비웃음 한가운데로 쫓겨난다
큰 날개는 오히려 발걸음만 방해하네

시인인 자신을 세상 부적응자인 신천옹이라고 생각한 보들레르
와 세간살이 젬병이라고 한탄하면서 바보새란 호를 취한 함석헌이 닮
아 있지 않은가. '신천옹'이란 말 속에는 그러나 세상의 문법에 타협하
지 않고 고공에서 자유 비상하는 존재의 드높은 자부심이 유유히 떠다
니고 있음은 물론이리라.

스스로 지는 십자가로 나아가다

함석헌의 사상은 어떻게 진화했을까. 22세, 오산학교를 졸업하고 일본
으로 갈 때의 사상은 이랬다. "일본에 가기 전 오산학교에 있을 때부터
나는 사물에 대하여 생각하는 눈이 뜨이기 시작했습니다. 류영모 선생
의 영향이었습니다. 선생은 깊이 사색하는 분입니다. 선생의 대표적인
말씀은 참(Truth)입니다. 그리고 영원한 생명입니다. 언제나 이것을 강
조하여 말씀하셨죠. 나도 늦게나마 나를 들여다보게 되었습니다. 한편
으로 사회문제도 차츰 머리에 들어오기 시작했습니다."
　여기서 사회문제란 '공산주의'를 말한다. 관동대지진 이후 조선

인 학살이 있었고 이에 대한 반동으로 공산주의 사상이 확산됐다. 젊은 함석헌도 이런 분위기에 흔들렸다. 그런데 우치무라 강의를 들으면서 '신앙'을 다시 세웠다. 그의 말을 들어보자.

"동경고등사범학교에 한국인 학생이 50명 정도 있었는데 크리스천인 우리들은 상당히 따돌림을 받았습니다. 어릴 때부터 기독교도로 자란 터이지만 번민하지 않을 수 없었지요. 그러던 중 우치무라 선생의 강의를 들었고 그러면서 이 문제가 풀려 확신을 갖게 되었습니다. 앞으로 어떤 일이 있어도 신앙을 버리지 않기로 신께 맹세했습니다."

일본에서 '무교회'와 '성경연구'를 접하면서, 그는 신앙에 대한 입장을 새롭게 했다. 1936년 4월에는 《성서조선》에 〈무교회〉라는 글을 기고하기도 했다. 거기 이런 말이 나온다. "나는 신 절대중심주의자다. 1마리의 가치가 99마리의 가치보다 가볍지 않다는 성서의 데모크라시는 하늘에서 온 복음이다." 35세 함석헌의 사상을 들여다볼 수 있는 대목이다.

54세 때는 십자가 신앙에 대해 이렇게 말하고 있다. "나는 십자가 소리를 많이 하지 않는다. 한때 십자가를 주장한 때가 있었다. 처음으로 신앙을 증거하던 때는 그랬다. 그러나 내 믿음이 남의 신앙 증거에 감격하고 동의하며 그것을 옮겨 남에게 전하던 정도에서 좀 자랐다. 나로서 보는 것이 있고 붙잡은 것이 있으며 애를 써보게 되는 때부터 달라지기 시작했다. 나는 성경을 고쳐 읽고 인생을 고쳐 씹고 역사를 고쳐 보기로 하였다. 그 결과, 이전에 내가 말했던 건 남의 말을 전한 것일 뿐이지 내가 참으로 경험한 것이 아니라는 사실을 알았다. 문제는 나다. 내가 나로 사는 것이 문제다."

그로부터 28년이 지나, 82세 때인 1983년 함석헌은 마침내 이런 말을 한다. "나는 십자가 신앙에서 떠난 것이 아닙니다. 십자가 없이 어떤 기독교든 있을 수가 있겠습니까. 십자가에서 떠나간 것이 아니라, 십자가의 해석을 나에게 맞도록 나름대로 달리한 것일 뿐입니다. 나는 우러러보는 십자가보다는 내가 지자는 십자가 편에 섭니다. 그 점에서 나는 류영모 선생이나 마하트마 간디 쪽에 가깝습니다."

함석헌의 사상 역정을 정리해보면 이렇다. 정통교회 신앙에서 정통을 버리진 않았으나 우치무라의 영향으로 '무교회'로 나아갔고, 그 뒤 50대 이후에 깊은 성찰을 거쳐 80대에 이르러 스승 류영모와 같은 '스스로 지는 십자가'의 비정통 자율종교 사상에 합류하게 된 것이라 볼 수 있다.

한편 함석헌은 1953년 장준하의 주재로 창간된 월간지《사상계》의 주필을 맡는다.《사상계》는 한국전쟁의 잿더미 속에서 물질적·정신적으로 고통 받는 겨레의 앞길을 마련하는 취지로 만들어졌다. 함석헌이《사상계》에 쓴 첫 글은 1956년 1월호에 쓴〈한국 기독교는 무엇을 하고 있는가〉였다. 전쟁에 즈음해 기독교는 무슨 일을 했는지에 대해 비판한 글이다. 이듬해 1957년 3월호에는〈할 말이 있다〉를 실었다. 군인과 대통령을 강하게 비판하는 대목이 있어서 장준하가 그 내용을 뺐다. 이후 1958년 8월호〈생각하는 백성이라야 산다〉라는 글에 다시 그 내용을 넣었다. 함석헌은 필화로 투옥된다.〈생각하는 백성이라야 산다〉에는 한국전쟁의 원인을 외부인 소련과 미국의 갈등에서만 찾을 것이 아니라, 우리 스스로의 책임을 살피자는 제안이 들어 있다.

1957년 천안에 씨알농장을 만들었다. 간디의 아슈람Ashram을 본받은 공동체다. 이때 함석헌에게 불미스런 일이 일어났다. 파문이 커지자 그는 무교회와도 결별했고 거의 모든 관계를 끊었다. 스승 류영모도 그를 공개적으로 질책했다. 함석헌에 대한 기대를 버린 건 아니었다. 이 무렵 '다석일지'에는 "함은 이제 안 오려는가, 영 이별인가."라는 구절이 보인다. "내게는 두 개의 벽이 있다. 동쪽 벽은 남강 이승훈 선생이고 서쪽 벽은 함석헌이다."라고 말하기도 했던 그가 실수를 이유로 제자를 버릴 수는 없었을 것이다. 그러나 두 사람의 '직접적 인연'은 여기까지로 멈춰 있다.

참으로 신천옹은 누구인가

그래도 삶은 계속된다. 함석헌은 부당한 권력에 대한 투쟁의 필전筆戰을 계속했다. 5·16 이후에는 〈5·16을 어떻게 볼까〉를 실었다. 군인들이 어서 제자리로 돌아가라고 주문하는 글이었다. 당시 지식인 중에서 5·16을 쿠데타라고 정면으로 비판했던 사람은 함석헌밖에 없었다. 이 글 때문에 미국 국무성의 초청을 받아 방미訪美한다. 퀘이커교도와 교류하고 퀘이커학교에서 수업을 받은 것이 이때였다. 퀘이커는 십일조에 반대하고 목사를 두지 않는 개신교의 일파다. 인디언을 옹호하고 노예제도를 반대했던 것도 이들이다.

함석헌은 계속 박 정권에 정면도전 하다 징역형을 받는다.《사상계》폐간 이후엔《씨알의 소리》를 창간해 폐간과 재발행의 투쟁을 거듭했다. 1974년 윤보선·김대중과 함께 민주회복국민운동본부의 고문을 맡아 시국선언에 참여했고 여러 차례 옥고를 치른다. 1979년과 1985년 두 차례에 걸쳐 미국 퀘이커봉사회의 추천으로 노벨평화상 후보에 오른다. 2002년 8월 15일 독립유공자로 건국훈장이 추서되었고, 경기도 마차산에 묻혔던 주검은 대전 국립현충원으로 이장됐다.

함석헌의 사상은 거의 모두 류영모 사상에 기반하고 있다고 보아도 과언이 아니다. 우선 씨알사상은 1948년 함석헌이 월남한 뒤 YMCA에서 류영모의《대학》강의를 듣고 깨우쳐 응용한 것이다. "大學之道 在明明德 在親民 在止於至善대학지도 재명명덕 재친민 재지어지선"이란 구절을 류영모는 "한 배움 길은 밝은 속알 밝힘에 있고, 씨알 어뵘에 있으며, 된 데 머뭄에 있나니라."고 풀었다. 민民을 백성이나 민초라고 하지 않고 '씨알'로 풀었다. 함석헌은 이 씨알을 주체성을 가진 백성, 근본성을 가진 백성, 순수성을 가진 백성, 생동력을 지닌 백성, 관계성으로 뭉치는 백성을 가리키는 개념으로 확장했다.

함석헌 사상은 신앙의 생명성과 주체성을 강조한다. 자라나는 신앙을 역설했고, 내 마음속에 존재하는 신을 중시했다. 이 또한 류영모가 실천을 통해 보인, 자율신앙과 씨알정신의 정수다. 예수가 아닌 그리스도를 믿는 사상 또한 류영모의 가르침이다. 예수는 그리스도의 영성을 받은 인간이다. 우리가 본받아야 할 것은 육신의 예수가 아니라 영성의 예수다. 그것이 곧 그리스도라는 것이다. 이런 생각은 예수가 인간을 위해 피를 흘렸다는 대속신앙과 십자가의 예수육신 경배에 대한 문제의식을 낳게 된다. 함석헌은 바라보는 십자가에서 몸소 지는 십자가를 강조하는 쪽으로 나아갔다고 말했다. 이것은 스승 류영모가 했던 말이기도 하다.

함석헌은 세상에 나서서 한국 민주화를 일구는 '투사'의 역할을 했지만, 류영모는 은둔과 금욕을 통해 신과의 대화로 고독하지만 강력한 사상의 길로 접어들었다. 이 자율신앙과 치열한 생각의 불꽃으로 피운 '얼나'의 전진은 류영모에게 고유한 것이었다.

류영모와 함석헌은 서로에 대한 경모敬慕를 유지하면서도, 사상의 결론은 상당한 차이로 벌어졌다고 할 수 있다. 함석헌은 시대의 흐름을 만들어내고 공동체의 실천으로 종교적 신념을 관철하며 세상의 진화에 기여했지만, 이 땅의 신앙사상을 개척한 류영모의 '영적 공간'에는 온전히 접근할 수 없었다. 스승 류영모와 달리, 함석헌에겐 성령으로 임재한 '신'의 얼굴이 보이지 않는다. 류영모의 우주론적 사유, 가온찍기에서 드러나는 독창적인 존재론과 실존의식, 성령에 대한 심오한 탐구, 사상을 개념화하는 고유 언어의 발굴과 해석과 제시, 인간 육신에 대한 단호하고 실천적인 분별은 어디에서도 찾아볼 수 없다.

류영모의 사상이 아직도 본령이 드러나지 않은 채 묻혀 있는 이 시대 위대한 생각의 중심인 까닭이 여기에 있다. 참으로 신천옹은 류영모였다.

21. 국가에 대한 태도

침략자인 조국을 어떻게 바라볼 수 있을까?

앞서도 이야기했지만, 류영모는 1890년생이고 함석헌은 1901년생이다. 두 사람은 1945년 이전까지 정상적인 국가를 거의 경험해보지 못했다. 해방이 되는 해에 류영모는 55세였고 함석헌은 44세였다. 두 사람의 사상적 토대는 해방 이전에 갖춰졌고, 그 사상에는 '국가 결여'라는 심각한 비정상적 상황이 전제되었을 수밖에 없다.

식민지의 많은 사람들이 그랬듯이 그들에게 국가는 '잃어버린 것'이었고, '반드시 되찾아야 할 것'일 뿐이었다. 그들의 현실에서 국가를 대체하고 있는 것은 국토를 점령하고 국권을 침탈한 일본국이었다. 식민지를 살아가는 망국민으로서 일본이라는 '국가'는 공포와 분노, 절망을 불러일으키는 대상이었다. 국가 권력은 대부분이 부적절한 압제였고 강제였으며 폭력이었다. 이들에게 형성된 '국가' 관점이 현재의 우리가 지닌 생각과 비슷할 거라고 보는 것은 부주의한 짐작일 수밖에 없다.

그들이 만난 새로운 종교는 유럽과 미국에서 뿌리내린 기독교였다. 그 종교는 명시적이진 않지만 분명히 그 출산지出産地와 정착지定着地의 '국적'을 쪽지처럼 달고 있었다. 즉 그것은 출산 및 정착지의 사회체계에 맞춰진 서구 기독교였다. 성서에 나오는 대부분의 인물들은 서구인이고, 그리스도로 추앙되는 예수 또한 그랬다.

기독교가 비서방세계로 전파되면서 서구인들을 구원하던 종교가 과연 다른 지역의 사람들도 구원할 수 있느냐 하는 원천적인 질문과 맞닥뜨리게 된다. 즉, 동양인에게도 신은 똑같은 기회를 주는 것인가. 혹은 예수가 동양인도 구원하는 것인가.

이런 원초적인 질문을 품었던 사람들은 서구 기독교를 새롭게 해석해야 하는 상황을 만났다. 일본인 우치무라 간조가 서구 선교사의 교회와 교리에 대해 반기를 들면서 일본식 기독교를 창안한 것은 그 때문이다. 일본인을 구원하며 일본을 사랑하는 신이 있는 기독교가 필요했다. 서구의 신앙 시스템을 거부한 까닭은 그 자체가 기독교의 본질이 아니라 역사 속에서 신앙을 체계화한 결과라고 보았기 때문이다. 일본 유학생이던 김교신과 함석헌이 우치무라에게서 영감을 얻고 통찰을 키운 것은 바로 그 대목이었다. 기독교를 '직수입'하는 것이 아니라 그 신앙을 현지화하여 오히려 지금껏 서구가 놓치고 있던 보편적 본질에 접근할 수 있는 가능성을 읽은 것이다. 김교신은 조선산 기독교를 꿈꾸었고 우치무라의 신앙실천법인 '성서연구'를 벤치마킹해 대중화를 꾀했다.

우치무라의 일본식 기독교는 '신앙'과 '국가'를 동시에 품겠다는 생각에서 출발했다. '두 개의 J' 사상이 그것이다. J는 일본Japan과 예수Jesus다. 그런데 우치무라는 곧 딜레마에 빠지고 만다. 당시 일본이라는 국가는 타국에 대해 침략행위와 폭력행위를 일삼고 있었기 때문이다.

국가권력의 살육과 강제 행위를 신앙이 어떻게 해석해야 하는지 난감했다. 우치무라는 이후 국가의 난행亂行에 대한 비판에 나서기도 했지만, 일본식 기독교가 봉착한 정체성 위기를 근본적으로 극복하는 것은 불가능했다.

반면에 우치무라로부터 영향 받은 식민지 국가의 김교신과 함석헌은 이런 모순을 겪지 않았다. 그들에게 국가(조선)는 '수난의 예수'와 닮았고, 국가 독립운동은 영성의 부활을 상기시키는 결연한 목표였다. 그들은 기독교의 교리를 수용하되 새로운 방식의 교회를 꿈꾸는 정통 신앙을 꿈꾸었다.

그러나 류영모는 그것이 국가가 처한 상황에 따라 신앙의 본질과 동일한 맥락으로 보인 것일 뿐, '국가의 문제'를 완전히 해결한 생각은 아니라는 인식을 지니고 있었다. 그는 국가의 문제가 기독교의 본질과 상충하는 측면이 있음을 꿰뚫고 있었다. 서구 기독교가 원형을 훼손하면서 기형화한 것은 '국가'와의 결탁을 꾀한 데서 비롯되었음을 간파한 것이다. 김교신이 우치무라를 학습하고 있을 때, 류영모는 기독교 국가주의의 위험에 관한 '톨스토이의 통찰'을 읽고 있었다.

톨스토이는 〈신의 나라는 네 안에 있다〉라는 글에서 이렇게 말한다. "참된 의미의 기독교는 국가를 파괴한다. 기독교의 시초부터 그렇게 인식되었다. 따라서 그리스도가 십자가에 못 박혔다. 이것이 바로 기독교 국가라는 것을 굳이 인정할 필요가 없었던 기독교인들이 언제나 깨닫게 되는 내용이었다. 여러 국가의 리더들이 명목상의 형식적인 기독교를 채택하면서부터 기독교가 국가와 공존할 수 있다는 불가능한 이론을 교활하게 고안하기 시작했을 따름이다. 그러나 정직하고 진실한 마음을 가진 사람이면 누구라도 진정한 기독교의 온유함, 피해에 대한 용서, 사랑의 가르침이, 국가의 거만함, 폭력행위, 처형, 전쟁과 공존할 수 없다는 사실을 분명히 깨달을 수 있다."

산평화누림메노사이트의 배용하 목사는 2018년 12월 역사적으로 교회들이 저지른 전쟁에 대해 성찰하며 이렇게 말했다. "전쟁에 대한 교회의 타협은 2세기 말에 시작됐다. 소위 평화교회 전통 외에는 전쟁참여를 금하는 어떤 공식적 신조도 없었다. 국가 간 전쟁이 일어나면 교회들은 당연하다는 듯이 교회 사역의 일부로 전쟁을 보조하는 데 적극적인 역할을 했다."

톨스토이는 미국의 사상가인 아딘 발루Adin Ballou의 에세이를 인용하며 전쟁의 권리를 인정하는 기독교인의 모순을 설명하고 있다. "나는 모든 것을 버리고, 선과 악을 겪으며 죽음에 이르기까지 그리스도를 따르겠다고 약속했다. 동시에 나는 미국의 시민으로 국가에 충성하기 위하여 필요하다면 생명을 바쳐서라도 조국의 헌법을 수호한다고 선서했다. (…) 예수는 악행을 행하는 자들에게 저항하지 말라(마태 5:39)고 하며, 눈에는 눈 이에는 이 피에는 피 그리고 생명에는 생명을 취하지 말라고 한다. 반면 나의 국가는 내게 그것과 정반대이기를 요구하고 국내외의 적에 대항하여 사용하기 위해, 교수대, 총, 칼로써 자기방위체제를 구축하여 나라 안은 결국 교수대, 감옥, 무기고, 전함 및 병사들로 가득 차게 된다."

국가를 넘어서는 씨알

김교신이 택한 우치무라 사상은 식민지에서 해방된 이후의 '국가'가 그 근본적인 성격 때문에 반기독교적인 악행과 보복을 행할 수밖에 없는 상황들을 예측하지 못했다. 김교신이 고수했던 '무교회'보다 본질적으로 더 중요한 문제는 신앙이 국가와 동일시되면서 성서의 비폭력주의를 위반할 수밖에 없게 되는 '국가'의 한계였다. 다행인지 불행인지 김교신은 해방을 맞던 그해 4월에 눈을 감았다. 그는 본인의 사유가 본격적으로 맞닥뜨릴 질문으로부터 피해갈 수 있었다.

그 문제를 본격적으로 만나야 했던 사람은 김교신과 뜻을 같이 했으며 또 다른 우치무라의 제자인 함석헌이었다. 해방 이후 국가의 이념적 정체성을 둘러싼 혼란과 외세의 개입으로 격화된 한국전쟁, 그 이후의 권력 부패와 군부 쿠데타 등의 '국가폭력'은 함석헌의 사상 전반을 뒤흔들었다. 그는 '국가 본위 기독교'를 버리고 류영모의 사상 품속으로 뛰어들었다. 그렇다면 류영모는 우치무라 방식의 사상이 아닌 어떤 사상을 견지해 왔던가.

55세에 이를 때까지 '정상적인 국가'를 제대로 경험하지 못했던 류영모는 오히려 '국가'에 대해 좀 더 유연하고 이성적인 관점을 유지할 수 있었다. 여기에는 그의 빼어난 통찰력이 작동했을 것이다. 국권을 찬탈한 국가 일본을 보면서, 국가가 지닌 폭력적이고 억압적인 본질을 꿰뚫었을 것이다. 한국이 독립되면 그런 '반기독교적인' 면모를 줄일 수는 있겠지만 그것은 해답이 아니었다. 신앙과 애국을 동일시하려는 오류를 해결할 필요가 있었다. 류영모가 역설한 '자율신앙'은 집단이 신과 만나는 서구 교회의 오류와 폐단에서 벗어나려는 것이었지만, 그것은 또한 신과 인간의 단독대면을 통해서만 구원과 영생을 얻는다는 이론을 성서의 입장을 통해 주창한 것이었다. 자율신앙에는 교회나 교제教制도 없지만 국가의 그림자도 아예 없다. 신과 인간의 단독대면과 독자적 합일이 있을 뿐이다.

그러나 류영모가 국가의 역할 자체를 부정한 것은 아니다. 그 운영을 신중하게 하여 평화를 유지하는 것이 바람직하다고 보았다. 전쟁의 불가피성에 대해서도 인정하지만, 이런 상황에 임해서도 부전不戰의 무저항주의를 보여준 간디에 대해 찬사를 보내고 있다. 류영모의

저녁의 참사람

정신주의는 국가와의 대립을 만들지 않고, 각기 위치에서 제 역할을 해야 한다고 주장한다.

"나라가 무장武裝을 왜 하느냐 하면 나라가 평화하기 위해서다. 다시 말하면 백성들의 싸움을 말리기 위해서다. 무武자는 싸우자는 글자가 아니다. 창 과戈자가 나타내는 싸움을 멈추게 하자는 그칠 지止가 합하여 무武자가 되었다. 절대 평화론자는 비전쟁자로서 전쟁을 하지 않는다."

류영모의 씨알사상은 국가와 기독교를 모두 품는다는 점에서 주목할 만하다. 씨알은 하늘이 준 본질을 지니고 있으며 새로운 생명을 틔우는 존재인 '씨'와 하늘과 합일을 이루는 인간존재를 의미하는 '알'이 합쳐진 말이다. 씨알은 하늘의 자식인 민초民草의 역사적 주체성을 의미하기도 한다. 씨알사상은 국가보다 그 속에 살아 움직이는 인간 저마다의 개별성이 강조되고 있는 말로, 기독교 신앙을 지닌 주체적 개인이 국가라는 근대적 공동체 개념 속에서 어떻게 구현되어야 하는지를 보여주는 심오한 사상이다.

"이 씨알民을 위함이 하느님 위함이다. '가장 작은 자에게 한 것이 내게 한 것이다.' 백성을 모른다 하면서 하느님만 섬긴다 함도, 하느님을 모른다 하고 백성만 위한다 함도 다 거짓이다. 이 시대가 민주주의 시대가 되어서 처음부터 마음이 민주가 되어야 한다. 씨알이 나라의 임자가 된 것은 천의天意요 천도天道다. 그러므로 자연적으로 그렇게 되는 것이다. 모든 게 백성을 위하는 것이 되어야 한다. 참으로 민주주의라면 주의主義가 없어져야 한다. 주의가 있으면 전제專制가 된다. 역사를 자세히 본 사람은 내가 잘 경륜하겠다고 나서는 현재의 공산주의와 자본주의를 다 믿지 못한다. 예수를 징말 믿고 염불念佛을 정말 하는 사람은 씨알님을 머리에 인 자다."

함석헌은 씨알의 의미를 확장하여 사회적인 정의를 실현하는 역동적인 에너지로 보고, 이 땅의 민주화를 실천하는 힘으로 삼았다. 그는 스스로 창간한《씨알의 소리》에서 그 핵심원리를 '하나됨'이라고 설명한다. 하나됨이란 신과 나와 생명이 하나가 되는 일이다. 숲이 통제되어 각각의 풀들이 번영하는 것이 아니다. 많은 '씨알'은 저마다 햇빛을 받으며 생명을 구가하여 숲을 이루는 자연공동체다. 죽지 않는 생명으로서 '씨', 그리고 극대의 하늘을 의미하는 'ㅇ', 극소이자 소우주인 자아를 의미하는 '·', 활동양태로서의 'ㄹ'이 결합한 말인 씨알은 하나님(우주)의 생명이 내려와 인간의 얼靈이 된 존재로 해석된다.

함석헌은 후기로 갈수록 류영모의 사상에 다가서고 있다. "교회가 또 한 번 부자의 자리에 섰습니다. 그들과는 달리 가난한 사람을 위해 하늘나라 문을 여는 새로운 성경 해석이 나와야 할 것입니다. 오늘날 씨알도 2천 년 전 씨알 중의 으뜸 씨알인 그가 그랬던 것같이 전체를 살리기 위해 성경을 제멋대로 고쳐 씹어 읽고 그 때문에 십자가에 달려야 할 것입니다. 어느 의미론 벌써 시작됐다 할 수도 있습니다."

함석헌은 〈국가주의로는 안 된다〉는 제목으로 글을 쓰기도 했다. 여기까지 오면 함석헌은 류영모 사상과 거의 일치하는 면모를 보인다. "생명은 발전합니다. 조직은 고정되어지면 변화가 없습니다. 거기에는 원인이 있습니다. 지금까지 인류가 자라난 시대에는 국가 없이는 성장할 수 없었습니다. 그러나 지금은 인간이 국가보다 더욱 성장해 버렸습니다. 그래서 국가란 제도는 국가 지상주의가 계속되면 인간의 성장을 방해하게 됩니다. 지금 자유주의나 공산주의로 나누어져 있지만, 양쪽 다 국가주의란 점에는 다른 게 없습니다. 양쪽이 싸우고 있을 때에도 저는 이데올로기는 문제가 아니라고 말해 왔습니다. 지금은 이데올로기 등은 문제가 되지 않습니다. 이데올로기가 달라도 양쪽 모두에 국가 지상주의가 작용하고 있기 때문에 인류 사회가 혼란에 빠졌습니다. 정치권력을 가지고 있는 단체조직이 절대 권력을 가지고 지배하는 것에 대해서는 반대입니다."

효와 충 논쟁과 국가주의자들

1961년 11월, 류달영의 재건국민운동본부가 중앙위원회를 두면서 사회명망가들을 위원으로 뽑았다. 여기에 류영모와 함석헌을 비롯해 김정설이 포함됐다. 범부凡父라는 호를 썼던 김정설은 소설가 김동리의 큰 형이다. 영남대학교의 전신 중 하나인 계림학숙의 초대학장을 지냈다. 그는 1963년에 박정희의 오월동지회 민간측 부회장이었다. 박정희가 대통령이 된 뒤 비공식 정치자문을 맡았다.

재건국민운동본부는 쿠데타로 정권을 잡은 박정희가 국가의 개념을 재설계하기 위해 만든 기관이었다. 김정설은 일본 도요대학東洋大學에서 동양철학을 전공했으며 《화랑외사花郞外史》, 《풍류정신風流精神》, 《건국정치의 이념》 등의 저서를 남겼다. 그는 국가철학에 대해 깊은 관심을 보였는데, 그 핵심은 '인류적 국가관'이다. 그는 국민윤리를 강조하면서 그 초점을 효孝로 잡았다.

김정설은 《동방사상강좌》에서 다음과 같이 말했다. "효는 부모한테 하는 것이고, 이것을 나라에 옮길 때는 충이 되는 것입니다." 그는 효는 집안의 윤리이고 충은 '나라라는 집안國家'의 윤리라고 보았다. "나라에 대한 심정도 기실인즉 이해득실을 초월해서 당연히 그리 해야 하고 그리 않고는 할 수 없는 '무조건의 감분感憤' 다시 말해서 효자가 부모에 대해 지니는 지극한 감정이라 할 밖에 딴 이유가 없는 것이다." 김정설은 화랑정신의 핵심인 사군이충(事君以忠; 충성으로써 임금을 섬긴다)와 사친이효(事親以孝; 효도로써 어버이를 섬긴다)를 국가가치의 기틀로 삼았다. 박정희 시대 요란했던 화랑정신 강조는 이런 배경 속에서 이뤄진 것이다.

한편 류영모는 김정설의 '충효忠孝 일체'에 대해 비판했다. "학생을 국가의 동량이라 하는데 그 따위 말은 집어치워야 합니다. 이 집 가家의 가족제도 때문에 우리나라가 망한 게 아니겠습니까." 다석은 효가 국가이념이 될 수 없으며 가부장적인 국가리더가 나와서는 안 된다고 생각했다. 류영모는 육친인 아버지에 비유될 수 있는 대상은 국가 수장이 아니라 오직 하느님뿐이라고 주장했다. 그는 효는 충으로 확장될 것이 아니라, 천부天父에 대한 효로 직결되는 것이 옳다고 말했다. 류영모가 가부장적 대통령에 대해 우려했던 것은 '가부장家父長'의 역할을 견제할 수 없어, 독재와 전횡專橫으로 이어질 것이 뻔했기 때문이었다. 그는 리더의 강력한 역할은 국가가 국민을 괴롭히는 부작용으로 언제든지 변질될 수 있다는 점을 알고 있었다.

함석헌 또한 이런 흐름을 비판했다. "이 나라의 정신적 파산! 사상의 빈곤! 한다는 소리가 벌써 케케묵은 민족지상, 국가지상, 화랑도나 팔아먹으려는 지도자들, 이 민족의 정신적 빈곤을 무엇으로 형용할까?" 함석헌은 '나라 국'자를 쓰는 경우는 대개 도둑놈이라고 하기도 했다. 국가주의가 어떤 결과를 낳을지 경고한 말이다. 류영모와 함석헌은 조국 근대화를 외치던 1960년대와 1970년대에 국가지상주의가 낳을 깊은 병폐를 우려하며 경고했던 국가사상의 큰 선지자였다.

저녁의 참사람

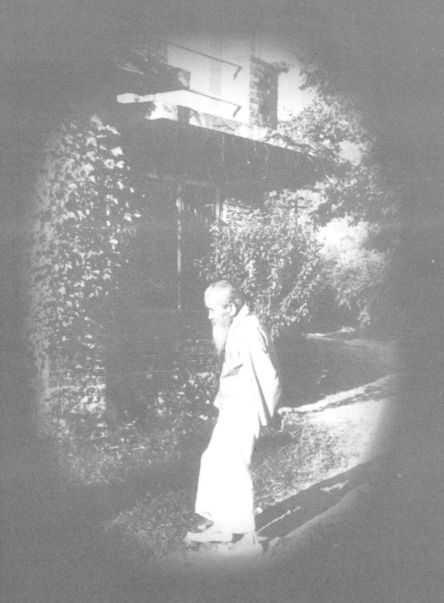

5부
북한산 톨스토이와
광주의 성자들

무엇이 두려운가 두려움 없는 사람
두렵지도 않은가 두렵지 않은 사람
참으로 고요한 사람 참을 꼭 쥔 그 사람

짐승가죽 몸 따위 죽어 상관 없다하네
죽으러 온 몸이니 죽어도 좋다 하네
단 하나 온통 한얼님 그 하나 두렵다네

두려운 걸 비웃고 비웃을 걸 겁내는가
안 죽여도 죽는 것 죽여도 안 죽는 것
천하에 오직 두려움 내 안에 하나 뿐

〈두려움〉, 이빈섬, 다석頌

저녁의 참사람

22. 사람은 어떻게 사람이 되는가

스무 살에 짐승 노릇을 면하다

예수의 생애 중 많은 부분은 잘 알려져 있지 않다. 그나마 '누가복음'에 간략하게 소개되어 있을 뿐이다. 누가복음에는 베들레헴에서의 탄생과 8일째 되는 날 예루살렘 성전에서의 봉헌식이 기록되어 있다. 그리고 부모의 고향인 갈릴레아 지방 나자렛으로 돌아간다. 이후 어린 시절의 모습은 등장하지 않다가 문득 중요한 기록 하나가 등장한다.

예수 나이 12세 때의 일이다. 예루살렘에서 파스카(πασχα, 유대인의 이집트 탈출을 기념하는 날, 유월절逾越節이라고도 한다) 축제를 마치고 돌아가는 길에 소년 예수가 보이지 않았다. 놀란 부모는 사흘이나 걸려 축제가 열린 성전으로 다시 돌아간다. 그때 예수는 그곳에서 율법교사들과 토론을 하고 있었다. "왜 이렇게 하였느냐? 네 아버지와 내가 너를 애타게 찾았단다." 어머니가 말하자, 예수는 이렇게 말한다. "왜 저를 찾으셨습니까? 제가 아버지 집에 있어야 하는 줄을 모르셨습니까?" 부모는 이 말이 무슨 뜻인지 알지 못했다. 예루살렘의 성전을 '아버지 집'이라고 불렀다는 사실은 스스로 자신이 신의 아들임을 인식하고 있으며, 거기 오래 머무른 것은 자신의 '위치'에 대해 분명하게 자각하고 있었다는 점을 암시한다.

예수가 다시 등장하는 것은 서른이 되어서였다. 예수가 12세 이후 어떻게 성장했는지, 또 20대 때는 어떤 활동을 하였는지 알 수가 없다. 탄생과 봉헌식 때 여러 사람이 '구원을 할 이'가 왔음을 말했다는 점과, 소년 예수의 저 한 마디 말을 통해 유추할 뿐이다. 탄생 때부터 상당한 주목을 받았던 그의 성장과정이 구체적으로 기록되어 있지 않은 점을 어떻게 봐야 할까. 중간 기록이 거의 없는 까닭은 하느님의 독생자라는 특별한 신원을 보호하기 위한 '신비화'로도 읽을 수 있지만, 당시에 그가 지속적으로 언급될 만큼 관심을 끌지 않았다는 얘기도 될 수 있다. 그는 적어도 기적을 행하지도 않았고 사람들을 향해 강력한 메시지를 내놓지도 않았다. 요한으로부터 세례를 받은 이후, 공생활公生活이라 불리는 특별한 삶을 사는 예수를 만나게 된다.

류영모는 성령을 받아 짐승 노릇을 면했던 때를 스무 살 무렵이었다고 말한다. 육체가 태어나면서부터 성령이 내재해 있었던 것이 아니라, 신앙과 생각과 수신을 통해 하느님과 직접 대면하는 길에 접어들었다고 고백한 것이다.

"우리는 이미 정신세계에서 하느님과 연락이 끊어진 지 오래다. 사람들이 이승의 짐승이 되었다. 우리가 산다고 하는 몸뚱이는 혈육의 짐승이다. 하느님으로부터 성령을 받아 몸나에서 얼나로 솟날 때 비로소 사람이 회복된다. 우리가 하느님께 아뢸 말은 짐승 노릇을 내버리겠사오니 하느님 생각을 이루도록 해달라는 것이다. 이 사람도 20세 전의 일을 생각하면 참으로 짐승 노릇 했다는 것을 절감하곤 한다."

류영모는 스무 살 무렵이 삶의 획기적 전환점이 되었다고 고백한다. 그때가 언제였을까. 20세 때인 1910년은 이승훈의 초청으로 평안도 정주의 오산학교에 교사로 부임한 해다. 류영모는 오산학교에서 2년간 근무했다. 부임한 첫날 교실에 들어간 류영모는 학생들에게 함께 기도하기를 권한다. 학생들은 교사의 낯선 제안에 서로 얼굴을 바라보며 망설였고 류영모 혼자서 기도를 한다.

이후 일주일 만에 학생들도 기도를 하기 시작했고, 이 장면이 오산학교 설립자 이승훈에게 영감을 줬다. 이승훈은 기독교 신도가 되었고, 오산학교는 개교 3년 만에 기독교 학교로 거듭난다. 감옥에 간 이승훈이 평양신학교장이자 선교사인 로버트에게 오산학교 교장을 맡긴다. 로버트는 학생들에게 교리문답을 하게 하고 신앙고백을 하도록 강권했다. 이때 류영모는 가만히 교사직을 사직하고 학교를 나온다. 당시 그는 정통 기독교가 교리에 얽매여 본질을 놓쳐 오히려 성령과 멀어져 있다고 생각하고 있었다. 정통 교회 신자로 오산학교에 들어왔던 류영모는 '비정통'이 되어 정통 교회의 교리 강요를 거부하고 물러난 것이다.

류영모가 말하는 짐승 노릇의 마지막 상황은 바로 이것이지 않았을까. 그리고 이듬해 동생 류영묵의 죽음으로 신앙의 허기진 내면을 돌이키게 된다. 살려고 태어난 인간이 왜 이토록 허무하게 죽어야 하는가. 기독교가 근원적으로 풀지 못한 문제들에 대해 파고들기 시작했다.

영적 부활을 경험하다

류영모가 오산학교 교사였던 1910년대 초는 이광수와 여준 등 당대의 지식인들을 만나는 기회였고 그들이 지닌 사상과 서적들을 풍성하게 접하는 시기였다. 그 무렵 읽고 또 읽었던 책 중에 톨스토이의 저서가 있었다. 그해 11월 톨스토이의 죽음은 오산학교를 비롯한 당시 교육계와 교회에 '혁신적 기독교사상'을 되새기는 열풍을 만들었다. 톨스토이의 사상은 청년 류영모의 기독교 신앙을 근본부터 뒤바꾸는 위력을 발휘했다. 그가 짐승 노릇을 그만두었다고 말할 만큼, 20대는 그의 생각의 지평을 바꿔 놓았다. 이 시기에 류영모는 짧은 도쿄 유학 생활을 경험했고 결혼을 했으며, 그리고 삶의 날수 계산을 시작했다.

정신세계에 대해 눈을 뜬 20대는 류영모에겐 '영적 부활'을 체험한 때라고도 할 수 있을 것이다. 하지만 '얼나(성령)'에 대해 깨닫기 시작했다는 것과 그 길에 완전히 들어섰다는 것은 다른 문제인 듯하다. 그는 직업을 가지기도 했고 결혼도 했으며 신앙과는 다른 일도 하면서 세속의 길을 피하지 않으면서 믿음의 길을 걸어갔다. 그런 삶 속에서 신앙을 깊이 내재화하고 성령과 직면하는 일을 투철히 밀고 나가는 방식을 택했던 것 같다. 시골에서 은일隱逸의 선비로 처세하며 많은 시를 썼던 도연명처럼 일종의 '세속 은둔자'라고 할 수 있을까. 하지만 그의 내면에는 신앙의 본질을 가차 없이 심문하는 '생각 혁명'이 일어나고 있었다. 서구에서 체계와 관행을 굳힌 뿌리 깊은 기독교에 '톨스토이와 같은' 의문을 품고, 단도직입으로 성령과 만나는 길로 생각을 바꾸고 있었다.

그의 30대는 가르침의 시대였다. '비정통 기독교' 신앙과 사상의 큰 줄기를 정립한 뒤 그것을 후학에 전수하던 때였다. 1921년 오산학교 교장으로 부임해 학생들에게 '수신修身'을 가르쳤고, 제자 함석헌을 만났다. 그에게 본격 사도師道의 삶이 펼쳐진 것은 1928년 YMCA 연경반 강의를 시작하면서부터일 것이다. 35년간 줄기차게 진행된 성경 수업에서 그의 사상은 이론적·실천적 깊이를 더해 갔다. '얼나'를 모든 지혜의 기틀로 삼은 그는 자율신앙처럼 자율교육을 행했다. 비록 스승이

저녁의 참사람

었지만 제자에게 사상을 강요하지 않았다. 스스로 '수신'의 실천적 면모를 보여줄 뿐이었다.

오늘이 삼만 번 모여 일생이 된다

1918년 1월 13일. 28세의 류영모는 스스로가 그동안 살았던 '하루'들을 셈하여 보았다. 1만 240일이었다. 그는 왜 자신의 날수를 세기 시작했을까. 성경 시편에 이런 구절이 나온다. "우리에게 날수를 제대로 헤아릴 줄 알게 하시고 우리의 마음이 지혜에 이르게 하소서."(시편 90:12)

류영모에게 영감을 주었던 사람은 스코틀랜드 출신 철학자 토마스 칼라일이었다. 19세기 말 일본 지식인들은 칼라일의 사상에 관심을 갖고 그의 저작들을 소개했다. 칼라일은 육체나 자연같이 눈에 보이는 것은 영혼이나 신과 같은 눈에 보이지 않는 것이 옷을 입은 것이라 주장했다. 그는 물질주의에 사로잡힌 인간이 자아를 초월하여 영원을 긍정하는 이야기를 통해 당시 전통적 기독교신앙의 좌표 상실을 비판했다.

류영모는 오산학교 학생들에게 칼라일의 〈오늘〉이란 시를 종종 소개했다. "이 새로운 날은 영원에서 태어났고/ 밤이면 다시 영원으로 돌아간다." 오늘 하루에 대한 새로운 인식을 갖게 하는 저 구절이 젊은 류영모를 사로잡았겠지만, 그가 날수를 세기 시작한 계기는 아마도 칼라일의 다른 시 〈오늘을 사랑하라〉였을지 모른다. 그 시의 마지막 부분에는 "우리의 삶은 오늘의 연속이다/ 오늘이 서른 번 모여 한 달이 되고/ 오늘이 삼백육십다섯 번 모여 일 년이 되고/ 오늘이 삼만 번 모여 일생이 된다."라고 되어 있다.

오늘이 삼만 번 모여 일생이 된다는 것, 이것을 제대로 인식하면서 살 수 있다면 삶은 달라질 수밖에 없다. 3만 날을 살면 82년이 된다.

류영모는 칼라일이 말한 일생보다 3,200일을 더 살아 3만 3,200일을 살았다. 아침에 잠에서 깨어 눈을 뜨는 것이 태어나는 것이며 저녁에 잠자리에 들어 잠드는 것이 죽는 것이라고 말했던 사람이 류영모. 하루 동안에 일생을 산다. 류영모의 일일일생주의一日一生主義, 하루살이 혹은 오늘살이는 그런 인식을 바탕으로 한 것이다. 그는 28세 이후 하루하루 세면서 삶을 살았다.

"시간을 아껴야 합니다. 식사를 기다리는 동안, 마중을 나가 기다리는 동안, 차를 기다리는 동안 같은 부스러기 시간에도 자기의 사상을 영글게 하는 데 써야 합니다. 하루를 무심히 보내면 백 년, 천 년을 살아도 시간을 다 잃어버립니다. 이 겨레가 5천 년 동안을 긴장해서 살아왔다면 지금 이 모양으로 되지는 않았을 것입니다. 조상이나 우리나 모두 하루를 무심코 편안히 지냈기에 지금 요 모양입니다. 하루하루를 지성껏 살면 무상한 인생도 비상한 생명이 됩니다. 하루하루를 덧없이 내버리면 인생은 허무밖에 아무것도 아닙니다. 쉬면서도 쉬지 않는 숨처럼 언제나 깨어 정성을 다해야 합니다. 제나는 죽고서 얼나로 사는 삶은 영원한 생명입니다. 허송세월을 하여서는 안 됩니다. 지나간 것은 찌꺼기라 볼 것이, 돌볼 것이 못 됩니다. 내일을 찾으면 안 됩니다. 내일은 아직 도착하지 않은 손님입니다. 언제나 오늘, 오늘 하루를 사는 것입니다. 인생은 어제에 있는 것도 아니고 내일에 있는 것도 아닙니다. 오직 오늘, 오늘에 있습니다."

'농부 예수'와 같은 삶, 톨스토이 생활 10계

류영모가 1928년 YMCA 연경반 교재로 쓴 작은 수첩에는 톨스토이의 생활 10계가 적혀 있다.

저녁의 참사람

1. 밤이나 낮이나 신선한 대기 속에 살 것

2. 날마다 방 밖에서 운동할 것

3. 음식을 절제할 것

4. 냉수욕을 할 것

5. 넓고 가벼운 옷을 입을 것

6. 청결에 힘쓸 것

7. 규율에 맞춰 일할 것

8. 밤에는 반드시 푹 잘 것

9. 이웃에 착한 마음을 쓸 것

10. 볕이 잘 드는 넓은 집에 살 것

톨스토이가 원했던 생활을 적어 놓은 것이지만, 류영모의 계율이자 희망사항이기도 했을 것이다. 삶의 무욕과 부지런함, 타인에 대한 관용의 미덕을 강조하는 가운데 건강한 농촌생활을 꿈꾸는 세목들이 많다. 몸은 비록 서울 종로에 있지만, 그는 톨스토이의 귀농주의를 늘 간직하고 있었다. 저 10계에는 고요히 숨어 사는 은자隱者의 꿈이 고스란히 스며들어 있다. 자기에게는 엄격하고 삶의 건강성을 유지하며, 타인에게는 관대한 청정생활. 한복을 입고 고무신을 신고 검은 수염을 기른 그의 모습은 농부의 행색에 이미 가까웠다. 그는 농부를 예수라고 부르기도 했다.

"농민들은 그리고 일하는 모든 사람들은 우리를 대신해서 짐을 지는 예수들입니다. 그들의 찔림은 우리의 허물로 인함이요, 그들이 상함은 우리의 죄악으로 인함이라고 이사야 53장 5절에 나와 있습니다. 사람들의 고통을 우리는 알아야 합니다. 그들이 왜 고생을 합니까. 우리 대신 고생하는 사람들입니다."

다석의 마음은 농촌에 있었지만 현실은 여의치 않았다. 연경반 강의를 시작하던 1928년, 아버지 류명근은 솜 공장인 경성제면소를 차린다. 김교신은 다석에 대해 이런 말을 했다. "서울 장안 종로 시장바닥에서 자란 사람이라서 그런지 돈벌이 재주만은 유달리 풍부하다. 조금만 재주 부리면 돈벌이 할 구멍이 보이지만 감히 못하는 것은 하느님을 모시며 살기 때문이다. 하느님을 믿되 이처럼 믿고 사는 사람을 본 적이 없다."

《성서조선》동인인 송두용의 제자 이진구가 1960년대 초에 미터법이 시행되자 다니던 직장을 그만두고 미터 환산기를 만들어 특허를 냈다. 마음이 놓이지 않아 견본제품을 들고 류영모에게 보이며 자문을 구했다. 미터 환산기를 이러저리 보더니 류영모 왈 "장사를 하려거든 생활필수품 쪽으로 하는 게 좋을 거 같소."라 하였다. 이진구는 이미 일이 많이 진행된 처지라 중단할 수 없어서 그냥 시행하였다가 큰 손해를 봤다. 이진구는 "선생님은 철학자인지라 세상 물정을 모르시리라 생각했는데 그게 아니라는 걸 그 일로 똑똑히 알았다."고 말했다.

어느 날 류영모의 솜공장에 불이 났다. 솜 타는 기술자 박여상이 실수로 불을 냈는데, 류영모는 아무 말도 없었다. 제자들이 얼마나 놀랐느냐고 묻자 "장사하여 이익이 생기면 이익이 생겼다고 자랑을 합니까. 불이 난 일도 마찬가지지요."

그는 7년간 솜 공장을 경영했다. 북한산 비봉 아래 농사를 지으러 떠날 때까지 말이다. 그는 이런 말을 남겼다. "난 부자가 되고 싶지 않아요. 뭐든 더 바라지 않는 맘의 부자가 되고 싶어요. 몸이 성하면 더 바랄 게 없습니다. 맘을 비워 놓아야 하느님의 성령을 담을 수 있습니다."

류영모는 40대 때 3명의 어른을 차례로 영별한다. 1930년 5월 9일 이승훈(1864년생, 66세)이 눈을 감았다. 오산학교를 세우고 그 학교를 기독교 학교로 만들었던 사람, 3·1운동을 사실상 총괄 기획했던 사람, 류영모의 뛰어남을 알고 교육사업에 이끌었으며 여준과 윤기섭, 함석헌 등을 만나게 해서 영혼의 개안을 하게 한 사람. 스물에 만났던 그를 마흔에 보냈다.

1933년 11월 2일 부친 류명근(1862년생, 71세)이 돌아갔다. 그는 제사를 지내지 않았고 돌아간 날을 추념하여 5일간 금식을 했다. 돈을 옳게 버는 실천의 삶을 보여준 부친에게 류영모는 '미쁨'이란 제목으로 시조를 바친다. 요즘말로 '믿음'이다.

옳은 거면 그리하마 외인 일엔 아니 된다.
해달 견줘 뚜렷하고 땅에 견줘 무거움이.
한 마디 그 한 말슴에 기초인가 하노라.

미뻐서 좋은 장사 장사 속에 닦은 미쁨
한때의 돈 꿈 아니오 예순 해 장사시리라
늙도록 한결 같으심 미쁨인가 하노라.

1937년 1월 13일 김정식(1862년생, 75세)이 세상을 떠났다. 한국 YMCA의 역사이며, 류영모에게는 신앙의 은사였던 사람이다. 김정식은 일본의 우치무라와도 절친한 관계를 유지했다. 1937년《성서조선》 5월호에 류영모의 김정식 추모글이 실렸다.

"기독교도의 생애란 십자가에 기대어서 덕을 보는 것이냐, 그 작은 부분이나마 짊어지는 것이냐로 구분할 수 있다. 김정식 선생의 생애는 짊어지는 편이었다. 선생은 여전히 괴로운 속에 종종 참척(자식이 먼저 죽음)을 당하고, 배고프고, 추우며, 벗들은 소원하고, 인생은 의문되고, 세상의 불평을 온 가슴에 부둥켜안으셨던가. 만년에 노자, 장자를 탐독하셨고 사문을 심방하셨으니 오히려 인생의 의문이 계셨음이다. 세고참변世苦慘變에 못살겠다는 사람에게는 선생 말씀이 '날 보라, 나도 살지 않는가.'라고 하셨다."

　한 세대의 죽음을 차례로 겪으며, 류영모는 삶과 죽음의 경계를 두루 보면서 40대를 보냈다.

23. 자하문 밖, 북한산 톨스토이

1992년 여름에 MBC 미니시리즈 드라마《질투》가 큰 인기를 얻은 일이 있었다. 남녀 친구의 우정과 사랑 사이에 일어나는 미묘한 감정을 잘 다룬 드라마였다. 당시 최고의 주가를 올리던 연기자 최수종과 최진실이 주연을 맡았다. "파라솔 밑에서 마시는 톡 쏘는 사이다 맛"(1992년 7월 2일 자 〈동아일보〉)이라는 평가를 받을 정도로 당시 젊은 세대의 감성을 잘 보여주었다. 최진실과 최수종은 그해 나란히 MBC의 연기대상 최우수상을 받았다.

최진실이 열연한 유하경이 살고 있는 극중의 무대는 서울 구기동 현대빌라다. 구기터널 근처에 있는 구기동 현대빌라는 류영모가 살던 집과 과수원이 있던 자리다. 1935년 경성제면소를 팔고 종로구 사직공원 근처의 적선동 집도 매각한 45세의 가장 류영모는 당시 겨우 10가구 정도가 살고 있던 구기리로 들어갔다. 1933년 부친 류명근을 여읜 류영모는 3년상을 치렀는데, 탈상을 한 뒤 부친이 남긴 가산을 정리하여 오래전부터 꿈꾸어온 귀농을 감행한 것이다. 그가 신이 약속한 땅 '가나안'으로 찾아낸 곳이 구기리 150번지(당시 고양군 은평면 소속)였다.

류영모는 구기리 일대의 다섯 필지 임야를 샀다. 한 필지가 수천 평씩 되는 넓은 구릉지였다. 너무 넓은 땅이라 모두 스스로 경작하는 건 어려웠기에 두 필지만 쓰고 나머지는 다른 이에게 맡겼다. 거기에 기와집이 한 채 있었는데 그곳을 살림집으로 삼았다. 류영모가 이사 오던 시절엔 자하문을 넘어서면 세검, 구기, 평창 일대를 다 합쳐도 500가구가 되지 않았다. 하루 종일 사람 보기가 어려운 '오지'였다. 지금은 도심에서 가깝고 주거환경이 좋아 서울에서도 손꼽히는 주택가가 되었기에 상상하기 어려운 풍경이다.

류영모가 '자연인'처럼 한가로이 거닐던 그곳을 드라마에서는 최진실이 친구에 대한 묘한 감정을 추스르며 걸었다. 한창 전성기였던 24세 최진실이 현대빌라를 오갈 무렵, 그녀는 자신이 드라마를 촬영하고 있는 곳이 품은 역사에 대해서는 잘 몰랐을 것이다. 반세기 전, 45세의 류영모가 자신이 지니고 있던 세속적인 것들을 다 정리하고 땀 흘리는 성자의 삶을 살기 위해 삽과 호미를 들었던 자리임을 알 수 없었을 것이다.

이마에 땀 흘리며 사는 삶

중년의 류영모는 아내와 세 아들 그리고 막내딸을 데리고 구기리 산동네에 들어왔다. 아들 의상이 19세, 자상이 17세, 각상이 15세였고 딸 월상은 10세였다. 농사 기술에 익숙하지 못했던 류영모는 일꾼 성백용을 고용해 함께 일했다. 이웃에 사는 젊은이 이상웅도 이들을 도와주었다.

자두·감·복숭아·산능금·앵두나무를 심어 과수원을 만들었고,

감자·고구마·토마토·참외·수박·무·배추로 채소밭을 일궜다. 젖소·산양·닭·토끼·돼지와 같은 가축도 키웠다. 10대의 아이들은 모두 농사일을 거들었다. 류영모는 그가 새롭게 들어앉을 자리를 찾은 뒤 이를 '복거卜居'라고 했다. 복거는 거처를 정하는 것을 개념화한 말로 조선시대 이중환은《택리지》에서 복거의 핵심을 지리, 생리(땅의 생산성), 인심, 산수山水 등 4가지로 보았다. 복거는 동양의 풍수지리를 바탕으로 한 개념이지만, 류영모는 톨스토이처럼 '이마에 땀 흘리며 사는' 도덕적 삶의 실천장으로 여겼다.

구기리는 북한산맥의 흐름을 타고 맥脈이 펼쳐져 널찍한 자리를 만들고 있어 주거지로 좋은 지세였다. 뒷산이 수려하고 청명했다. 물길이 굽이쳐 흘러 밭을 일구기에도 좋았다. 그 밖의 것들은 류영모에게 굳이 필요할 것이 없었다. 그가 농사를 지으려는 것은 먹거리를 생산하는 농부야말로 '예수'와 같은 존재라고 믿었기 때문이다.

그의 '농업'은 경건한 신앙행위와도 닮아 있었고, 또한 굶주린 백성들이 사는 나라를 위한 자기윤리적인 선택이기도 했다. 자연 속에서 생산 노동을 하면서 영성을 추구하는 그는 '북한산 계곡의 톨스토이'였고 '구기리의 은자'였다. 제자 김교신은 은거하는 스승을 찾아와 고구마 싹을 구하기도 했고, 양정학교 학생 조성빈을 보내서 농사를 배우게도 했다.

'북한산인', '비봉거사', 구기리의 '농부'. 류영모는 이런 호칭을 듣고 살았다. 은자의 삶을 택한 그에겐 자연스러운 별명이었는지 모른다. 그는 이렇게 말했다. "세상에 나타나려고 하지 않고 숨는 게 좋습니다. 숨을수록 기쁨이 충만하게 됩니다. 더 높이 올라갈 수 있기 때문이지요. 위로 오르려는 사람은 깊이 숨이야 힙니다. 숨음은 준비하고 훈련하는 일입니다."

류영모는 구기리 은거시절의 자기인식을 '가련자비可憐自卑'라는 시로 남겨 놓았다. 제목의 의미는 '가히 연민을 느껴 스스로 낮춤'이란 뜻도 되지만, '가린 자隱者의 몸 낮춘 생활'이나 '가린 자의 돌 없는 비碑'를 의미할 수도 있다.

自下門博人
紫霞門外生
陽止所居處
陰直以己行

자하문 밖 사람
자하문 밖에서 산다
양지 속에 자리 잡고
움직이기로 행한다

류영모는 삿갓시인 김병연처럼 한자의 발음과 우리말 발음의 연상 작용을 즐겼다. 그런 취지를 살려 풀이하면 위와 같은 의미가 된다. 그러나 한자의 뜻을 풀면 또 다른 의미가 있다. 자하문紫霞門은 저녁노을이 드는 문이란 뜻이지만, 자하문自下門이라고 쓰면 자당(慈堂; 어머니)의 하문(下門; 성기)을 연상시킨다. 즉 나自는 하문을 통해 넓은 세상博으로 떨어진 사람이란 의미가 된다.

어머니 하문에서 바깥 너른 세상에 떨어진 사람
자하문 밖에서 살고 있다네
해가 지면 집안에 들어가고

저녁의 참사람

그늘이 내리면 몸을 움직인다네

대문에는 "참을 찾고자 하는 이는 문을 두드리시오."라는 글을 써 붙여 놓았다. 참을 찾음은 삶의 진리를 찾는 구도求道를 의미하고, 뒷말은 마태복음 7장 7절의 '구하라 그러면 너희에게 주실 것이요 찾으라 그러면 찾을 것이요 문을 두드려라 그러면 너희에게 열릴 것이니'라는 구절을 자신과 방문객에게 환기한 말일 것이다.

자하문 밖 이웃 이광수

1939년, 자하문 밖 홍지리 40번지 지금의 상명대 부근으로 근 30년 전에 함께 동료로 지냈던 반가운 사람이 이사를 온다. 오산학교에서 만났던 춘원 이광수다. 류영모는 이 소식을 듣고 이광수의 집으로 인사를 간다. 1910년 18세이던 이광수는 47세가 되어 있었고, 20세이던 류영모는 49세가 되어 있었다.

그날(5월 5일) 이광수의 일기에는 류영모가 방문해 노자《도덕경》67장에 대해 얘기했다고 적혀 있다. '我有三寶 持而保之 一曰慈 二曰儉 三曰不敢爲天下先.' "내게는 세 가지 보물이 있어서 그것을 잘 간직하고 있습니다. 첫째는 사랑이고, 둘째는 덜 씀이고, 셋째는 구태여 세상에 먼저 되지 아니함입니다." 아마도 이광수가 시골생활을 잘하는 비결에 대해 물었을 것이고, 그에 대해 류영모가《도덕경》을 인용해 넉넉한 마음과 아끼는 마음 그리고 겸허한 마음이면 충분하다고 답을 했을 것이다. 류영모가 구기리에 들어온 뒤 어떻게 살아왔는지를 엿보게 하는 대목이다.

일주일 뒤인 5월 12일, 류영모의 맏아들 의상이 이광수를 구기리 집으로 초대하는 편지를 보내왔다. "모란이 활짝 피었으니 오셔서 함께 보시기를 (아버님이) 바라고 계십니다." 이날 이광수의 일기를 보면, 지금 현대빌라가 있는 그곳이 '장아사'라는 절이 있던 자리였으며 류영모의 집은 절터 부근에 지은 것이었음을 짐작할 수 있다. 이광수는 이렇게 적어 놓았다. "이슬과 참새와 함께 가다. 장아사 법당 터의 두 느티나무 신록이 아침햇살에 비친 미관은 말로 할 수 없었다. 경내에 들어서니 모란의 화향이 풍겼는데 수십 그루의 모란이 활짝 피어 있었다. 의상군의 편지에는 지난 밤 비로 꽃들이 상하였다고 하나 그래도 좋았다."

류영모는 모란을 보면서 "이 꽃은 중국적이야. 홍백지에 복福자를 써놓은 것 같지."라고 말했다. 이광수는 "그래도 빛깔이나 향기가 동양적이고 한국적이라서 좋습니다."라고 대답한다.

이웃 이광수에게 류영모는 젖소에서 짠 우유를 보내기도 했다. 이광수는 긴 편지로 답장을 했다.

"우유를 베풀어 보내주셔서 감사합니다. 아우와 같이 병약한 사람에게 우유는 좋은 식량이온데, 시장에 파는 것이 늘 만족하지 못했는데 보내주신 것을 먹어보니 참으로 진짜 우유의 맛이 느껴집니다. 시장에 나온 제품은 비록 순수 우유라 하지만 크림을 안 걷어 낸 걸 기대할 수 없고 끓여 소독하여 단백질이 굳어지는 걸 면할 수 없으며 사료를 싼 것을 써서 영양도 풍부하기를 기대할 수 없는데, 보내주신 우유와 비교하면 색깔과 윤기·농도·풍미가 탈지 우유인 것처럼 희멀겋습니다. 아드님 말씀이 선생은 우유를 숭늉이나 김치처럼 상용하였다하니 진실로 명언입니다. 만일 선생께서 집에서 쓰시고 아직도 남은 것이 있으면 저의 아이들을 위해 1리터라도 보내주시기 바랍니다. 드리는 돈 12원은 젖소 먹이 값에 보태시고 매일 우유를 가지고 오는 사람의 신발값으로 적당히 써주십시오.

아드님으로부터 들으니 전번에 송아지가 났다 하는데 여러 중생에게 단 젖을 공급할 귀중한 사명으로 세상에 나온 손님이라 잘 자라기를 바랍니다. 소나기 오는 것을 보고 놀라서 우유그릇을 엎었다는 아드님 말을 듣고 웃었습니다. 《장자》에 '눈동자가 새로 난 송아지 눈동자 같다瞳焉若初生之犢'는 글귀가 연상되어 그 송아지 한 번 보고 싶습니다. 날이 좀 따뜻해지면 지팡이를 끌고 선생을 찾아 오래 막혔던 회포도 풀 겸 선생의 《도덕경》 강의도 듣고 싶습니다. 내내 도안道安하시기를 빌며, 이광수 배."

해방 이후 류영모는 이광수에 대해 물으면 말을 아꼈다. 옛벗의 허물을 굳이 꺼내기 싫어서였을 것이다. 자꾸 채근하면 "재주 있는 사람이지요."라고 답하고는 다시 입을 닫았다. 류영모 일기 중에는 춘원의 소설을 언급하는 대목이 한 군데 등장한다. 그의 재능을 아꼈고 소설을 찾아 읽었던 옛 시절의 자취이리라.

1941년 8월 5일, 류영모는 집 옆의 아카시아나무 가지를 삼각사다리에 올라가 자르다가 떨어져 허리뼈를 크게 다쳤다. 이후 2주일간 병상에 누워 지내야 했다. 이때 그는 죽음이 고통이 아니라 좋은 맛이라는 것을 깨달았다. 고통을 쾌감으로 여기는 것과 쾌감을 고통으로 여기는 것. 이것이 죽음에 대한 오해라고 생각하기 시작했다. 고통과 쾌감은 실은 한맛이다. "몸이란 마침내 큰 짐이요, 감옥이요, 못된 장난이다." 그의 50대는 이런 생각과 함께 깊어지고 있었다.

24. 삶은 하루살이 생선토막이오

조선심을 계몽한 사학자 문일평

호암 문일평은 일제강점기에 활동한 언론인이자 역사학자로 서울 망우역사공원에 묻혀 있다. 1888년에 태어나 1939년에 죽었다. 그의 죽음에 붙인 류영모의 추모 글이 유명하다. 문일평의 죽음을 애석해 한 것은 류영모만이 아니어서 '한국학'의 대가로 불렸던 〈조선일보〉 기자 이규태는 문일평을 학문적 선배로 존경했고 묘지 비석에도 글을 썼다.

"불우한 세대를 짧게 살면서 큰 뜻을 세웠기로 그 그늘을 오늘에 드리우고 여기 고이 잠들고 계시다. 얼굴에 비해 눈이 큰 편이었으며 항상 한복에 두루마기 차림이었다. 담배는 안 하시고 술만 드시면 일제의 압제에 분통을 터뜨려 화를 못 가누곤 하였다. 이웃에 어려운 사람이 도움을 청하면 벽시계를 떼어 전당 잡혀주고, 쌀자루를 갖고 오라 시켜 뒤주 바닥을 긁어 퍼주었으며, 어렵게 사온 장작을 날라다주고 냉돌에서 자기 일쑤였다. 일제의 불의에 대항할 때는 호암虎巖으로 노호하였고, 민족을 연명시키는 국학의 밭을 가꿀 때는 호암湖岩으로 자적하셨다. 벽초 홍명희는 자기 연배에서 조선사를 논하고 쓸 만한 사람이 꼭 두 사람 있는데 천분이 탁월한 신채호와 연구가 독실한 문일평이라 했다. 평생 계몽해 온 것이 '조선심'이요, 이를 지탱하고자 골몰해 온 것이 '조선학'이다."

문일평은 1930년대 중반부터 조선 역사의 과학화를 주장하면서 한편으로 정신적 요소인 '조선심朝鮮心'을 강조했다. "중국사상 그것도 아니요, 인도사상 그것도 아니요, 조선사상은 어디까지나 조선사상이다. 비록 예로부터 조선이 중국, 인도 사상의 감화를 많이 받았으나 특수한 환경에서 특수한 생활을 하게 된 조선인은 구원한 역사를 통하여 일종 특수한 조선심을 형성함에 이른 것으로서, 그것이 세종에 의하여 가장 구체적으로 표현된 것이다. 이러한 의미에서 세종은 조선심의 대표자라고 부르고 싶다."

세종대왕을 조선심의 대표자로 꼽은 문일평은 또 영조와 정조시대의 실학과 실사구시 정신을 조선심의 재현이라고 평가하기도 했다. 그의 비석에는 뜻밖의 이름도 보이는데 〈조선일보〉 명예회장인 방우영의 이름이 그것이다. 그는 문일평 외손녀의 사위인 연으로 이름을 올렸다.

일본에서 조선 역사를 발견하다

문일평은 평안북도 의주 사람으로 조선시대 대대로 무관직을 지냈던 가문이었고 상당한 부농 출신이었다. 의주는 베이징이나 톈진 등 중국에서 건너온 서양 선교사들이 가장 먼저 기독교 예배당을 세운 곳이다. 문일평은 어린 시절부터 선교사와 친하게 지냈고 그 때문에 서양 문화를 동경했다.

17세 때인 1905년 의주 용암포에서 증기선을 타고 미국 유학을 떠났으나, 여권 문제가 해결되지 않아 인천에서 내리고 말았다. 그는 부산을 거쳐 일본 도쿄로 건너갔다. 일본에서 아오야마학원 중학부에 임시 입학했고 이후 미사노리학교에 들어간다. 이곳에서 홍명희와 이광수를 만났다. 1907년 9월 메이지학원 중학부에 편입해 공부했다.

이듬해 9월 한국에 돌아온 그는 안창호의 평양 대성학교, 의주 양실학교, 서울 경신학교 등 기독교계 학교에서 교사 생활을 했고, 최남선이 설립한 광문회와 상동청년회에서 활동하기도 했다. 상동청년회에서 최남선은 역사를 가르쳤고, 문일평은 지리를 가르쳤다.

1911년 그는 다시 일본으로 건너가 와세다대학 정치경제학과에 입학, 그곳에서 김성수, 안재홍, 송진우 등과 교유했다. 어느 날 문일평은 땅콩을 한 봉지 사들고 귀가했는데 마침 헌 신문지로 만든 봉지였다. 그는 땅콩봉지를 펼치다가 '동양의 넬슨, 이순신[1]'이라고 카피를 붙인 책 광고를 보았다. 넬슨의 이름은 언젠가 들은 적이 있는데, 이순신에 대해선 잘 몰랐다. 일본에 가서야 조선 역사를 알게 된 것이다. 조선에 파견된 적이 있던 일본인 측량기사 세키 고세이가 쓴 《朝鮮李舜臣傳조선이순신전》(1892년 출간)을 번역하면서 문일평은 역사가의 길로 접어든다.

동갑내기였던 홍명희가 어느 날 찾아와, 고무신 공장을 시작한

---

1. 러일전쟁 당시 일본을 승리로 이끌었던 해군제독 도고 헤이하치로東鄕平八郎가 전쟁 직후의 만찬에서 "나는 넬슨과는 비교할 수 있을지 모르나 이순신에 비하면 하사관에 불과하다."라고 말했다는 내용이 정설처럼 받아들여졌으나 여러 연구에 의해 사실이 아닌 것으로 정리되고 있다. '동양의 넬슨=이순신' 식의 생각이 19세기 말, 20세기 초에 걸쳐 일본에서 광범위하게 유포되었던 것은 사실이다. 이는 일본을 제패하고 중국 진출을 명분 삼아 조선 침략을 감행한 도요토미 히데요시를 영웅시하는 관점과 연관된 것이다. 도요토미 히데요시와 유럽 대륙을 제패한 나폴레옹을 동일시하고, 나폴레옹의 영국 침공을 막아내면서 유럽 지배도 무너뜨린 넬슨 제독을 (히데요시의 계획을 무너뜨린) 이순신과 동급으로 만드는 식이었다. 1905년 러일전쟁 이후 도고 헤이하치로가 넬슨 이상으로 영웅시되면서 '동양의 넬슨=이순신' 식의 생각은 차츰 사라졌다.

저녁의 참사람

사람이 있는데 상표가 뭐가 좋겠느냐고 물었다. 그는 말했다. "그 민족 자본가가 참으로 장하구려. '거북선' 어떻소? 이순신의 철갑선!" 이후 '거북선'은 유명 브랜드가 되어 유사 상표가 나돌 정도가 됐다.

와세다대학에서 서양사 강의를 들으며 문일평은 한편으로 다른 역사 공부에 관심을 가졌다. 한민족이 외적과의 전쟁에서 이긴 사실에 흥미를 느낀 것인데, 고구려의 살수대첩과 안시성대첩, 고려 강감찬의 귀주대첩, 윤관의 여진정벌 같은 것을 읽고 통쾌하게 여겼다.

1912년 말 문일평은 일본인 학생과의 갈등에 분개하여 대학을 자퇴하고 독립운동을 하러 중국 상하이로 떠난다. 상하이와 난징에서 조소앙, 홍명희, 정인보와 함께 기숙하면서 상하이에서 발간되던 중국 정당신문 〈대공화일보大共和日報〉2에서 일하기도 했고, 신규식이 조직한 독립운동단체 동제사에서도 활동했다. 동제사는 단군의 대종교를 기본으로 국혼을 중시하는 민족단체였다.

독립운동으로 가산을 다 쓴 뒤 1914년 귀국해 은거하며 독서에 몰두한다. 1919년 3·1운동이 일어나고 며칠 뒤인 3월 23일 문일평은 '독립요구서'를 작성해 조선총독부에 전달한다.

"오늘 세계 대세는 이미 무단적 실력은 가고 정의 인도가 온 것이 아닌가. 이미 압박적 역리逆理가 가고 평화적 정도正道가 흥한 것이 아닌가. 동양 평화가 조선독립으로 더욱 확고할 것이 아닌가."

문일평은 보신각에서 300명 군중이 모인 가운데 이 글을 낭독하고 시위를 이끌다 체포된다. 이후 징역 8개월을 선고받고 서대문형무

---

2. 〈대공화일보〉는 중화민국 초기의 정당 신문이다. 1912년 1월 4일 상하이에서 창간되었다. 설립자 겸 사장은 장타이옌章太炎으로 그는 중화민국연합회 회장, 통일당 임시 총리, 공화당 이사 등을 역임했었다. 쑨원과 난징 임시정부를 강하게 공격하는 등 많은 논란을 일으켰으며 1915년 6월 30일 폐간되었다.

소에서 복역하였다. 1995년, 사후 56년 만에 문일평은 한국 건국훈장 독립장을 추서 받았다.

뇌곡산장을 찾은 문일평

문일평의 삶 속에 어느 날 류영모가 등장한다. 육당 최남선의 신문관에서 만난 두 사람은 금방 서로를 알아보았다. 문일평은 두 살 아래인 류영모가 불교, 노장, 기독교에 통달한 사람이라는 것을 알고는 뜻을 같이 할 벗으로 여겼다. 문일평은 6킬로미터가 넘는 길을 걸어서 자하문 고개 넘어 비봉 밑에 사는 류영모를 자주 찾았다. 때로는 국문학자 이병기나 나중에 '일장기 말소사건'으로 〈동아일보〉를 떠나는 설의식과 함께 오기도 했다. 당시 문일평은 '자하문 뇌곡산장을 방문함紫霞門訪牢谷山莊'이라는 제목으로 시를 쓰기도 했다.

家住靑山裡 水雲共一鄕
집은 푸른 산속에 있다네 물과 구름이 함께 솟아나는 곳
林花秋更艷 石磵水猶涼
숲속의 꽃은 가을에 더 곱고 바위개울 물은 더욱 시원하네
採藥穿幽逕 種松護別堂
약초 캐느라 어둑한 길이 뚫려있네 큰 소나무는 별당을
지키며 섰고
邸廚珍味足 盤上乳茄香
부엌에는 맛있는 것이 충분하니 상 위에 우유와 토마토
향기가 나네

제목에 등장하는 뇌곡산장은 '골짜기로 둘러싸인 산속의 집'이란

뜻으로 문일평은 이 시에 관해 이렇게 밝히고 있다. "이 줄구拙句는 일전에 북한산 기슭에 사는 류 처사를 방문했을 때 읊은 것인데 한 번에 다 지은 것이 아니다. 처음엔 그 자리에서 보는 광경 그대로 '林花秋更艶 石磵水猶凉임화추경염 석간수유량' 한 연을 구성하고, 나머지는 그 다음 날에 다 이룬 것이다. 끝 구절은 류 처사의 실생활의 일단을 그린 것이니, 그는 손수 우유를 짜서 손수 재배한 토마토에 화하여(곁들여) 저녁 밥상에 놓았으므로 여기 유가乳茄라 함은 이 우유와 토마토蕃茄와 화락和樂을 약칭한 것이다."

문일평은 그의 글 안에 류영모의 시조 한 수를 인용하고 거기에 아래와 같은 말을 달고 있다.

좋은 의식 않은 것 우리 집 자랑이요
명리를 웃보는 게 내 버릇인데
아직껏 바람 물 주려 씀이 죄 받는 듯하여

"이 시조는 류 처사가 일찍 자기의 뜻을 읊은 것이니 그는 오산고보 교장으로서 교육에 종사한 적도 있었고 그 뒤엔 상업을 경영한 일도 있었지만, 오늘날은 이 시조에 표시한 것과 같이 바람과 물을 찾아서 북한산 밑에 들어가 경전을 읽는 생활을 하고 있는 중이다."

1939년 4월 3일, 문일평은 급성 전염병인 단독丹毒3으로 눈을 감았다. 월북한 그의 큰딸 문채원의 아들은 호암이 일제에 의해 독살되

---

3. 피부가 세균에 감염되이 생기는 피부질환 중 하나이다. 세균 중에서도 대부분 연쇄상구균에 의해 발생하며 드물게 포도상구균이 원인인 경우도 있다. 피부가 빨갛게 부어오르고 고름이 생기는 등의 특징을 보인다. 사람과 가축 모두에게 발병하는 인수 공통병 중 하나이며, 세균에 감염된 뒤 고열과 오한, 두통, 피로감 등의 전신 증상이 나타난다.

었다는 주장을 한 바 있다. 일본 경찰이 가택수색을 할 때 면도날에 독약을 발라놓았으며 이튿날 면도를 하다가 살짝 베인 곳이 크게 붉어지더니 사망했다는 것이다. 이는 일제가 독립지사를 제거하기 위해 쓰던 수법이었다고 한다. 의혹은 있지만 정확한 증거는 없다. 그가 병약한 것은 사실이었지만, 그 죽음이 급작스럽고 의아했던 정황은 읽을 수 있는 대목이다. 류영모 또한 돌연한 벗의 타계에 안타까움을 금치 못했다. 더군다나 서로 뜻을 헤아리고 마음이 통하는 벗이었다. 류영모는《성서조선》에 추모의 글을 남겼다.

한 마리 생선을 빌어 서럽게 추모하다

"호암 문일평 형이 먼저 가시는데 위에서 하느님 아버지께서 나의 결별의 인사하는 것을 굽어 들으시는 듯하다. 1939년 4월 4일 서울 내자동 호암댁을 찾다가 대문 기둥에 조등弔燈이 걸렸다. 물은즉 어제 아침에 주인 별세란다. 연전年前에 중병 뒤에 느낌을 말씀하기를 멀리 불교문화, 가까이 기독교문화를 많이 입은 조선에서 두 종교의 깊은 조예가 없이 국사國史를 학구學究함은 망혹이었다고 하였다. 이제 종교를 좀더 알아 가지고 사학史學을 말하겠다고 하시고, 날더러 '형은 전도에라도 충실하고 우리가 헛사는 것이 큰일났다' 하시던 씨는 드디어 가시도다. 호암 씨는 51세(1만 8,545일)로 가시니, 나보다 627일 먼저 나시었다. 올해로 나에게 지명知命의 나이(50살)를 주신 하느님께서 앞뒤에 구름기둥·불기둥을 세우시니 이 어찌하신 처분일까. 헛사는 어리석음을 알아보게 하시는 채찍이신가."

불교와 기독교를 연구하지 않고 나라의 역사를 알겠다고 한 것이 어리석은 일이었다고 류영모에게 말한 대목이 눈에 띈다. 문일평은 류영모를 만남으로써 역사 인식을 종교사상의 영역까지 확장하는 안목을 갖게 된 셈이다. 삶과 죽음에 대한 민족의 인식을 이해하는 것은 한 국가의 '내면의 힘과 규칙성'을 발견하는 것과 통한다. 류영모의 '씨알론'은 역사를 움직이는 인간의 사상이 어떻게 역동성을 지니는지에 대한 통찰을 담고 있지 않은가. 류영모는 잡지에 실은 추모 글에 붙여 문일평에 대한 인상적인 추도시 〈일생선―生鮮〉을 썼다.

스스로 느낌, 일생선

한 마리면 몇 토막에 한 토막은 몇 점인가
하루하루 저며 내니 어느덧 끝점
하루하루는 죽는 날인데 만萬날 수壽만 여기네

맛없이도 머리 토막 쬐여내여 없이 했고
세간살이 한답시고 가운데 토막 녹았으니
님께는 무얼 바치나 꼬리를 잡고 뉘웃네
국거리는 못되어도 찌개라도 하시려니

찌개감도 채 못되면 고명에는 씨울거니
성키만 하올 것이면 님께 돌려보고져

오십 구비를 돌아드니 큰 토막은 다 썼고나
인간의 도마 위에선 쓸데없는 찌꺼기나
님께서 발라주시면 배부르게 5천 사람

시에 붙인 제목 '일생선―生鮮'은 '한 마리 생선'이란 의미와 '한 생

애가 빛나다'라는 의미를 함께 지닌다. 잘 들여다보면 하루하루 시간
이 생선토막처럼 쌓여 생을 이루며 마침내 죽음을 이룬다는 '류영모다
운 철학적 사유'에 닿는다.

김교신은 류영모의 추모 글을 이렇게 소개하였다. "근래에 읽은
문자 중에 본 호에 실린 '호암 문일평 형이 먼저 가시는데'라는 문자처
럼 우리의 간담을 서늘하게 한 것은 없다. 류영모 선생의 앞뒤에 서있
는 구름기둥·불기둥을 평생토록 인식 못 하는 사람은 차라리 행복한
(그 행복은 돼지의 행복과 비슷하다고 하더라도) 자라 할 것이며, 앞뒤의 구름기
둥·불기둥을 보고서도 꼼짝없는 자는 화禍를 면치 못할진저." 더욱이
문일평의 추모 글에 딸려 실린 류영모의 시〈일생선〉은《성서조선》독
자들이 거의 모두가 외울 만큼 회자되었다.

함석헌은 1981년 자신의 팔순 기념 모임에서 답례인사를 할 때
류영모의〈일생선〉얘기로 화제를 이끌었다. 그만큼 충격을 준 시였다
는 뜻이리라. 농촌운동가이자 새마을운동의 기획자였던 류달영도 류
영모 추모문에서 이 얘기를 꺼냈다. "그 글은 참으로 감회 깊은 글이었
다. 그 글 끝에 '한 마리 생선'이란 연시조가 있었다. 그 가운데서 내가
지금도 잊지 않고 기억하는 것은 두 번째 연이다. 진실된 사람의 생애
에서 누구나 공감할 수 있는 절실한 비유의 시다."

25. 빛고을의 성자들 1-이세종

호남의 정신, 광주

대한민국 남녘의 호남 최대 도시, 광주는 저항의 이미지가 강하게 배어 있는 곳이다. 가까운 역사로는 5·18 민주화운동의 중심지다. 전두환 독재에 항거한 '5·18' 투쟁은 이 도시를 민주화의 성지로 각인시켰다. 1987년 민주화투쟁의 상징인 이한열도 이곳 출신이다. 이뿐 아니다. 역사를 더 거슬러 올라가면 1894년 동학농민운동 궐기가 벌어졌던 곳 중 하나며 또 1929년 일제강점기에는 '광주 항일학생운동'이 일어난 곳으로, 외세와 압제에 굴하지 않는 뚜렷한 의기義氣를 보여준 곳이다. 역사의 질곡 속에서 펼쳐진 이 고장의 대단한 면모를 보여주는 대목이긴 하지만, 그 때문에 광주는 그 이상의 '내면內面'을 지닌 곳이라는 측면을 간과하기 쉽다. 이 도시는 끝없는 박애博愛와 아낌없는 이타利他를 실천한, 빛나는 정신적 도시다.

이 짐을 발견하고 광주의 신성神聖·神性에 깊은 공명을 드러낸 사람이 다석 류영모다. 그는 1946년 봄에 광주로 가서 이현필을 만났다.

그가 누군가를 만나 영적인 비월飛越을 이룬 것은, 아마도 이현필이 처음이 아니었을까 싶다. 23년 연하의 이현필을 만난 일은, 다석의 정신세계를 더욱 깊고 오롯하게 돋운 계기였다. 다석은 당시 주변사람들로부터 '예수'라는 극존칭으로 불리는 이현필을 만난 뒤, 이 도시 이름을 우리말로 풀어 '빛고을'이라고 호칭했다. 광주가 오늘날 빛고을이라는 이름을 갖게 된 계기였다. 해방 이후 피폐한 땅이던 광주에서 '영성의 빛'을 본 것이다. 빛고을은 영성의 도시라는 뜻이다. 대체 이현필이 누구이기에 다석이 이토록 깊이 다가가게 했던가.

세상 모든 집착을 벗어난 이세종

이현필의 삶을 들여다보기 전에 먼저 만나야 할 사람이 있다. 이현필의 스승 이세종이다. 이름 그대로 새로운 세상을 알리는 종소리世鐘가 된 사람이었다. 류영모는 아쉽게도 생전의 이세종을 만날 기회가 없었다. 이현필을 만났을 때, 이미 이세종은 4년 전에 세상을 떠났기에 이 걸출한 성자의 '전설'만을 전해 들었다.

　　이세종과 이현필은 모두 전남 화순군의 도암道岩 마을 사람이었다. 구한말인 1880년 3형제 중 막내로 태어난 이세종은 어려서 부모를 여의고 큰형 집에 얹혀살았다. 28세 때부터 남의 집에서 머슴살이를 했다. 기골이 장대하고 힘이 장사였다고 한다. 머슴 노동으로 받는 새경으로 식구들을 먹여 살렸고 논마지기까지 장만해서 형을 장가들게 해줬다. 그 와중에 동냥글로 한글을 깨우쳤다. 머슴살이 10년 여 만에 자신의 집과 농토를 마련하게 되었을 때는 마흔이 넘어 있었다. 나이 많은 그에게 시집오겠다는 여성이 없어서, 형편이 어려운 집의 16세 연하의 처녀를 아내로 맞았다. 결혼 뒤에도 그는 부지런히 일을 하였고 논밭을 계속 사들여 마을에서 부자 소리를 듣게 됐다.

이세종은 재산은 넉넉했으나 자식을 갖지 못했다. 좋다는 처방을 다 써보았으나 효험이 없었다. 그러다가 문득 친지의 집에 놓인 성경을 보게 됐다. 거기 하느님이 있다 하니 혹시 뭔가 방도가 있지 않을까 하는 심정으로 경전을 펼쳐본다. 구약에 나오는 이스라엘 사람들처럼 제단을 쌓고 짐승을 바치며 빌어보았으나 소용이 없었다. 그러다가 신약을 읽게 됐고 예수와 바울이 결혼도 하지 않은 채 금욕생활을 하며 오직 하느님만을 향해 기도하며 살았다는 것을 알게 된다. 아, 자식보다 더 귀하고 중한 것이 있구나.

이때의 상황을 묘사하는 구전口傳 스토리 하나. 이세종은 성경을 읽은 뒤 기쁨에 넘쳐서 천태산 기슭 바람재 위에 높이 올라갔다. 그는 두 손을 쳐들고 춤을 추며 큰 소리로 노래했다. "억조창생 만민들아. 다 회개하고 예수를 믿으라." 춤을 추는 동안에 너무나 몰입하여 자신의 아랫도리가 벗겨진 것도 모를 정도였다. "지금껏 산당을 짓고 하루 열두 번 제사를 지낸 공이 헛수였구나. 참된 복은 예수를 믿고 그의 삶을 본받아 가는 길에 있는 것을." 그는 부르짖었다.

이후 아내는 달라진 남편을 이해할 수 없었다. 이 사람이 왜 갑자기 자신을 멀리하는가. 밤에도 낮에도 도무지 상대를 해주지 않으니, 싫어졌나 하는 생각이 든 것이다. 아내는 그만 입던 옷 그대로 집을 나갔다. 자신을 오갈 데 없는 과부라고 속이며 밥을 빌어먹고 다녔다. 그러다가 한 사내를 만나 같이 살게 됐다. 아내를 잃은 이세종은 스스로 밥을 지어 먹으며 성서만 읽고 살았다.

누군가가 그에게 어느 마을에서 아내를 보았다는 얘기를 전해줬다. 이세종은 생각했다. 이 사람이 아무것도 지니지 않은 채 집을 나갔으니 입던 옷이나 쓰던 물건이 몹시 아쉽지 않겠는가. 사람을 시켜서 그 집으로 보내주었다. 이걸 본 두 사람이 모두 놀랐다. 아내는 남편이 이런 걸 챙겨준 것에 놀랐고, 같이 살던 사내는 그 여인이 남편 있는 사람이었다는 것에 놀랐다. 이 일로 아내는 다시 이세종에게 돌아오게 된다.

아내가 돌아오자 이세종은 아무 일 없었던 듯이 반갑게 맞았다. 그런데 다시 살아보니 그전 생활과 다름이 없었다. 아내는 다시 가출을 했다. 낯선 곳에 가서 다른 사내를 만나 살게 되었다. 사내는 몹시 가난하여 끼니도 잇기 어려운 상황이었다. 누군가가 또 이 사실을 전해줬다. 이세종은 그 소리를 듣자마자 쌀가마니를 지고 그 집을 찾아갔다. 사립문에서 "거기 누구 있소?"라고 불렀을 때, 익숙한 목소리를 들은 아내가 물바가지를 들고 나와 남편에게 퍼부었다. 소박맞은 분노를 표현한 것이었다. 물벼락을 맞은 이세종은 잠깐 말없이 서 있다가 "쌀을 가져왔으니 어서 밥을 지어 함께 드시오."라고 말했다. 이세종은 곁에 서 있던 사내에게 "성경을 읽어보시오."라고 권했다.

호세아 성자와 이공

바람 난 부인을 품을 정도로 품이 컸던 이세종을 한국의 '호세아 성자'라고 부른다. 호세아는 예수보다 750년 전에 살았던 이스라엘의 예언자다. 구약성경에는 '호세아 소예언서'가 있다. 호세아는 고멜이라는 여성을 아내로 맞았다. 아내와의 사이에 세 자녀를 얻었다. 아들 이즈르엘과 로암미, 딸 로루하마다. 아내 고멜이 낳은 자식은 불륜으로 태어난 씨앗이었으나 호세아는 이를 용서했다. 하지만 아내는 다른 사내를 쫓아 집을 나갔다. 이후 그는 아내 고멜을 용서하고 다시 받아들인다. 하느님의 이런 음성이 들렸기 때문이다.

"호세아야, 너를 배신한 아내 때문에 분할 것이다. 아내를 진심으로 사랑하기에 분할 것이다. 그러나 너는 아내를 사랑하렴. 아내가 이

제 네게로 돌아올 것이다. 그러면 받아들이렴. 내가 나를 배신한 이스라엘 백성을 받아들이듯 너도 아내를 용서하고 받아들이렴."

이세종은 성서의 호세아처럼 아니 그보다 더한 진실과 사랑으로 그를 버렸다 돌아온 아내를 대했다. 그래서 그는 한국의 '호세아 성자'가 되었다. 그는 이런 말을 했다. "가족에게도 내 욕심을 채워줘선 안 된다. 내 욕심과는 정반대로 행하라. 부부간에도 욕심을 채워주지 말아라. 정반대로 하라. 욕심을 채워주지 않는 것이 그 영혼을 구원하는 일이다."

이세종의 아내는 쉰이 넘어 한글을 깨우치고 성서를 읽었다. 말년에 이세종이 산에 숨어 살 때도 부인은 그의 곁을 떠나지 않았다. 그녀도 남편처럼 거지 행색으로 살았다. 이세종이 죽은 뒤에 그 자리에 묘를 쓰고 남편 무덤을 3년간 지켰다. "나는 세상에 와서 예수 잘 믿는 남편을 둔 행복한 사람"이라고 눈물을 흘리며 감사했다. 77세로 세상을 마칠 때까지 스스로 농사를 지으며 살았다. 남편에게 지은 죄를 사죄하는 의미에서 죽을 때까지 바로 누워 잠을 자지 않았다.

한편, 동네 사람들은 마을의 큰 부자였던 그에게 쌀이나 돈을 꿔 갔고 가을 추수철에 빚을 갚곤 했다. 심한 가뭄으로 흉년이 든 해에, 도암 마을에도 굶주리는 사람이 속출했다. 이세종은 곳간을 열어 이웃들에게 쌀을 퍼가도록 했다. 그리고 자신에게 빚을 진 채무자들을 모아놓고 빚 문서를 모두 태워 채무를 탕감해줬다. 이날 빚 걱정을 한순간에 덜게 된 마을사람들이 서로 껴안고 엉엉 울었다고 한다. 마을사람들이 자진해서 송덕비를 세웠다. 이세종은 이를 사양하며 비석을 땅에 묻었다.

그는 사람들에게 자신을 이공이라고 불러달라고 했다. 벼슬 하는 사람들이 서로 붙이는 이공李公을 생각하기 쉽지만 이세종이 택한 것은 이공^{李空}이었다. 세상에 없는 사람이며, 텅 빈 허공과 함께 하느님에 속한 사람이라고 말하고 싶었을까. 이세종은 동시대의 다른 사람들과 달리 사진 한 장 남아 있지 않고 초상화 하나도 그려진 게 없다. 일제강점기 말기에 돌아갔지만, 그가 어떻게 생긴 분인지 말해줄 수 있는 사람조차 남지 않았다. 다만 알 수 있는 건, 그 놀라운 생의 반전들 속에서 펼쳐진 사상과 언행들뿐이다. 그에게 감화를 받은 이들이 저마다 마음에 남은 '거룩한 기운'들을 더듬더듬 전하는 그 조각 속에 숨어 있는 영성^{靈性}뿐이다.

만인 만물을 소중히 대하다

이세종은 낙스^{R. Knox} 선교사에게서 세례를 받았다. 밤에는 성경을 읽고 낮에는 청년들에게 그 성경을 다시 읽어주며 함께 토론하기를 청했다. 그는 이런 말을 했다. "참진리는 쉽게 납득이 되는 것이 아닙니다. 다른 사람을 의심나게 하는 것이 참진리입니다. 진리에 대해 의심이 나는 까닭은 인간이 감정의 동물이기 때문입니다. 사람들은 이 세상에서 편히 살고 세상의 영광을 누리고 오래 살고 부귀하고 자녀를 많이 낳는 것을 축복과 영광이라 생각합니다. 그런데 참진리를 깨달은 사람은 부모처자와 단란하게 사는 걸 마다하고 고생을 자처하며 종교 진리를 따르니 세상사람 눈으로 볼 때에 정반대 가치관을 가지고 있는 게 됩니다. 그러니 의심이 생기는 것은 당연한 일입니다."

이세종은 깊이 파야 깊이 깨닫는다고 말했다. 어설프게 파면 믿음이 죽고 의심밖에 남는 것이 없다고 했다. 그의 소문을 들은 사람들이 배움을 청하러 몰려왔다. 이현필, 이상복, 박복만, 이대영, 전도부인 오복희, 수레기 어머니 손임순, 최흥종 목사, 그의 사위 강순명과 백영흠, 이만식, 최원갑, 현동완이 있었다. 그는 모든 것을 버리고 산중 수도 생활을 시작한다. 한번은 광주 교회의 공식모임에 초청받아 가던 중에 길에서 거지를 만났다. 문득 그와 옷을 바꿔 입고 모임에 참석하기도 했다.

추운 겨울에도 이불을 가슴 위로 덮고 자지 않았다. 남의 집 처마 아래서 밤을 지새울 사람을 생각해서였다. 밥을 먹을 때도 땅바닥에서 먹었다. 거지들에게 일일이 상을 차려줄 수 없기에 자기도 땅에서 밥을 먹는다 하였다. 이웃을 네 몸과 같이 사랑하라는 예수의 말씀을 실천하는 일이었다. 그는 그뿐 아니라 산천초목과 금수곤충에 이르기까지 만물을 사랑으로 대해야 한다고 가르쳤다. 풀잎을 쓰다듬어 주었고 길에 뻗어 나온 칡넝쿨을 누군가 밟아 진액이 흐를 때 사람의 피를 보는 것처럼 아파했다. 발에 밟힌 개미를 보고 눈물을 흘렸고 빈대도 파리도 죽이지 않고 문을 열어 밖으로 내보냈다.

이세종은 혼자 성경을 읽고 체득한 바를 실천했다. 그의 사상의 핵심은 금욕과 절제를 통한 순결이었고, 생명에 대한 외경이었으며, 그 외경이 발전한 세상 모두에 대한 사랑이었다. 그는 하느님에 대한 깊은 확신을 다른 이들에게 가르쳐 나누고자 했다.

죽을 때가 가까워 오자 이세종은 석 달간 곡기를 끊었다. 자기 몸을 깨끗이 비우기 위함이었다. 임종 즈음에 그는 제자들에게 나뭇가지를 베어 오게 하고 그것을 손수 새끼로 엮어 상여를 만들었다. 상여를 좁은 방 안에 넣고 그 위에 이불을 펴고 누워 말하기를 '숨이 지면 꼭 이대로 묻어주시오.'라고 했다. 아내가 곁에서 울음을 터뜨리자, 그는 다시 벌떡 일어나 '예수를 따라가는데 울어서야 되겠소, 나는 올라가오.'라고 말한 뒤 다시 누웠고 조금 뒤 눈을 감았다. 1942년 2월, 향년 62세였다. 그는 완전한 무소유의 삶을 살았다. 남긴 유산이라고는 가마니 한 장 없었다. 이후 이현필을 비롯한 제자들이 동광원東光院을 세워 그 정신을 기리고 개신교 영성의 터전으로 일군다.

이세종의 아내가 죽었을 때 류영모는 '다석일지'에 이렇게 적었다. "1971년 2월 11일 이세종 님의 마나님이 돌아가셨다는 말씀을 듣다. 들건대 거듭거듭 많이도 거듭 사시어서 돌아가시었구나."

십자가를 지는 사람

이세종은 이런 말을 남겼다. "우리가 산다는 것은 내가 스스로 사는 것이 아니다. 산 것이 내게 붙어 있다. 그것이 떠나면 나는 죽는다. 하느님께서 나와 함께하시면 내가 살 것이요, 하느님께서 내게서 당신의 선한 것을 도로 찾아가시면 그때는 찌꺼기 밖에 남지 않으니 나의 육체도 살 수 없어 죽고 마는 것이다. 인간들은 이것을 죽었다고 한다. 사실은 죽는 것이 아니라 하느님께서 내게서 맑은 것을 도로 찾아가시므로 남은 것은 썩는 것이다. 이것을 보고 사람들은 썩었다고 하는 것이다. 나무를 불에 태워 버리면 그 나무는 죽은 줄로 알지만 태운 재를 거둬 다른 나무에게 거름으로 주면 그 비료 성분 덕택으로 잘 산다. 그 나무가 죽었다고 해서 아주 없어져 버리는 것이 아니다. 사람의 육체도 이와 같다."

류영모는 이현필과 함께 이세종이 살던 화순군 도암면을 둘러보았다. 그는 이세종을 '성인'이라고 호칭했다. 류영모의 말. "성인은 무엇인가. 물질에 빠지고 미끄러지는 나를, 물질을 차버리고 깨끗해져 보려는 사람이 아니겠는가. 내 위에 누가 있으랴 하는 자는 지각이 없기로 마치 철없는 사람과 같다. 자기 머리가 가장 위인 줄 알고 일을 저지르니 못되고 못난 짓이 될 수밖에 없다."

이세종의 사상은 류영모에게 깊은 영감을 주었을 것이다. 특히 류영모가 '성인'이라는 호칭을 서슴없이 붙인 것은, 그가 인간 속의 짐승 본능인 '탐진치' 욕망을 완전히 끊었던 사람이기 때문이다. 류영모가 얼나의 길에 대한 확신을 가지게 된 데에는, 거침없이 깨달음의 길을 걸어간 선각先覺의 결행이 하나의 의미심장한 표지판이 되어줬을 것이다. 거기에 이세종의 제자 이현필이 두 성자의 영적인 가교架橋가 되어주었던 점도 특기할 만하다.

광주에서 이세종이 죽기 한 달 전인 1942년 1월 4일, 서울의 류영모는 중생重生, 거듭남을 체험하고 있었다. 살아 있으면서 하느님을 느끼는 파사破私에 든 것이다. 류영모가 '십자가에 기대는 신앙이 아니라 십자가를 지는 신앙'을 말했을 때, 이세종은 "십자가를 지려는 사람이 없다, 행위를 고치고 어려움을 참고 거듭난 생활을 하는 것이 십자가를 지는 생활이다."라고 역설하고 있었다. 핍박받는 식민지 조선의 남쪽과 북쪽에서 놀랍게도 서구 기독교의 영성이 그 원형의 뜻을 돋우며 피어오르고 있었던 셈이다. 이 '기적'의 시대, 뜻밖의 심오한 역사를 우린 잊을 수 없다.

26. 빛고을의 성자들 2-이현필

북쪽의 이승훈, 남쪽의 이현필

1972년 10월 22일 류영모는 '다석일지'에 이런 시를 남겼다.

前後來避六十四

앞뒤로 오고 갔네 64년에

降昇三月二五木

승훈은 3월 25일 목요일에 내려왔지

北李南李交柳際

북쪽의 이선생과 남쪽의 이선생이 류영모와 교제했네

三合參與玄啓明

세 사람이 현동완과 함께 계명산에 있었네

아마도 광주 방림동에 있던 호남의 동광원 분원인 경기도 벽제 웃골의 계명산 수녀촌에 다녀온 기억을 떠올리며 쓴 시였을 것이

저녁의 참사람

다. 북쪽의 이군은 이승훈이고 남쪽의 이군은 이현필이다. 이승훈은 1864년에 났고 이현필은 1964년에 세상을 떴다. 첫 행은 그 우연한 일치를 말한 것이다.

두 번째 행에는 류영모의 기지가 발휘된다. 강승降昇은 내려오고 올라감(태어나고 죽음)이란 뜻이지만, 승昇은 이승훈의 '승'자이기도 하다. 이승훈이 탄생한 것은 3월 25일 목요일이었다.

세 번째 행은 평안북도 정주의 오산학교에서 함께했던 이승훈, 그리고 호남의 광주와 경기도 벽제 동광원에서 함께했던 이현필. 이 두 사람을 만난 것이 류영모에게 얼마나 귀한 일이었는지를 새기고 있다. 네 번째 행에서는 그 세 사람과 더불어 현동완이 함께했음을 기록해 놓았다. 류영모의 사상과 신앙의 고귀한 인연들을 아로새긴 시라고 할 수 있다. 오산학교 인연을 맺게 해준 이승훈의 비중만큼이나 이현필을 중요한 사람으로 올려 놓은 것은, 새삼 이 사람을 다시 살피게 한다. 이현필은 누구인가.

거대하고 기묘한 인연들

이현필은 1913년 1월 28일 전라남도 화순군 도암면 용하리(혹은 권동리)에서 부친 이승로와 모친 김오산 사이에서 3남매 중 막내로 태어났다. 어려서부터 총명했지만, 부친의 사업 실패로 살던 집마저 남의 손에 넘어가는 힘겨운 시절을 겪었다. 천태보통학교에서 4년간 공부한 것이 그가 학교 맛을 본 전부였다.

12세 때인 1925년 돈을 벌기 위해 나주 영산포로 갔다. 거기서 닭장사를 시작했다. 그 무렵 일본인 스나가미管波가 세운 교회에 가게 됐다. 스나가미는 무교회주의 우치무라 간조를 따르던 교인으로, 조선에서 대서업代書業을 해서 번 돈으로 영산포에 교회를 차렸다. 소년 이현필은 이곳에서 곽신천 전도사를 만났고 기독교와 예수를 접하게 된다. 그는 교회 유년주일학교 교사를 맡기도 했다.

그러나 그는 2년 뒤 영산포를 떠나 고향으로 돌아온다. 인근 다도 면에도 교회가 있었는데, 그것이 방산교회였다. 이곳에서 이현필은 이세종을 만난다. 14세 소년이 40대 후반인 중년의 스승을 만난 것이다. 이세종은 도암면 등광리 뒷산인 천태산 기슭에서 수행을 하면서 10여 킬로미터 떨어진 방산교회를 가끔 방문하곤 했다.

소년은 놀라운 얘기를 들었다. "저 분은 이름을 부르지 않고 '이 공'이라고 불러. 빈껍데기라는 뜻이지. 저분도 예수를 믿는데, 신약과 구약 성경만 읽는다고 해. 아무리 몸이 아파도 약을 쓴 적이 없고, 풀 한 포기라도 살생은 절대 안 한다더군. 원래 머슴살이를 했는데, 그렇게 번 재산을 모두 가난한 이웃에게 나눠줬지. 자기 아내 순희를 누이로 부르면서 평생 범하지 않고 독신으로 지낸다더군. 신사참배도 거부하고 산 속에 숨어 산다네."

이세종에 관한 이야기들은, 도무지 이 세상 사람의 이야기 같지가 않았다. 이현필은 화순 등광리에서 1928년부터 32년까지 4년간 이세종의 가르침을 받는다. 사람들은 이세종을 '천태산의 성자'라 불렀다. 많은 이들이 그의 소문을 듣고 가르침을 얻으려 찾아왔다. 1932년엔 최흥종과 강순명이 찾아왔다. 최흥종은 이세종보다 한 살 아래로 당시 52세였다. 강순명은 최흥종의 사위로 34세였다. 이현필은 19세였다.

당시 나환자를 위해 일생을 바치기로 결심했던 최흥종은 광주나 병원을 운영하고 있었고, 이듬해에 나환자 500여 명을 이끌고 광주에서 서울 조선총독부까지 15일간 '나환자 구하기 행진'을 벌였다. 강순명은 4년 전인 1928년 '독신獨身전도단'을 만들었고, 1932년 고든 애비

슨이 설립한 광주농업실수實修학교를 운영하고 있었다.

이세종의 천태산에 모인 그들은 '창세기' 1~3장의 에덴동산 주제의 해석을 놓고 논쟁을 벌인다. 이 자리에서 최흥종과 강순명은 이세종의 제자 이현필의 출중함을 발견했다. 두 사람은 이현필을 농업실수학교 기숙사에서 공부를 하도록 했고, 강순명의 독신전도단에서 일하도록 했다.

독신전도단은 1928년 7월에 설립된 단체다. 강순명은 이 당시 기독교인을 중심으로 유행하던 해혼解婚 운동의 영향을 받아, 20여 명으로 광주 독신전도단을 만들었다. 이들은 광주 내 기독교단으로부터 박해를 받았고 1934년 순천으로 본부를 옮긴다. 20대 초반이 된 이현필은 이 단체 속에서 큰 영감을 받았다. 그러나 순천으로 따라가지는 않았고, 광주의 재매(재뫼)교회(현재의 신안교회)에서 전도사로 일하면서 3년간 교회 기독교 생활을 한다. 일제의 신사참배 강요가 심해지면서 교회 일을 그만두었다.

이후 이현필은 서울로 갔다. YMCA 기숙사에서 지내면서 야간부 영어반 공부를 했다. 이 영어반에서 나중에 풀무원을 설립하는 원경선을 만났다. 또 YMCA에서 현동완과 류영모를 만났다. 1936년에서 1938년까지 2년 여간 20대 이현필은 40대의 류영모를 만나 영적인 감화를 받았다.

이단으로 취급받은 이현필운동

이후 이현필은 다시 광주로 내려와 결혼을 한다. 신부는 백영흠 목사의 처제 황홍윤이었다. 독신과 동정을 강조했던 스승 이세종의 가르침을 벗어난 결행이었다. 1940년 아내가 임신했다. 그런데 자궁외임신이었다. 아내의 목숨이 위험했으나, 선교사 존 프레스턴 주니어의 도움으로 아내를 살렸다. 아이는 포기할 수밖에 없었다. 이 사건은 그에게 큰 충격을 주었다. 27세 남편 이현필은 24세 아내와 해혼을 선언했다.

그해 그는 도암면 청소골 꾹골의 마당바위 위에 앉았다. 이현필의 영적인 고뇌가 깊이 진행되고 영글었던 자리다. 1943년 이현필은 장인 백영흠의 친척이 운영하던 남원의 삼일목공소에서 성경을 강의하기 시작했다. 이듬해 남원에 이름 없는 공동체가 생겼다. 움막을 짓고 모여 살면서 농사를 지으며 성경공부와 수행생활을 하는 '이현필운동'이 시작됐다. 1947년 9월 남원 골짜기의 서리내(선인래)에서 어린 소년 7명과 소녀 7명을 모아 성경을 가르친다. 아이들은 스스로 움막을 지었고 풀뿌리와 쑥, 쌀가루를 탄 물로 허기를 채우면서 공부했다. 또 서리내에서 10여 킬로미터 떨어진 남원군 수지면 갈촌마을 뒷벌의 '갈보리'에서도 성경 강의를 했다.

'이현필운동'이 제대로 펼쳐진 때는 동광원-귀일원歸一院시대다. 1948년 10월 19일, 여순사건이 일어났고 1949년 4월 반란군 주도 혐의자들이 사살됐다. 이후 부모 잃은 고아들이 쏟아져 나왔다. 목포에서 고아원을 하던 윤치호는 광주YMCA 총무 정인세를 찾아 고아원 운동을 제안했다. 광주를 중심으로 저명인사 70여 명이 모였다. 길거리의 아이들을 거둬들여 제대로 키우기 위한 운동을 벌였는데 그 중심 장소 이름을 따 '동광원'이라고 불렀다.

정인세는 동광원 운동을 이현필과 손잡고 했는데, 실제 모든 실무활동은 이현필과 그의 제자들이 했기에 동광원은 이현필의 운동단체로 알려지게 됐다. 당시 이현필은 화학산 소반바위 밑에서 묵언수도를 하며 깨달음을 얻어 단체를 만들었는데, 그것이 귀일원이다. 동광원과 귀일원은 동일한 것을 가리키는 두 이름이라 할 수 있다.

동광원은 처음 고아사업을 위한 고아원으로 시작했지만, 이후 기독교 수도단체로 나아갔다. 수십 년이 지난 1990년 기준으로 동광원 회원은 전국에 200여 명 정도 된다. 광주 방림에 본원이 있고 분원은 전남 곡성, 함평, 진도, 도암, 전북 남원, 전주, 또 경기도 능곡과 벽제 계명산, 갈월에도 있다. 동광원 회원들은 노동 수도修道를 하며 농사로 자급자족한다. 어떤 원조도 받지 않으며 자활 생계를 한다. 이들은 교회 예배에 나가지 않았는데 기성 교회에서는 이들을 가리켜 산중파, 금욕주의자, 이현필파로 부르며 이단으로 취급하기도 했다.

'이'와 '아' 두 예수의 만남

1946년 광주YMCA 총무인 정인세는 서울에 와서, 서울YMCA총무인 현동완에게 이현필에 대한 이야기를 했다. 정인세는 이현필을 보기 드문 기인奇人으로 소개했다. 현동완은 류영모에게 이런 이야기를 전하면서 "광주에 가서 강연도 하고 이현필도 만나보는 것이 어떻겠느냐."고 제안한다. 이리하여 그해 봄날 광주YMCA에서 류영모 강연이 잡힌다. 당시 광주YMCA 이사회 회장은 최흥종이었다. 류영모와 현동완은 호남선 열차를 타고 광주역에 도착했다.

역사에는 정인세와 이현필이 마중을 나와 있었다. 류영모와 이현필은 정중한 인사를 주고받았다. 그리고 서로의 눈빛을 깊이 바라보았다. 아주 잠깐 두 사람은 그렇게 서 있었다. 강연시간이 촉박하였기에 서둘러 일행은 충장로의 YMCA로 향했다. 앞에는 류영모와 이현필이 걷고 뒤에는 현동완과 정인세가 걸었다. 류영모와 이현필이 말없이 걷자 따라오던 현동완과 정인세도 묵묵히 걸을 수밖에 없었다. 그때 문득 류영모가 입을 열었다. 광주 양림동 양림교회 앞을 지날 때였다.

"이이이이이."

류영모가 나직한 소리를 냈다. 처음엔 그냥 내는 소리처럼 들렸지만 계속해서 그 소리를 내자, 옆에서 걷던 이현필이 입을 뗐다.

"이보다는 아가 먼저 아닐지요?"

이것이 두 사람이 나눈 첫 대화라고 할 수 있다.

류영모가 이현필 옆에서 '이'를 계속해서 발음하며 노래로 부른 것은 '신통神通', 즉 하느님과 통하는 흥興 같은 게 아니었을까. 다석은 '이'를 이렇게 설명한 적이 있다.

"나는 몸이 아닙니다. 생각하는 정신입니다. 정신은 밖에서 보이지 않지만 정신은 영원합니다. 정신은 머리를 하늘에 두고 있는 존재이기에 나는 막대기를 세워 영어로 I(아이;나)라 하듯이 모음 하나로 'ㅣ'라고 합니다. 이이 저이라 하는 이지요. ㅣ긋이 태초에 맨 첫긋과 맨 마지막 맞긋이 한통이 되어 영원한 생명이 됩니다."

즉 모음만으로 된 'ㅣ'는 정신이 하늘과 통하는 모양을 표현한 다석의 사상적 핵심 언어였다. 정신을 바싹 세워 하늘과 한통이 되어 영원한 생명에 이르고자 하는 것.

이런 사유에 대해 도암면 청소골 꾹골 마당바위 위에서 깨달음을 얻은 이현필이 어떻게 받아들였을지 궁금하다. 이현필은 이런 '신통의 언어'를 읽어 내지 못했을까. "이보다는 아가 먼저"라고 말한 것은 그런 의미로 들린다. 류영모는 바로 받아서 "아닙니다. 아보다는 이가 먼저입니다."라고 말한다.

둘은 이것에 대해 더 이상 대화를 잇지 않았다. 두 사람의 이견이 정확하게 어떤 의미인지 알기도 쉽지 않다. 이현필이 말한 '아'와 '이'는, 한글 모음의 순서를 가리킬 수도 있지만 그보다 '아兒'를 아이로 생각하고 '이'를 일반의 사람으로 생각해서 말한 것일 수도 있다. 즉 어린이는 미래의 사람이므로 더 소중히 해야 한다는 의미를 담았을 수도 있다. 이런 생각은 이현필이 실천한 아동 보육에 관한 헌신을 떠오르게 한다. 또는 '아'를 아(我;나)로, '이'를 이(異;다른 사람)로 여겼을 수도 있다. 그랬다면 다른 사람보다는 내가 주체적으로 어떻게 하는 것이냐가 중요하다는 의미가 된다.

류영모가 다시 즉답한 '아보다는 이가 먼저'라는 말은 무슨 뜻이었을까. 'ㅏ'라는 글자의 형상은 하늘과 직통하는 정신의 막대기 중간에 한 가닥 짧은 뿔이 나와 있다. 이 뿔은 사람이 다른 사람에게 기울이는 관심과 다양하게 맺어지는 수평적 인간관계를 의미한다고 볼 수 있다. 'ㅣ'가 먼저 있어야 'ㅏ'가 있다는 말은, 하늘과 통하는 정신이 먼저 갖춰지는 게 믿음의 진수이며 그 뒤에 사람들과의 관계가 가능하며 인간관계의 확장도 이뤄질 수 있다는 의미가 된다.

만약 류영모의 '이이이송頌'(막대기 모양의 'ㅣ'를 노래한 것이라 '막대기송'이라고도 부른다)을 이현필이 뜻 그대로 정확하게 알아차렸다면?

하느님의 뜻을 이어주는 노래

이현필은 정인세에게서 류영모의 '한글 다룸'에 관해 이미 들었을 것이다. 한글로 심오한 종교사상을 표현해내는 류영모의 실력을 알고 있었기에, 걸어가면서 부른 낯선 노래가 무엇인가를 개념화한 것이라는 점을 짐작했을 가능성이 있다. 'ㅣ'가 하늘과 통하는 정신의 꼿꼿한 막대기를 형상화한 기호임을 알아챈 뒤, 이현필은 문득 슬쩍 그것을 부정하는 방식으로 더 깊은 대화를 나누고자 했을지 모른다.

그래서 'ㅏ'가 먼저 있어야 'ㅣ'가 있지 않으냐고 응답한 것이다. 즉, 인간관계와 인간들끼리의 소통으로 세상을 닦은 다음, 하늘과 소통하는 'ㅣ'로 나아가는 것이 바람직하지 않으냐고 물었던 게 아닐까. 그에 대해 류영모는 단호히 '하늘 소통'이 먼저라고 반박 응수했다. 이현필의 'ㅏ'는 그가 정통 기독교 전도사로 지낸 이력을 떠올리게 하며,

동광원 운동으로 전개된 그의 구세救世 활동을 상기시킨다. 그러나 류영모는 이 지상의 삶과 육신이 실체가 없는 것이라는 입장이었다. 어디까지나 인간은 '파사'를 통해 신에게로 나아가는 자율적 깨달음만이 중요할 뿐이라고 다시 강조한 것이다.

이 짧은 대화에 담긴 무궁하고 심오한 철학적 소통이야말로, 큰 스승 류영모와 큰 목자 이현필의 진면목인지 모른다. 일견, 불교 '화두話頭' 문답 같은 한 장면은 두 사람의 지향과 실천을 드러내는 중요한 암시의 한 장으로 읽힌다.

이때 나직히 불렀던 류영모의 '이이이송'은 어떤 것이었을까. 일제 때에 쓰던 작은 수첩에 이 노래가 적혀 있다.

ㅣ 소리

ㅣㅣㅣ ㅣㅣㅣㅣ ㅣㅓㅣㅓ ㅣㅓㅣㅓ
ㅓㅣㅓㅣ ㅓㅣㅓㅣ ㅣㅣㅣㅣ ㅣㅣㅣㅣ
ㅣㅓㅣ ㅣㅓㅣㅡㄹㅣ ㅣㅣㅣㅕ ㅣㅓㄹㅏ

모음만 있으니 낯설어 보인다. 자음을 붙여보자.

이이이이 이이이이 이어이어 이어이어
어이어이 어이어이 이이이이 이이이이
이어이이여 이어리 어이 이여 이어라

하느님과 소통하는 소리다. 풀어보면 다음과 같은 의미로 읽힐 수 있다.

저녁의 참사람

이이이이 이이이이→하늘을 향해 정신을 세운다.

이어이어 이어이어→정신을 세워 하늘과 잇는다.

어이어이 어이어이→하늘과 이으려니 어찌 이을지.

이이이이 이이이이→하늘을 향해 정신을 세운다.

이어이이여 이어리→잇고 또 이어 하늘과 이으리.

어이 이여 이어라→어찌 잇는가 그냥 하늘과 이어라.

하느님의 뜻을 잇는 것을 '계천繼天'이라 한다. 류영모는 하늘과 인간을 직접 잇는 기도와 찬송을 '이이이송'으로 표현했다. 한글의 모음인 'ㅣ'라는 언어기호가 지닌 심오한 형상을 인간신앙의 이미지로 승화했다. 그 형상의 핵심은 인간과 신을 잇는 것이다. 류영모 사상의 간결하고 탁월한 면모는 이런 점에 있다.

오직 청빈한 삶

앞에서 류영모의 해혼 이야기를 했지만, 당시 해혼은 급진적인 생활을 하는 이들에게 어느 정도 알려져 있었다. 부부의 연을 다시 풀어주는 해혼은 처음 인도에서 시작되었다. 그 나라에서는 해혼식을 결혼식만큼이나 의미 있게 여긴다. 해혼과 이혼이 다른 점은 불화로 갈라서는 것이 아니라 하나의 과정을 마무리하고 자유로워진다는 뜻을 담은 것이다. 1906년 37세의 마하트마 간디는 부인 카스투라바이와 해혼을 한 뒤 고행의 길을 떠난다.

간디의 결행에 감명을 받은 일본에서도 당시 기독교계를 중심으로 해혼 바람이 불기 시작했다. 주로 종교적 금욕을 실천하기 위한 방편이었다. 그런 바람이 조선에도 들어왔다. 1930년대 이세송은 성경을 만난 뒤 부부 동침을 하지 않는 '사실상 해혼'으로 아내가 여러 번 가출한 바 있고, 최흥종의 사위 강순명은 해혼으로 금욕을 실천하는 독신 전도단을 만들기도 했다. 1941년 류영모의 해혼 또한 그런 시대적 맥락 속에서 살필 수 있다. 이현필도 예외가 아니었다.

1927년 이현필은 스승 이세종을 만나면서 삶이 바뀌었다. 그런데 1939년 이현필은 스승의 만류를 무릅쓰고 황홍윤과 결혼을 한다. 그러다 1940년 유산으로 아내가 죽다가 살아난 뒤 이현필은 '일방적 해혼'을 한다. 그는 아내에게 이제부터 남매로 살자면서 누이라고 부르기 시작했다. 아내는 큰 충격을 받았으며 해혼을 결코 인정하지 않으려 했다. 아내와의 숨바꼭질과 갈등이 시작됐다.

아내가 앞문을 열고 침실에 들어오면 남편은 뒷문을 열고 달아났다. 이런 수모를 겪자 아내는 격분하여 칼을 들고 남편을 뒤쫓으며 "차라리 나를 죽이시오, 나도 죽고 당신도 같이 죽읍시다."라고 소리 질렀다. 남편은 집을 나갔고, 가끔 귀가해서도 아내를 피해 다녔다. 이러기를 6년, 황씨는 통곡하며 집을 나갔다. 아내는 여순경이 되었고 다른 곳에 개가를 했다. 종교적 신념 때문에 가정이 깨지는 이런 풍경은 지금의 관점에선 낯설고 안타깝기도 하다. 하지만 그 이후 그가 실천한 '성자'의 길은 세상의 소금이 되는 인상적인 길이었다.

이현필은 성령의 바람을 일으켰다. 배운 것도 없고 가진 것도 없으며 육체적인 매력이 남다른 것도 아니었던 이현필이었지만, 그가 지나는 마을에는 많은 사람들이 가정을 버리고 기꺼이 그를 따랐다. 대체 무엇이 사람들을 이토록 끌어당긴 것일까. 엄두섭은 이현필 전기 《맨발의 성자》에서 이렇게 기록하고 있다.

"이현필에게는 인격의 진동력이 있었다. 말이 적은 분이나 어디선가 흘러나오는 놀라운 감화력이 있었다. 그 감화력 때문에 그를 한두 번 대한 사람은 주저 없이 부모도, 남편도, 아내도, 재산도 팽개치고 그를 따랐다. 그는 선풍적인 존재였다. 말 한마디 한마디는 사람들의 마음을 끌고 깊은 감동을 주는 신비스런 힘이 있었다. 누구나 그의 얘기를 한번 들은 이는 그를 잊지 못했다."

이현필을 따라왔으나 머물 곳이 있는 것은 아니었다. 이들의 무리는 집집마다 구걸하며 굶주림을 면했고 다리 밑에 가마니를 깔고 잠을 청했다. 평양신학교를 나온 광주YMCA 총무 정인세까지 직을 버리고 그를 따랐다. 그들은 국유지를 일궈 농사를 지었다. 극심한 가난과 고통 속에서도 그들은 성서의 가르침을 지키며 다른 사람을 돕고 품는 데 온 힘을 다했다.

그는 51세로 죽음에 이르는 날까지, 자신이 사랑한 예수를 사람들에게 알리고자 했다. 서울 종로 거리에 나가 "깨끗하게 사십시오." "가난을 사랑하십시오."라는 말을 전했다.

이현필은 예수의 인격을 묵상하면서 삶의 현장에서 예수처럼 살기를 열망했다. 예수를 닮으려는 이현필은 뭇사람들을 사로잡았다. 그의 제자들은 겸손함과 예의, 남녀 간의 순결, 무릎을 꿇은 모습, 독실한 신앙과 사랑, 감동적인 영혼의 노래로 많은 이들에게 큰 감명을 남겼다. 깨끗한 가난과 깨끗한 사랑, 그것이 이현필운동의 빛이었다. 이현필은 종교인에게는 청부淸富도 용납될 수 없다고 했다. 깨끗하고 정직하게 번 돈이냐 아니냐가 문제가 아니었다. 오직 청빈이었다. 배가 부르고 등이 따뜻하면 영성은 바로 죽는다고 말했다. 그는 한국의 성 프란치스코, 맨발의 성자로 불린다.

27. 하느님의 관상을 보다

진달래 꽃과 지는 달, 시 〈진달래야〉

동광원의 본원은 광주 방림동에 있었고, 곡성, 함평, 진도 완주, 벽제 능곡에 분원이 있었다. 벽제 웃골에 자리잡은 분원은 수녀들이 집단생활을 하고 있어서 '수녀촌'이라고 불린다. 계명산 입구에 있는 작은 마을이다.

1971년 9월 류영모는 제자 박영호와 함께 그곳에 들렀다. 지금은 고인이 된 한나 할머니의 지도 아래 30여 명의 수녀가 수행을 하고 있었다. 여성들이 스스로 돌산을 일궈 논과 밭을 만들고 농사를 직접 지어 자급자족하고 있었다. 디딜방아도 직접 만들어 사용했다. 계명산의 산나물과 딸기, 도토리와 머루, 다래와 버섯도 먹거리로 삼았다.

류영모는 일제강점기 때 〈진달래야〉라는 시를 지은 적이 있었다. 이현필은 이 시를 몹시 좋아하여 류영모에게 '진달래야' 강의를 자주 요청했다. 2~3년에 한 번씩 다섯 차례나 초청해 들었다. 우선 시를 한번 들어보자.

진달내야 진달래야 어느 꽃이 진달레지

내 사랑의 진달네게 홀로 너만 진달내랴

진달내 나는 진달내 임의 짐은 내질래

진달래에 앉은 나비 봄 보기에 날 다지니

안질 나비 갈데 없슴 지는 꽃도 웃는고야

안진 꿈 늦게 깨니 어제 진 달내 돋아

진달래서 핀 꽃인데 안 질랴고 피울랴맘

피울덴 아니 울고 질데 바 웃음 한 가지니

님 땜에 한갓 진달 낼 봄 차질하이셔

진달래란 이름에서 여러 가지 함의를 포착해낸 흥미로운 시다. 우선 '진달래'는 꽃이 진다는 의미가 숨어 있고. 참眞이라는 의미가 들어 있다. '달래'는 요구하는 의미도 있고, '래'는 '내'와 '네'로 넘나들면서 나와 너, 그리고 '누군가의 메시지를 전하는 느낌'까지 포함한다. '진달'은 떴다가 사라진 달을 가리키고, '달내'는 달의 냄새를 가리킨다. 처음엔 꽃이 '진다'로 풀어냈던 것이 나중엔 짐을 '진다'의 뉘앙스로 확대되어, 언어들이 파문을 일으키듯 다양한 변주로, 종교적인 함의를 품게 되는 희한한 시다.

찬찬히 뜻을 풀어보면 대체로 이렇게 될 것이다.

진 달이 비치는 개울^내아, 진달래야 어느 꽃이 져버린 달이지

내 사랑이 네게서 진다고 해도 너만 사랑이 진다고 하랴 나도
지는 것을

내가 (세상을) 질레 니가 지는 사람이네 하느님의 심은 내가
질래

진달래에 앉은 나비 봄날을 구경하다 날이 다 지니

꽃이 졌는데 아직 안 지는 나비 앉을 데 없어 지는 꽃도

안쓰러워 웃는구나

꽃은 져도 마음은 지지 않고 앉아 있는 꿈 늦게 깨니 어제

졌던 달 냄새가 도네

진다고 해서 피어난 꽃인데 굳이 지지 않겠다고 꽃 피우려고

애쓰지 마라

꽃 피울 땐 아니 울었지만 질 때가 되면 웃는 것과

마찬가지니

하느님 때문에 한갓되이 져도 다음 해 봄을 다시 차지할 테니

수녀들은 이 시를 읊어주는 류영모를 '진달래 할아버지'라 불렀
다. 꽃은 피어서 아름답다고 생각했는데, 이 꽃은 어찌 이름부터 지는
것을 떠올리게 하는가. 이 세상에 와서 가장 잘사는 것은 가장 잘 죽는
것이라고 말했던 류영모가 바로 '진달래'가 아닌가. 수녀들이 인생의
십자가를 지는 것은, 잘 피는 것보다 더 아름다운 '잘 지는 일'을 해내려
는 뜻 때문이다.

류영모의 강의를 들은 수녀들은 이 시를 그 자리에서 그대로 외
웠다. 동행한 제자 박영호에게 한 수녀가 말했다. "선생님은 여기서도
저녁 한 끼만 잡수셨어요. 음식을 드리면 뱃속에 들어가면 섞이게 마
련이라며 비벼서 잡수셨죠."

다리 밑 아이들을 거둔 김준호

류영모는 종종 광주 무등산의 산양목장에 머물렀다. 그 목장은 류영모
를 존경하던 전남대 철학과 교수 김정호가 경영하던 곳이었다. 류영모

는 이곳에서 사서의 하나인 《중용》을 우리말로 풀어냈다. 류영모는 '중용'을 '가온찍'이라고 했다. 가온中은 참나를 의미하며 '찍'은 참나를 사는 생활을 뜻한다. 하느님을 믿는 것이 아니라, 하느님과 통하는 것이 바로 공자의 사상이라고 푼다.

산양목장에서 류영모는 모여든 제자들 앞에 경전과 자작한 글들을 펼쳐 놓고 강의를 하곤 했다. 하느님과 통하는 강의를 들으려 사람들이 몰렸다. 그중에는 이현필의 수제자인 김준호도 있었다. 김준호는 또 누구였던가.

그는 전남 해남에서 의사시험 공부를 하던 사람이었다. 어느 날 새벽 종소리를 듣고 마음이 끌려 밖으로 나왔다. 종소리가 들린 곳엔 수동교회가 있었고 그곳에 이현필이 있었다. 추운 겨울날이었다. 머리를 깎은 이현필은 속옷을 입지 않고 양말도 신지 않은 채 바지저고리를 걸치고 있었다. 그는 강단에 오르지 않고 마룻바닥에 앉아서 설교를 했다. 꽃병에 꽂혀 있는 국화꽃을 보더니 이현필은 슬픈 목소리로 이렇게 말했다. "꽃은 핀 자리에 그대로 둔 채 봐야 합니다. 앞으로 꽃을 꺾지 마십시오." 이날 설교를 들은 뒤 김준호는 의사가 될 꿈을 접고 이현필을 따르기로 했다.

김준호는 1950년 광주YMCA로 가서 이현필의 제자가 됐다. 비가 몹시 내리는 아침 이현필은 김준호에게 밥을 동냥해 오라고 했다. 김준호는 그 말을 듣자마자 맨발로 달려 나갔다. 어느 부잣집 앞에 서서 "밥 좀 주세요."라고 외쳤다. 한참 뒤 새댁이 놋그릇에 든 밥을 들고 나왔다. 그는 빈손을 벌려 밥을 받으려 했다. 그러자 "그릇째 가져가세요."라고 했다. 감사하다고 절을 하자 그녀는 "하느님께 감사하세요."라고 말을 했다. 김준호가 밥을 들고 돌아갔을 때, 이현필은 맨발로 뛰어나와 감격 어린 목소리로 "이 밥은 제가 먼저 먹겠습니다."라며 그것을 조금 삼켰다. 스승이 어떤 의식을 치르는 것 같았다고 김준호는 말했다. 이현필은 성경을 가르치지 않고, 걸인 한명을 붙여줘 같이 다니게 했다. 탁발을 몸에 익히게 한 것이다. "성경도 정신이 살아야 도움이 되는 것이지 정신이 죽으면 아무 소용도 없습니다." 그의 말이었다.

동광원의 생활을 못 견뎌 뛰쳐나간 아이들이 있었다. 겨울이 닥치자 이현필은 중얼거리듯 이렇게 말했다. "상류를 빠져나간 물고기는 하류 다리 밑에서 건질 수 있을 터인데…" 이 말을 들은 김준호는 바로 동광원을 나와 광주의 다리 밑에서 걸인들과 함께 생활했다. 이로부터 10여 년간 걸인들과 함께 살았다. 그러다가 폐결핵에 걸리자 이현필이 동광원으로 다시 불렀다. 동광원에서는 약의 복용도 하지 않았고 육식도 금했다. 이곳의 철칙이었다.

그 뒤 서울에 온 이현필이 후두결핵염에 걸렸을 때 김준호를 불렀다. 그는 걸인을 시켜 굴비를 사 오게 했다. 김준호는 깜짝 놀랐다. 그는 굴비국물을 입 속에 떠넣어 달라고 하였기 때문이다. 이것이 유명한 '이현필 파계사건'이다. 이후 이현필은 김준호를 병원에 입원시키고 치료를 받게 했다. 아픈 제자에게 파계를 하더라도 몸부터 나으라는 암시를 한 것이었다고 김준호는 말했다. 이후 건강을 회복한 김준호는 무등산에서 움막생활을 하며 폐결핵 환자를 도우며 살았다. 정부가 폐결핵 환자 요양소를 세우기 전까지 20여 년간 그 일을 했다. 그는 동광원 정신의 큰 기둥이었다.

앞서의 이야기로 돌아가자. 김준호가 류영모 강의를 듣고 왔을 때 이현필은 문득 이렇게 말했다. "나도 잘 듣는 귀가 있건만. 류영모 선생님 말씀을 혼자만 듣다니. 선생님을 모시고 와서 다 함께 들읍시다." 김준호는 그뒤 산양목장에 가서 류영모를 동광원으로 초빙했다. 처음 듣는 강의에 동광원이 감동으로 술렁였다. 이현필은 류영모가 읊어주는 시를 좔좔 외곤 했다.

동광원에 마음을 두다

어느 날 류영모는 강의 중에 이렇게 말했다. "이곳이 참 좋으니, 나도 와서 여러분과 함께해도 좋을지요?" 이현필이 반색을 했다. "선생님을 맞을 준비는 언제나 해 놓고 있습니다. 모두 대환영이지요." 류영모는 동광원의 땀 흘리는 삶과 밑바닥을 마다 않는 실천궁행, 어려운 이를 돕는 인애隣愛, 철저한 금욕정신과 희생정신이 자신과 참 잘 맞는다고 여겼다. 그들과 진심으로 함께하고 싶었던 것이다. 이현필은 이런 말도 했다. "류영모 선생님은 인도에서 태어났다면 부처님이 되었을 겁니다."

다석은 1957년 9월 6일 YMCA 연경반 강의에서 동광원에 대해 이렇게 말했다.

"이번 남쪽에 가서 꼭 한 달 동안 다녀보았습니다. 다니며 지내는 동안 다른 얘기는 그만두더라도 오늘 이 사람이 마음에 얻은 것은 이 세상 가운데 가장 마음에서 하느님이 주신 것을 받아먹었다는 생각으로 한 달을 지냈다는 것입니다. 내 자신이 무슨 일을 한 것은 아닙니다. 집에서 지어준 밥보다 더 깨끗이 먹었습니다. 나로서는 먹을 자격이 없으나 일생 중 달갑게 먹을 것을 먹어보았습니다.

이번 내가 다닌 곳의 사람들은 보통사람과 다른 이들입니다. 될수 있으면 장가 안 가려는 경향을 가졌습니다. 그저 일하고 기도하면서 독신자들이 모여서 함께 살자는 것입니다. 전라남도에 가면 이러한 동네가 많습니다. 10명, 20명이 군데군데에 있는데 몇 달 뒤에 가도 늘 그들이 그들입니다. 자작自作, 자강自强, 자급自給하여 먹고 기도하는 생활을 꾸준히 하고 있습니다. 이들 마을은 수십 리, 수백 리씩 떨어져 있지만 서로 찾아 만나보는 것이 마치 친척을 찾아다니는 것이나 다름이 없습니다.

우리나라가 현재로는 도무지 살아갈 희망이 없다가도 이들과 같이 있을 때에는 살려는 희망이 절로 생깁니다. 이 사람들의 생활이라야 도와줄 수 있으면 있는 대로 도와주고 싶은 형편인데 그러한 형편의 그 사람들이 나를 무척 대접하려고 애쓰는 것을 보았습니다. 보리쌀·감자·고구마 이런 것들을 사발에 수북이 담아 대접해줍니다. 될 수 있는 대로 내가 좋아하는 감자를 알아서 줍니다. 바닷가에 있는 곳에서는 물고기도 먹는가봅니다. 전에는 배·대추·호두·잣·복숭아 같은 과일이 더 풍부했는데 언제부터인지는 몰라도 점점 없어지는 것 같습니다. 식혜를 내놓는데 서울 사람은 빛깔을 좋아하니까 하얀 찹쌀로 식혜를 만드는데 거기서는 보리쌀로 하는지 찌꺼기가 있고 검은색이라 보기에는 나쁘지만 먹어보면 구수한 맛과 단맛이 아주 훌륭했습니다.

이들의 생활을 보면 우리가 속히 자급자족해야겠다는 이 마당에 참고되는 일이 많습니다. 단 한 가지 모기와 벼룩이 많다는 것입니다. 낮에는 일을 하고 밤이라야 서로가 만나는데 모깃불을 피워도 모기에 물립니다. 우리 생활은 너무 눈이 높아서는 안 됩니다. 입이 높아서는 안 됩니다. 체면과 거만으로 우리가 살 수 있습니까. 아무리 양반 나라라 해도 겸손할 줄 알아야 합니다. 간이簡易생활운동을 우리는 해야 합니다.

다시 금요일이 되어서 여러분을 만나니 감개가 아주 없는 것은 아닙니다. 그러나 이 사람은 이번 지방에 가서 아주 앉을 자리가 있으면 그냥 눌러 있으려고 했습니다. 그러나 내가 정말 좋아해서 앉을 만한 자리가 아직은 없음을 알고 있습니다. 아직은 한집에 있는 자식이

저녁의 참사람

해다주는 밥처럼 편한 곳은 없는 것 같습니다. 후일은 모르겠습니다. 사실은 이번에도 몇 달 더 지방에 앉아 있으려고 했습니다."

이렇게 류영모가 깊이 마음을 두었던 곳이 동광원이었다. 여기서 묘사된 동광원은 본원만이 아니라 호남 일대 동광원 사람들의 가정을 둘러본 풍경도 포함되어 있다.

또 한 명의 성자가 눈을 감다

동광원은 이후 이 나라를 부흥시킨 새마을운동 정신의 한 바탕이 되었다. 이현필의 가르침을 받았고 류영모를 자주 찾아뵈었던 김준은 새마을지도자 연수원장을 세 차례(1, 2, 6대)나 맡았다. 박정희 당시 대통령이 정신가치 운동의 최적임자로 꼽았던 사람이다.

동광원 강연이 끝나면 늘 한 사람이 기다리고 있었다. 장성에 사는 심상국이었다. 그는 그를 자신의 집으로 모시고 가서 식사를 대접하며 강의를 들었다. 온 마을 사람들을 그의 마당에 모아 놓고, 가르침을 받도록 했다. 두 사람은 30여 년 동안 교유를 했고, 서로 편지가 오갔다. 심상국이 류영모로부터 받은 편지가 17통이 남아 있다(그의 아들 심복섭은 이 편지를 제자 박영호에게 건네주었다. 박영호 또한 류영모에게서 받은 편지 12통을 보관하고 있다).

심상국은 원래 그 일대에 이름난 주먹이었는데, 류영모를 만나 삶이 바뀌었다고 한다. 심상국은 어느 날 류영모에게 "중용이 무엇입니까."라고 물었다. 그러자 류영모는 "칼을 좀 쓴다고 하던데, 혹시 칼을 갈아보았는가?"라고 되물었다. "예, 갈아보긴 했습니다만…" 심상국의 말에 고개를 끄덕이면서 류영모는 이렇게 말했다. "칼을 부지런히 갈면, 마침내 날이 보이지 않는 경지에 이른다네. 날이 보이지 않는 칼, 그게 바로 중용일세."

1964년 3월 18일 새벽 3시 이현필이 눈을 감았다. 51세의 성자는 결핵환자를 간호하다 결핵에 걸려 돌아갔다. "기쁘다 기쁘다." 그의 마지막 말이었다. 류영모는 그의 장례에 다녀온 뒤 이렇게 기록했다.

"직경 3만 리 흙구슬(지구)에 높이 고이어 물로 뒤덮은 넓은 위(바다)로 쌓아올린 김 구슬(대기권)과 밀김과 썰김(호흡)으로 목숨 쉬 잔치를 그만 마치신가. 임자년(1913년)에 나서 갑진년(1964년)에 마치다. 인제는 쓰지 않게 되어 두고 가신 몸은 흙 속에 돌려 묻었다. 두덩으로 올라 묻고, 넓은 흙 위에 떼풀만 보니 떼는 잘 살겠구나. 그러나 떼도 살고 죽어야 마치지. 이제 제도 예 마치면 제 가면 하는 것이다. 현필 이언(도반)의 마치신 토우는 고 현창주언이 짓고 일고 누시던 방이다. 나도 앞서 자보던 방인데 이 저녁에도 예서 김, 김, 이, 류가 한밤 쉬자고 눕다. 늙으신 능주 하나 주인이 말씀. 이선생 현필언께서는 16일 중 괴로워하심을 나타내시다가 17일 중 돌아갈 뜻의 말씀과 하느님께 빎으로 빎으로 하시다 고요하며 잠잠한 속으로 아무 기침이나 담 끓는 일도 없다가 새벽에 끝."

이후 류영모는 전북 완주군에 있는 임야 4만여 평과 대지 3백여 평의 집을 사서 동광원에 기증한다. 이현필의 제자 김준호가 전주에 동광원 분원을 세우겠다고 해서 사준 것이다. 맏아들 류의상이 미국으로 이민을 떠났는데 그때 구기동 임야를 팔아 생긴 돈이었다. 그럴 만큼 류영모는 제자처럼 여긴 이현필을 아꼈고, 동광원을 아꼈으며, 또 이 빛고을 터전에서 피어난 영성의 빛을 아꼈다.

텅 빈 신의 관상

류영모는 한복을 자주 입었다. 때로 아내의 일손을 덜어주기 위해, '국민복'을 지어 입기도 했다. 국민복은 넥타이를 안 매는 양복으로 공산주의자들이 입었던 레닌복(혹은 중국의 마오쩌뚱복이라고도 한다)과 비슷한 모양이었다. 삭발한 머리에 무명옷을 입고 고무신을 신고 천으로 된 손가방을 들었다. 가방 속에는 YMCA 강의교재를 넣고 다녔다. 이런 차림을 보고 누군가 "관상觀相쟁이인가." 하고 웃으며 말했다. 그 말을 들은 뒤 류영모는, "이왕 그런 말을 들은 차에 하느님 관상을 한번 봤다." 면서 자작 한시 한 편을 소개했다. 1951년 11월에 지은 시다. 하느님은 어떻게 생겼는가. 노자가 《도덕경》에서 일깨워줬다. '곡신불사谷神不死'라고.

觀相, 谷神不死
관상, 없이 계신 신은 영생합니다

空相莊嚴物現象
허공의 얼굴은 장엄하여 만물의 진상을 드러냅니다
色相好惡我隱惑
그것이 물질계의 얼굴이 되면 좋고 싫음으로 나의 의심을
숨깁니다
小見渾盲鬼出晝
작게 본 (신의) 관상은, 뒤섞이고 눈멀어 귀신이 나올 듯한
대낮이요
大觀分明神渾谷
크게 본 (신의) 관상은, 또렷하여 성령이 혼재하는
허공길입니다

신의 관상을 보았더니 어땠는가. 다석은 공상空相이라고 했다. 텅

빈 허공의 모습이다. 스스로 텅 비어 있기에 만물을 그대로 드러낸다. 반면 신의 모습이 물질계로 나타나면 온갖 색(色, 표정)을 가져 좋거나 밉거나 하는 감정을 유발하며, 색 뒤에 뜻을 감춰 의심을 품는다. 인간의 좁은 눈으로 신의 관상을 보면, 흐릿하여 헷갈릴 뿐 아니라 볼 수도 없는 혼맹渾盲이 되어 대낮에도 귀신이 나타날 수밖에 없다. 신을 이렇게밖에 이해하지 못하는 것이다.

반면 인간의 눈을 걷고 큰 눈으로 대관大觀하여 살피면 분명히 알수 있다. 신이 흐릿한 상태로 거니는 골짜기, 즉 신혼곡神渾谷을 발견할수 있다. 이게 뭔가. 노자가 말하는 곡신谷神이다. 곡신은 텅 빈 허공 그자체이기 때문에 죽음이 있을 수 없다. 그것이 곡신불사다. 류영모는 '텅 빈 신은 죽음이 없다'는 분명한 참을 이렇게 표현해냈다.

저녁의 참사람

28. 신은 어디에 계신가?

하버드 유학 대신 양떼 목자가 된 김정호

철학자 김정호는 사귐을 함부로 넓히지 않았던 류영모에게는 각별한
사람이었다. 김정호가 운영하던 무등산 산양목장에서 함께 많은 시간
을 보내기도 했다. 김정호 사후에 무등산 양떼목장을 일으킨 윤영일은
김정호의 매부다. 윤영일은 20세 때인 1960년에 함석헌의 천안 씨알농
장에서 생활한 적이 있고, 이듬해인 1961년에 류영모를 만나기도 했다
고 밝히고 있다.

　류영모가 스스로가 명명한 '빛고을(광주)'로 내려가던 무렵은, 불
미不美한 일로 제자 함석헌을 출교黜敎시킨 뒤 그가 참회하고 스스로를
바로잡아 돌아오기를 속으로 기다리며 살아가던 때였다. 류영모를 따
르던 제자 김정호가 문득 찾아왔다. 교수를 그만둔 뒤 스승을 뵙고 싶
어 왔다고 하였다. 그는 서울대 철학과 출신으로 지도교수가 박종홍이
었다. 김정호는 류영모에게 미국 하버드대학으로 유학을 갈 계획을 밝
혔다. 박종홍 교수가 추천서를 써주었다고 했다. 류영모는 공부를 더

하겠다는 제자를 격려했다.

그런데 이튿날 아침 문득 김정호에게 말했다. "미국 유학도 좋지만, 광주 무등산에서 목장 일을 해보는 것은 어떤가요." 스승의 갑작스런 말에 김정호는 "목장을 꾸리려면 돈이 많이 드는데, 지금은 여유가 없어서….'라고 난감한 표정을 지었다. 류영모는 "그건 내가 해결해주리다. 우선 이 집터를 담보물로 내놓고 은행에 융자를 받아서 목장을 잘 운영해보세요."라고 말하면서, 가지고 있던 돈도 내주었다. 류영모는 책들도 가능한 만큼 구입해 목장으로 부치기로 했다. 유학을 가려던 김정호는, 류영모의 제안에 톨스토이가 꿈꾸던 것처럼 온몸으로 노동을 하는 농부의 생활을 선택했다.

류영모는 왜 제자에게 파격적인 지원을 해주면서 유학 대신 농업을 하도록 권했을까. 그는 김정호가 '머리'로 죽은 지식을 외며 철학을 하는 것보다, 땀 흘리는 삶 속에서 진리를 찾는 것이 더 가치 있다고 여겼기 때문이 아닐까. 제자에게 신앙적 은유가 아닌 진짜 '양떼 목자牧者'를 실천하도록 한 일이 예사롭게 보이지 않는다.

그뿐만 아니라 류영모는 아예 구기동의 집을 팔고 자신도 광주로 내려가 김정호와 이웃해서 살고자 했다. 처음 구기동으로 이주해 왔던 1930년대엔 북한산 아래 동네가 시골이고 전원이었지만, 갈수록 도시의 잡답雜沓이 짙어가는 데 대한 불편 때문이었을까. 당시 자식들도 모두 저마다 다른 곳에서 살고 있기에 움직이는 일도 가볍게 여겨졌을 것이다.

첫째아들 의상은 미국으로 이민을 갔고, 둘째 자상은 평창으로 농사를 지으러 갔으며, 셋째 각상은 일본에 있었다. 그는 이런 뜻을 류영모의 YMCA 강의를 듣던 제자 전병호에게도 털어놓으며 이렇게 말했다. "겨레의 살 길이 빛고을에 있는 듯하니, 그곳에 내려가 같이 사는

　　　　　　　　　　　　　　　저녁의 참사람

것이 어떤가요?" 그러나 이런 류영모의 계획은 부인 김효정의 강력한
반대로 실현되지 못했다.

광주에서 중용을 새로 해석하다

당시 김정호가 '무등산 산양목장'을 운영하던 때의 기록이 다행히
1972년 〈조선일보〉 르포 기사로 남아 있다.

> 해발 4백 미터의 무등산 중턱의 산양 떼, 목동 겸 주인이기도
> 한 김정호(41, 전남대 교수) 씨는 손짓을 하며 양떼를 몬다.
> 간판도 없는 무등 목장―능선이 연접한 초원 9만 평에 산양
> 170마리. 70마리 재래종은 육용으로 쓰이고, 자넨종 1백
> 마리는 유용乳用이다.
> 김정호 씨의 산양목장은 13년 전 아버지의 유업을 이어받은
> 것이 인연이었다. 임야 42정보를 사들이고 국유 임야 1백
> 정보를 대여 받아 그중 완경사지를 초원으로 일구었다.
> 30도의 비탈에 잡초를 베어 내고 이태리마이그라스,
> 레드클로바를 심었다.
> 산양 수는 10여 년간 170마리 선을 유지하고 있다. 더
> 많아도 기르기가 힘들다는 것. 해마다 새끼는 140마리쯤
> 낳지만 50마리는 농촌진흥원에 분양해주고 몇 마리는
> 도둑맞고 나머지 50마리 정도는 시장에 판다. 1년에
> 도둑맞는 것이 40~50마리는 된다고 김씨는 안타까워한다.

류영모는 이 목장에서 1년을 머물면서 《중용》을 우리말로 옮긴
다. 왜 하필 《중용》이었을까. 여기에 김정호와 어떤 관련이 있지 않을

까 하는 생각이 든다. 앞에서 언급했듯 김정호는 서울대 박종홍 교수의 애제자였다. 박종홍은 한국의《중용》연구의 권위자다. 박종홍의 '천명天命사상' 관련 글들은 이 방면에서는 필독의 저술이다. 다석 또한 이 글을 읽었을 가능성이 있으며, 철학자가 이해하는《중용》과 신학사상가가 읽어낸《중용》의 차이를 맘에 새겼을 것이다.《중용》연구학자의 제자와 함께 생활하면서,《중용》을 전혀 새롭고도 '참'을 향한 통찰로 풀어내고 있는 류영모의 모습을 생각하는 일은, 그래서 더 인상적인 모습으로 다가온다.

류영모는 광주를 좋아했다. 그것을 빛고을이라는 우리말 이름으로 부른 것도 그런 마음이 우러나온 결과였다. 함석헌은 스승이 지은 빛고을이란 말을 즐겨 사용함으로써 대중적인 낱말로 만들었다. 그가 '빛고을'이란 말을 쓴 까닭은, 단순히 자연의 빛이 고운 마을이란 보편적인 의미가 아니라, 얼의 빛이 빼어난 영적 도시라는 특별한 뜻을 담기 위해서였다.

광주는 이세종, 최흥종, 이현필로 이어지는 호남 영맥靈脈이 한국 현대사 속에서 세계적인 정신으로 발흥發興한 곳으로, '금욕적이면서도 자기희생적이며 또한 실천적인 기독교 운동'의 메카라고 할 수 있다. 류영모는 광주에서 살고 싶어 했으며, 광주의 영성을 특별하게 여겼다.

류영모는 무등산無等山을 '없등업등뫼'라고 부르기도 했다. 무등無等이란 '등급을 매길 수 없는' '가장 높은'이란 뜻을 의미할 수도 있지만, 단순히 높이를 말하는 것이 아니라 차별의 등급이 없는 평등과 초월의 정신을 담은 것이라 할 수도 있다. '업등'은 어린 아이를 업으려 어머니가 내민 평평하고 널찍한 등이다. 품보다 넓은 등이 바로 '업등'이다. 빛고을과 없등뫼는 광주의 높은 '종교성'을 함축한 낱말이 아닐 수 없다.

저녁의 참사람

1962년 무등산 증심사 계곡에 있는 화가 허백련의 집 춘설헌春雪軒에 세 사람이 앉아 있었다. 오방 최흥종과 의재 허백련, 그리고 다석 류영모였다. 류영모는 당시 후두결핵으로 제중병원에 입원하고 있던 이현필을 문병하려고 광주에 내려갔다가 두 사람을 만나게 되었다.

류영모 전기를 세심하게 기록한 수제자 박영호는 광주 이야기의 말미에 이 장면을 그려 놓았다. '도심道心과 동심童心이 살아나 무등산에 산울림이 퍼지도록 재담과 웃음을 꽃피웠다.'고 묘사하고 있지만 구체적으로 어떤 대화를 나눴는지에 대해선 더 언급이 없다. 하지만 이 대목은 문득 후인後人의 마음을 건드린다. 어떻게 세 사람이 만나게 되었을까. 류영모보다 10살 위인 최흥종, 한 살 아래인 화가 허백련.

이현필이 처음 류영모를 만난 건 1936년에서 1938년까지 2년 여간 서울로 올라와 있던 시절이었다. 20대의 이현필은 40대의 류영모가 YMCA에서 하는 강의를 들었다. 이현필이 최흥종을 만난 건 1932년이었다. 천태산의 성자로 불렸던 이세종의 가르침을 받고 있을 때, 최흥종이 그곳으로 찾아온 것이다. 이현필의 뛰어남을 본 최흥종은 그를 농업실수학교 기숙사에서 공부하도록 주선해준다.

류영모가 이현필을 다시 제대로 만난 건 1946년 광주YMCA 강연을 갔을 때다. 당시 광주YMCA 이사회장이 최흥종이었다. 이렇게 하여 류영모는 광주에 대해 각별한 애정을 갖게 되었고 이현필과 최흥종의 삶과 사상과 신앙수행에 관해 깊이 관심을 가지게 되었다.

허백련은 조선 후기 남도화풍을 대표하는 소치 허련 집안의 종고손자從高孫子다. 허련의 아들인 허형에게서 처음 그림을 배웠다. 허련은 조선 말기의 천재 지식인이자 예술가였던 추사 김정희가 아꼈던 제자로 유명하다. 그러니까 허백련은 추사의 핵심 제자를 고조할아버지로 둔 사람이며, 허련이 짓고 기거했던 운림산방에서 허련의 아들로부터 그림을 배운 것이다.

다도茶道에 깊은 관심을 가졌던 허백련은 1946년 무등산의 차밭을 사들여 삼애다원을 차렸다. 다원에서는 춘설차春雪茶를 생산했다. 춘설헌은 허백련이 광복 이후부터 타계할 때까지 머물렀던 서실書室이다. 춘설차를 마시는 마룻방이란 뜻으로 그렇게 이름 지었을 것이다. 그는 타계 이후 서실 뒤편에 묻힐 만큼 이 서실에 마음을 두었다.

해방 이후 무등산 증심사 계곡에는 삼애학원이라는 농업전문학교가 세워졌다. 최흥종이 허백련과 뜻을 모아 만든 학교다. 최흥종과 허백련은 세상을 구하는 일로 서로 마음이 통하여 깊이 교류했던 사이였다.

1962년 춘설헌에서 만나 마주앉은 세 사람은 그런 인연의 징검다리를 통해 함께 모이게 된 것이다. 최흥종이 류영모에게 청하여 춘설헌의 허백련을 만나기를 권유했을 가능성이 있다. '나환자의 아버지'로 불리는 오방 최흥종은 1933년 '나환자 구하기 도보행진'을 벌여 조선총독부로부터 소록도 재활시설 확장의 응답을 받아 낸 사람이다. 평생 빈민운동과 독립운동을 했던 고결한 삶을 살았고, 한국 최초의 나환자병원인 광주나병원을 설립하기도 했다. 허백련은 동양화 근대 6대가에 꼽히는 화인畵人으로, 작품 활동과 함께 사회운동에도 관심을 가졌던 사람이었다. 농업을 살리는 일에도 앞장섰고, 차茶 문화의 보급에도 힘을 기울였다.

82세의 '위대한 실천가' 최흥종, 71세의 동양화 거장 허백련, 그리고 72세의 류영모. 종심소욕불유구從心所慾不踰矩, 마음껏 무엇인가를 하여도 법도를 벗어나지 않는 경지를 말한다. 그 경계마저 넘어선 세 사람이 춘설차를 앞에 두고 아이처럼 웃으며 나눴을 대화는 무엇이었을까. '없등뫼' 자락에서 거리낄 것도 없고 덧댈 것도 없는, 홀연한 삶의 한 경지를 공유했을까.

이윽고 저마다 삶의 헛된 허물을 벗어 낸 지금, 그 무등삼소無等三笑 차별도 구별도 없는 세 사람의 웃음소리가 뒷사람의 귓전에 청아한 그리움 같이 잠깐 머무는 것이다.

6부
동양의 기독교

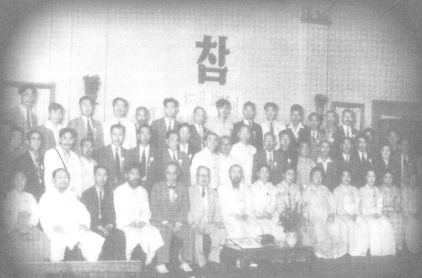

참

多夕 柳永模 先生 二二〇〇〇夕

너와 내가 다른가 다른 게 전혀 없다
말씀은 하나다 한 나무에 핀 꽃이다
네 말이 내 말일진대 네가 어찌 남이랴

네 생각이 내 생각 네 인격이 내 인격
네가 하는 말 한 마디 그 속에 내가 산다
물에 뜬 내 얼굴 보며 내 말을 받아쓰라

아들과 아버지는 발가락이 닮았다
발가락이 닮으려면 속속들이 닮은 것
오로지 너는 나일뿐 어둠이 닮아가듯

캄캄한 밤중 같은 세상을 걸어가도
속알만 밝혀두고 정신만 깨있으라
부르면 아버지인데 두려울 게 있느냐

〈너는 나다〉, 이빈섬, 다석頌

　　　　　　　　　　　　　저녁의 참사람

29. 한글 속에 있는 하느님, '우리 말글의 성자'

말은 보이게 하면 글이고, 글을 들리게 하면 말이다. 말과 글은 신의 뜻을 담는 신기神器요 제기祭器다. 신의 뜻을 나타내자는 것이 말이요, 신에 대한 사모를 드러내자는 것이 글이다. 신의 뜻을 나타내는 말과 신에 대한 사모를 담은 글이니만큼 말과 글은 중요한 것이었다.

"우리말도 이런 정도가 되어야 좋은 문학 좋은 철학이 나오지, 지금 같이 외국에서 얻어 온 것 가지고는 아무것도 안됩니다. 글자 한 자에 철학개론 한 권이 들어 있고 말 한마디에 영원한 진리가 숨겨져 있습니다."

이 말에는 우리말과 우리글로 철학하는 일에 대해 지녔던 류영모의 깊은 자부심과 소명의식과 주체의식이 들어 있다. 그는 한글과 우리말의 참사상가였다. 한국의 현대적인 신학사상의 가장 큰 봉우리로 꼽히는 다석은 한글과 우리말로 사유세계와 개념세계를 펼쳤다. 그것은 서구(의 생각)에 대한 도전이기도 했다. 서구인들이 오랫동안 지니고 있던 선입견과 고정관념을 배제한 '한 외부인(동양인)'의 시선으로, 류영모는 기독교의 본질이 하느님과의 순수한 결합을 갈망하는 인간의 보편적 희원希願을 담은 가치 있고 힘 있는 신앙사상임을 포착한다.

그는 하느님과 인간을 통하게 하는 '얼나'라는 개념을 제시했다. 얼나는 영아靈我 곧 성령으로서의 자아다. 인간이 품는 생각이 피워 올리는 불꽃이 절대적 개념인 신성과 닿는 접속점을 상정한 것이다. '얼나사상'은 신의 숨결인 '얼'이 인간 주체인 '나'와 만남으로써 신앙이 구하는 목표를 이룰 수 있다는 논리를 갖추고 있다. 이처럼 다석은 한글과 우리말로 그의 철학을 오롯이 전개했으며, 빈탕한데, 없이계심, 말숨, 한얼, 굿, 깨달음, 씨알과 빛고을정신, 가온찍기, 신의 막대기(한글모음 'ㅣ'), 신비와 신통 등 우리말과 한글을 십분 활용한 개념들을 풍성하게 제시했다.

류영모 사상이 최근 각별한 주목을 받는 까닭은 2,000년 이상 인간을 번성하게 해온 '밀착적 인간문명'의 '좁은 사이'를 코로나 바이러스가 강타하고 있기 때문이기도 하다. 인류의 종교 또한 신과 인간의 단독자 대면이 아닌, 밀착한 인간 군집群集이 신에게로 나아가려는 제의祭儀처럼 여겨져 왔다. 주일이면 교회에 모이는 사람들을 떠올려 보라. 일부 교회들이 팬데믹 국면에도 모임 예배를 강행했던 건 그것이 보이는 효과에 교회들이 중독되어 있음을 가리킨다. 이런 종교 형식이 코로나를 번성시키는 난감한 역설을 불렀다. 류영모는 교회의 이런 형식을 단호하게 부정한다. 그 바탕이 바로 '얼나' 개념이다.

인간 개개인의 생각 속에 들어 있는 얼나는 신과 개인을 잇는 매체다. 다석에게 이런 사유가 가능했던 것은 우리말의 힘일지도 모른다. '얼'은 한자의 '영靈'보다 더 의미심장하다. 얼은 '알卵'이며 '속(내면)'이며 '씨앗'이며 '생명'이며 '정신'이며 '줏대'이며 '영혼'이며 '신의 정수'다. 이 '얼'이라는 한 글자가 있었기에, 다석은 종교적 사유를 폭넓고 다양하게 확장할 수 있었을 것이다. '얼나'라는 말은 이 땅에서 생겨난 신학의 빅뱅이라고 할 수 있다.

한글이나 우리말이 과연 서구 신앙인 기독교의 정수를 표현하고 개념을 확장할 그런 말이 될 수 있을까. 지나치게 우리 입장에서만 생각한 것이 아닐까. 이렇게 생각할 수도 있다. 그런데 외국인이 한글과 우리말의 놀라운 점을 일찍이 외국 언론에 알린 일이 있었다. 류영모가 태어나기 1년 전인 1889년에 있었던 일이다. 고종황제의 외교자문역이었던 호머 헐버트 박사가 그 주인공이다. 1863년 미국 버몬트주 태생인 헐버트는 1886년 대한제국 왕립 영어학교 육영공원 교사로 내한했다. 3년 뒤 그는 〈뉴욕트리뷴New York Tribune〉지에 조선 말글의 우수성에 대한 내용을 담은 '조선어The Korean Language'라는 제목의 글을 기고한다. 이 기고문은 사단법인 헐버트기념사업회가 2018년 〈재외동포신문〉에 소개한 바 있다.

"글자 구조상 한글에 필적할 만한 단순성을 가진 문자는 세상 어디에도 없다. 모음은 하나만 빼고 모두 짧은 가로선과 세로선 또는 둘의 결합으로 만들어진다. 영국이나 미국에서 그토록 오랫동안 갈망하고 식자識者들이 심혈을 기울였으나 그다지 성공을 거두지 못한 과제가, 이곳 조선에서는 수백 년 동안 현실로 존재했다. 표음문자 체계의 모든 장점이 여기 한글에 녹아 있다. 영어는 모음 5개를 각각 여러 개의 다른 방법으로 발음하기 때문에 이러한 체계가 절대 불가능하다. 조선어는 영어가 라틴어보다 앞서 있는 만큼 영어보다 앞서 있다. 조선어에 불규칙 동사 따위는 없다. 어미를 한번 배우고 나면 누구든지 곧바로 모든 동사의 어형 변화표를 어간만 가지고 만들어 낼 수 있다."

이제 다석이 남긴 우리말 관련 발언을 몇 개 살펴보자. 그는 우리말로 여러 가지 심오한 생각을 펼치는 데 탁월한 역량을 보였다.

"나는 '모름지기'란 우리말을 좋아한다. '모름지기'란 반드시 또는 꼭이란 뜻이다. 사람은 모름(하느님)을 꼭 지켜야 한다. 우리는 하느님 아버지를 모른다. 하느님 아버지를 다 알겠다는 것은 말이 안 된다."

"천 가지 만 가지의 말을 만들어보아도 결국은 하나(절대)밖에 없다. 하나밖에 없다는 데는 아무것도 없다. 하나를 깨닫는 것이다. 깨달으면 하나다. 하느님의 나가 '한나' '하나'다."

"영원한 님(하느님)을 그리는 글이 바른 글이다. 영원한 님을 그리지 않는 글은 몽땅 그른 글이다."

"말숨(말씀)은 숨의 마지막이요 죽음 뒤의 삶이라고 할 수 있다. 말숨 쉼은 영원한 생명으로 사는 것이다. 말숨을 생각하는 것은 영원을 생각하는 것이요 말숨이 곧 하느님이기도 하다. 말숨을 쉬는 것이 하느님을 믿는 것이요 하느님으로 사는 것이다. 말숨은 우리 맘속에서 타는 참(얼)의 불이다."

다석은 '하느님 말씀과 인간의 말天音人言'이라는 제목으로 한시를 지어 말과 글에 대한 생각을 담기도 했다.

生來有言借口能

태어나 말할 수 있으니 빌린 입으로 할 수 있고

死去無口還本音

죽어선 입이 없으니 하느님 말씀으로 돌아가네

代代斷言猶遺志

죽어 대대로 말이 끊기지만 하느님 뜻이 남고

世世欲言大蓄音

살아 대대로 말하려 하니 하느님 말이 크게 쌓이도다

다석은 이렇게 말한 적이 있다. "오직 하느님의 뜻밖에 없다. 영원히 갈 말씀은 이 혀로 하는 말이 아니다. 입을 꽉 다물어도 뜻만 있으면 영원히 갈 말씀이다. 생각한다는 것은 소리를 낼 필요가 없다. 소리를 받아서 귀로 들을 필요가 없다. 하느님의 말씀은 들을 수가 없다. 그러나 선지자들은 하느님의 말씀을 듣고 있었다. 그것을 기록한 것이 경전이다."

상대세계의 인간과 절대세계의 신이 어떻게 '대화'를 할 수 있는가. 그것은 인간의 삶과 죽음이 반복되는 그 시간 속에 쌓이는 축음蓄音이라 할 수 있다. 인간은 말을 하다 다 못하고 죽고, 그 말은 끊기지만 그 말한 만큼에 담긴 하느님의 뜻이 남는다. 그것이 전승되고 전파되면서 하느님 말이 쌓인다고 류영모는 본 것이다. 이것이 인간의 믿음이며 사상이며 철학이며 지혜의 실체다.

인간의 말은 덧없는 것이 아니다. 그 말을 준 것이 신이기 때문이다. 그 말은 신에게서 빌린 입으로 하는 것이다. 죽으면 그 입이 사라지지만, 입이 한 말은 하느님의 말 속에 돌아가 합류한다는 생각. 류영모가 얼마나 말을 귀하게 여겼으며, 그 말 속에 곧 신의 뜻이 존재함을 간절하게 믿었는지 깨닫게 하는 한 편의 시다. 지금 그 입으로 하는 말이 바로 하느님의 뜻을 담는 그릇이다. 그러면 어떻게 말해야 하며 무엇을 말해야 하겠는가, 인간이여. 다석은 이렇게 신앙을 강의하고 있다.

무언가 깨진 자리에 믿음이 온다

채수일 경동교회 담임목사는 독일 하이델베르크대학 신학박사로 한신대 신학전문대학원장을 지낸, 국내에서 손꼽히는 신학자 목자牧者다. 그는 류영모에 대해 이렇게 말했다.

"오랫동안 독일에 있으면서 왜 우리가 라틴어나 독일어로는 신학을 하면서 같은 소리글인 우리글과 말로는 신학을 할 수 없는 듯이 생각해 왔는지 스스로에게 물었다. 그것은 물론 지금까지 우리 신학이 지나치게 유럽 지향적이었기 때문이거나 어려운 중국문자의 개념을 빌려와야 비로소 그것이 학문적이라는 생각 때문이었을 것이다. 나에게 부딪혀 온 류영모의 충격은 무엇보다 말의 뜻풀이에 있다. 어렵고 추상적인 개념을 그는 누구나 알고 있는, 그러나 미처 그 뜻을 곱씹어 생각하지 못한 생활언어로 풀어낸다. 은혜를 '힘입어'로, 시간을 '덧'으로 풀어내는 것이나 우리말의 뿌리를 찾아 얼굴을 '얼이 든 골짜구니' 등으로 풀어내는 것이다."

여기까지의 경탄도 곱씹을 만하지만, 신학자로서 하나의 우리말 개념이 어떻게 신앙에 대한 통찰로 이어지는지 직접 느낀 것을 밝힌 다음 말이 더 의미심장하다. 그 낱말은 '깨달음'이다. 류영모의 '깨달음'에 대한 말이 이 신학자 목자의 뇌리에 깊이 남았다.

"더욱 놀라운 것은 깨달음에 대한 그의 통찰이다. 우리는 진리를 깨닫는다고 흔히 말한다. 그런데 깨달음은 '깨다'에서 나온 것이다. 깨달음은 잠에서 깨어나는 것과 보는 것과 관계되었고, 그것은 한자 풀이에서도 알 수 있다. (저자 주; 깨달을 각覺이 깰 '교'자로도 읽히는 점과, 한자 뜻글자 속에 들어 있는 '견見' 자를 의식한 풀이일 것이다.) 그러나 깨달음이 깨는破 것과 관계된다는 류영모의 통찰은 놀랍다. 진리를 깨닫기 위해서는 무엇인가 깨져야 한다는 것이리라. 그것은 선입견이거나 편견일 수도, 진리를 깨닫는 자기 자신일 수도, 진리 그 자체일 수도 있을 것이다. 이로써 류영모는 흔히 학문적 언어라고 말하는 이른바 주객도식主客圖式을 극복했고, 또한 진리를 깨닫는 것이 언제나 깨지고 깨지는 과정임을 가르친 것이다."

깨달음이 잠에서 깨는 '각(覺; 느끼는 것)'이나 '견(見; 보는 것)'을 넘어서는 개념이라는 통찰은 우리말로 된 낱말 자체에 주목해야 얻어진다. 우리말 '깨달음'은 '깨다'와 '닫다/닿다'(달리다/이르다)가 합쳐진 말이다. 깨는 것은 파破이며, 닫/닿는 것은 주(走; 달림)나 달(達; 도달함)을 뜻한다. 따라서 다석에게 있어 깨달음이란 말은 채수일이 말한 것처럼 선입견을 깨는 것, 편견을 깨는 것, 자기 자신을 깨는 것, 진리 그 자체를 깨는 것으로 개념의 폭이 넓고 깊어진 것이다. 류영모는 이 개념을 더욱 뚜렷하게 드러내기 위해 '파사破私'라는 말을 사용하기도 했다. 깨달음이란 말을 '육신으로 살고 있는 나를 깨는 것'이며, '나를 깨고 나아가 신에게로 닿는 것'이라는 신학언어로 정립한 것이다.

채수일이 류영모의 '깨달음'에 대한 풀이가 '주객도식을 극복했'다고 말한 까닭은 문장의 논리구조 해석을 넘어 전체의 맥락을 살펴 의미의 완전성을 기했기 때문이다. 이는 성서를 읽는 데 있어서 주체와 대상을 따지는 서구 이성의 분석 방식 대신 '통전적統全的', 즉 전체론적, 맥락적, 근원취지 분석적인 풀이를 가한 류영모를 높게 평가하는 것이다.

통전적 신학은 모든 것을 방법론적으로 통합하여 온전함을 추구하는 신학을 말한다. 주로 장신대 학장을 지낸 이종성의 신학을 지칭

할 때 쓰는 말이다. 이종성은 박형룡, 김재준과 함께 한국교회 3대 신학자로 손꼽히는 사람이다. 그는 자신의 통전적 신학을 가리켜 '온신학'이라는 한글 표현을 쓰기도 했다.

한국기독교학술원 원장을 지낸 이종성은 2010년 8월 다음과 같이 언급한 적이 있다. "지금까지 기독교는 기독교 외 다른 종교나 사상에 부정적인 태도를 보이거나 혹은 배척했습니다. 왜냐하면 그 안에는 구원의 메시지가 없다고 봤기 때문입니다. 하지만 나는 다른 종교나 사상들도 나름대로의 가치가 있다고 봅니다. 이것들은 구원을 얻게 할 수 없지만, 구원을 위한 준비과정으로서 가치가 있습니다. 기독교와 다른 종교를 대립시키는 것이 아니라, 다른 종교를 기독교로 끌어올 필요가 있습니다."

발 없는 말씀이 천리 간다

말아 말 물어보자 나 타고 갈 말 네게 맸으니
내 풀어내 내가 타고 나갈 말을 네게 탈나
고르로 된 말슴이기 가려봄은 되리라

류영모의 시조 〈말씀에서 말슴을〉이다. 류영모는 우리 전통의 시 형식인 시조 쓰기를 즐겼다. 그에게 시조는 우리 마음속에 있는 익숙한 운율로 미묘한 흥취를 살리는 '천음(天音; 하느님의 소리)'을 연주하는 언어적 악기가 아니었을까. 류영모는 이렇게 말했다. "누가 보면 시조가 아니라 할지 모르겠으나 나는 나대로 시조가 될 수 있습니다. 내 말을 갖다가 운韻으로 하고 조금 느낌을 통하게 하여 이러한 시가 되었습니다."

　　　　　　　　　　　　　　저녁의 참사람

이 시조의 맛을 느끼기 위해선 '발 없는 말이 천리 간다.'라는 속담을 기억할 필요가 있다. 류영모는 발 있는 말馬은 메시지를 전하는 전령傳令이 될 수 있지만, 발 없는 말言은 그 자체가 메시지라는 점에 착안했다. 천리千里는 거리를 말하지만 천리(天理; 하느님의 뜻)는 목표를 말한다. 류영모는 하느님의 뜻을 향해 말씀을 세우려는 중이다. 위의 시조가 어렵진 않지만 구체적으로 풀어보면 이렇다.

말씀(성령)아 말 물어보자, 나 하늘로 타고갈 말씀(성령)을
말(언어)에 맸으니
말씀(성령) 풀어내 내가 타고 나아갈 말씀(성령)을 내
말(언어)에 태우려 한다
고른 말(언어)로 되어 하느님께로 세운 말씀(성령)인지
판단해볼 일은 되리라

이 시조에서 중요한 것은 '짐승'인 말은 전혀 없다는 점이다. '말을 탄다'는 표현으로 그런 호쾌한 맛을 준 것일 뿐, 사실은 나의 말(언어)과 하느님의 말씀(성령)이 있을 뿐이다. 나의 말에 하느님 말씀을 동여매고 올려 태우고 나의 말의 힘으로 하느님 말씀으로 나아간다. 이것이 바르게 세운 것인지, 하느님 말씀으로 살펴보면 되리라. 말과 말씀이 하나로 합치되는 합일合一을 꿈꾼 시조다.

이 시를 읽으면 류영모가 '말'이 신앙에서 얼마나 중요한 것이라고 여기고 있는지 알 수 있다. 그는 빼어난 언어감각으로 말빛語感과 개념의 미세한 변화를 드러내고, 사상을 표현하는 도구로 썼다. 그중 하나가 밀씀과 밀숨과 밀슴에 대한 풀이다.

'말씀'은 말의 '씀用/錄'이다. 하느님은 말을 쓰시고, 인간은 그 말

씀을 받아서 쓴다. 그것이 말이며 글이다. 말씀에는 높이는 뉘앙스가 들어가 있다. 하느님의 말을 쓰는 일은 경건하며, 그것을 받아쓰는 일은 공손할 수밖에 없다.

'말숨'은 말씀에서 빚어낸 말이다. '숨'은 인간이 평생 한순간도 멈출 수 없는 호흡이며, 생명의 상징이다. 숨은 받아 쉬는 것이며 또한 받은 뒤 내쉬는 것이다. '말의 숨'은 말이 지닌 생명을 말하고, 생명이 하늘에서 나왔듯 말 또한 하늘에서 나온 생명이란 의미다. 말을 한다는 것은 하느님의 성령을 숨 쉬는 것으로, '얼숨'이라고도 한다. 말은 얼의 생명이며, 말씀은 영생의 숨이기도 하다. 말씀(성령)으로 숨 쉬는 것이 신앙의 유일한 길이다.

'말슴'은 말(언어)이 조심스럽게 서는 것을 말한다. 말'섬'이 아니고 말'슴'인 까닭은 어린아이가 처음 일어서듯이 두렵고 조심스럽게 그러나 있는 힘을 다해 서마서마 일어서듯이 몸을 세우는 것을 뜻한다. 말을 세우는 일은 인간이 땅을 딛고 하늘을 향해 몸을 세우는 일과 같은 중요한 행위다. 하늘을 향한 첫 마음을 내는 일이며 하늘을 향해 한결같은 우러름을 내는 일이다. 말로서 하늘에 닿는 것, 하늘의 말씀과 교통하는 것. 그것이 말슴이다.

말씀에는 하느님의 말을 알아듣는 고디貞의 마음이 있고, 말숨에는 하루하루 하느님의 말로 숨쉬는 숨줄(생명)의 마음이 있으며, 말슴에는 하느님의 말에 닿고자 하는 바탈(천성)의 마음이 있다. 이것이 류영모 사상을 직조織組하는 말씀의 형이상학이다.

30. '참'과 씨알사상

류영모의 모든 가르침은 '말씀'에서 시작해서 '말씀'으로 끝난다. 그의 '말씀론'은 가필이나 부연이나 풀이가 필요하지 않다. 그중 꼭 거듭 읽고 마음에 인(印; 도장)을 치듯 받아써야 할 말을 소개한다.

"한얼님은 고요히 사람의 귀를 여시고 마음에 인 치듯 교훈하신다. 마음속으로 들려오는 한얼님의 말씀을 막을 길은 없다. 잠잘 때나 꿈꿀 때나 말씀하신다. 한얼님의 소리를 들어라. 그것은 사람을 멸망에서 구원하여 영생을 주기 위해서다. 한얼님 말씀은 공상이 아니라 구체적인 진실이다. 하늘에서 비가 와도 그릇에 따라 받는 물이 다르듯이, 사람의 마음 그릇에 따라 한얼님 소리를 듣는 내용이 다를지도 모른다. 그러나 우주에 가득 찬 한얼님 말씀은 하나다. 한얼님 말씀에 공손히 좇아야 한다."

1933년, 박영호는 YMCA에서 처음 류영모를 만났다. 구기동 집으로 찾아갔을 때 다석은 대뜸 이렇게 물었다. "생각이 납니까." 박영호는 순간 어리둥절했으나 무슨 말인지 파악하고 대답을 했다. "선생님 강의를 들으면 생각이 납니다." 선생의 대답이 간결하다. "그러면 됐습니다."

　류영모는 어느 학교를 나왔는지, 가족이 어떻게 되는지, 재산이 얼마인지 이런 건 절대 물어보는 법이 없었다. 대신 '생각이 나는지'를 물었다. 생각은 하느님하고 영통靈通하는 인스피레이션(inspiration; 영감)이다. 하느님이 인간 마음속에 출장을 보낸 정신을 통해 위에서부터 '말씀'이 온다고 했다. 그것이 바로 생각이다. 하느님에게로 향하는 생각의 불꽃이 튀는 사람. 그게 '참'을 향해 나아가는 사람이다.

'참' 하나로 풀어낸 하느님의 뜻

함석헌은 《사상계》에 〈진리에의 향수〉라는 글을 실었다. 함석헌이 말하는 진리는 생명체가 추구해야 할 진리다. 이것을 이기상 교수는 '생명학적 진리'라고 표현했다. 진리 앞에 '생명학적'이란 말을 붙인 까닭은, 그것이 철학에서 자주 등장하는 인식론적 진리와 다르다는 점을 표현하기 위해서다.

　생명학적 진리는 무엇인가. 생명生命이라는 말을 들여다보면 '살라는 명령'이라는 의미가 숨어 있다. 즉, 삶은 하나의 현상이 아니라 하나의 명령이다. 생명은 그냥 살라는 명령을 받은 것이 아니라, 하늘의 뜻을 찾아서 살라는 명령을 받았다. 하늘의 뜻을 찾을 의무와 책임을 수행하는 것이 삶이다. 그 하늘의 뜻이 '진리'이며 '참'이다. 함석헌은 이 글 속에 류영모의 시 〈참〉을 인용했다. 선생의 이 시가 함석헌 본인이 하고자 하는 말의 핵심을 생생하게 드러내고 있기 때문이다.

참 찾아 예는 길에

한 참 두 참 쉬잘 참가

참 참이 참아 깨새

하늘 끝 참 밝힐 거니

참 든 맘

참 빈 한 아 참

사뭇 찬 참 찾으리

우리말로 '참'은 여러 가지 뜻을 지니고 있다. 진리의 참, 짧은 시간(때)인 참, 차례를 의미하는 참, '참다'의 어근인 참, '진실로'라는 의미의 강조어, 가득 차 있음의 참, 갑자기 깨닫는 말인 '참'. 우리말의 다양하고 다채로운 결을 읽어 내는 빼어난 예인藝人인 류영모는 〈참〉이라는 시에서 함석헌이 말한 생명의 진리를 풍성한 뉘앙스로 돋을새기고 있다. 한번 풀어보자.

진리를 찾아가는 길에

한참 오래 길게, 한 차례 두 차례 쉬자고 할 태세인가

그때그때 참아서 깨어 있을 사이

하늘 끝에 있는 가득 찬 진리를 밝힐 것이니

진리가 들어온 마음

진실로 비어 있는 하나, 아 참!

사뭇 가득 들어차 있는 진리를 찾으리

류영모 시어로서의 뜻을 풀어내지면, '참찾친참든참참'이 될 것이다. '참을 찾다 가득차게 참이 들어온 참 만난 참(때)'이라는 의미다.

또 류영모의 시구 첫말을 이어 읽으면 '참한참하참참사'가 된다. '어여쁜 참이여, 참으로 참일세.'라는 뜻으로 풀린다.

저런 간절하고 집요하고 꾸준한 참 찾기를 류영모는 진리파지眞理把持라고 불렀다. 생을 받아 태어난 존재가 받은 필생의 명령. 그 생명 속에 들어 있는 '하느님의 뜻', 참은 곧 성령이다. 그것을 찾아가는 일을 함석헌은 진리에의 향수鄕愁라고 일컬었다. 진리의 출처를 그리워하는 마음이다. 참으로의 귀향을 가르치는 이로 류영모와 같은 목자가 또 있었던가.

1959년 류영모는《노자》를 우리말로 완역했다. 9년 뒤인 1968년엔《중용》을 우리말로 풀었다.《장자》와《논어》,《맹자》와《주역》,《서경》의 번역에도 팔을 걸었다. 주렴계의 '태극도설'과 장횡거의 '서명'도 풀어냈다. 성서 요한복음의 '결별기도'를 새롭게 번역하기도 했다.

그는 왜 평생에 걸쳐 다양한 동서양의 경전들을 번역하고 풀어냈을까. 이것은 '나랏말씀이 중국과 달라' 훈민정음을 만들어낸 세종의 뜻과 정확히 일치했다. 옛 경전에 들어 있는 '하느님의 뜻'이 우리말로 되어 있지 않아, 많은 이들이 이를 읽어낼 수 없었다. 생명체라면 반드시 알아야 할 참(하느님의 뜻)을 더 많이 알리고 더 많이 깨닫게 하기 위해 류영모는 '우리말 경전 풀이'에 온힘을 쏟았다. 그에게 이 일이야 말로, 세상을 향한 참 전도傳道였다. 그는 '하느님의 뜻'을 누구나 쉽게 읽을 수 있어야 하기에 반드시 우리말로 옮겨야 한다고 역설했다.

"유교와 불교와 기독교를 서로 비춰보아야 서로서로가 뭔가 좀 알 수 있게 됩니다. 나는 적어도 구약과 신약은 성경으로서 오래 가도 버릴 수 없는 정신이 담겨 있다고 봅니다. 그러나 기독교인은 신약성경을 위조해서 말하는데 신약 말씀도 구약을 이해해야 하는 것처럼 다른 종교의 경전도 다 구약성경과 같이 보아야 한다는 것은 조금도 틀

저녁의 참사람

린 말이 아닙니다. 사실상 성경만 먹고 사느냐 하면 그렇지가 않습니다. 유교의 경전도 불경도 먹습니다. 희랍의 것이나 인도의 것이나 다 먹고 다니는데 그렇다고 해서 내 맷감량(소화력)으로 소화 안 되는 것이 아니고 내 (정신)건강이 상한 적은 거의 없습니다."

공평한 하느님으로서의 씨알

'씨알'이란 개념을 창안한 사람은 류영모다. 스승에게서 배운 '씨알사상'을 한국의 민주화운동과 사회적 정의 실현으로 실천적 확장을 한 사람은 함석헌이었다. 씨알은 원래 일상적으로 쓰는 말이다. 새끼를 부화하는 종란種卵을 뜻하는 낱말이며, 씨나 열매·곡식처럼 알의 형태로 된 것의 크기(굵기)를 말할 때도 쓰였다. 류영모는 이런 의미를 유지하되 좀 더 철학적인 함의를 포괄하도록 했다. 씨알은 씨와 알이 결합된 말이다.

씨는 식물의 생명을 품고 있는 작고 단단한 물질이다. 씨앗(종자)이라고도 한다. 이것이 상징적으로 쓰이면서 동물을 번식하는 근원 또한 씨라는 말로 쓰인다. 씨는 죽음과 삶을 연결하는 생명의 고리이며, 추위나 가뭄과 같은 고난의 시기에 잠재력만 유지한 채 견디는 강인한 생명의 알맹이라고 할 수 있다. '수명壽命'이란 한정된 시간을 초월하여 대를 이어 전승할 수 있는 것은 씨의 힘이다. 즉, 시간을 초월할 수 있는 생명의 비밀을 담고 있는 셈이다.

알은 '알卵'과 '얼靈'을 모두 의미한다고 한 것이 류영모의 독창적인 관점이다. 알은 생명의 씨를 품으며 보호하기 위해 둘러싼 형태의 껍질을 포함하는 '씨의 확장'이다. 알은 조류나 어류·파충류와 같은 생물들이 번식하는 수단이지만, 내재신 씨를 품고 나르는 것을 두루 의미한다. 난자나 난소 같은 말에 쓰이는 게 그 때문이다. '얼'은 인간의 정신이나 생각·영적인 무엇을 가리키는 말로, 예부터 '알'과 서로 넘나든 말이기도 했다. 이런 의미가 더해지면서 '씨알'은 성령이나 영성을 가리키는 의미심장한 용어가 된다.

씨알을 씨와 알과 얼의 결합어로 볼 때, 이 말은 '삶과 죽음의 바탕'인 씨와 생명을 탄생시키는 외형인 알, 그리고 '생명의 형이상학적 정수'를 가리키는 얼을 담고 있다. 씨알은 성령(얼나)이다. 성령은 내 안에 들어와 있는 하느님 아들이다. 씨알은 외형적인 건물이나 시스템에서 부양되는 것이 아니라 오직 자기 안에서 대면하는 것이라는 점을 강조하는 순간, 제도권 속의 기성 종교들이 난감할 수밖에 없다. 이것이 '씨알사상'이 혁명적일 수밖에 없는 기본적인 이유다.

거기에 씨알은 모든 인간이 저마다 만날 수 있는 공평한 하느님이다. 하느님을 만나는 기회에 관한 한 누구도 차이를 두지 않으며 평등하다. 이 사상은 예수가 설파한 기독교의 근본적인 취지를 아름답게 드러내고 있다. 씨알이 원래 초목의 '생명방식'인 만큼, 땅의 가장 아래쪽에 뿌리박고 살아가는 기층 민중을 각별하게 호명하는 뉘앙스가 있다. 민초를 일으켜 세워 국가와 사회의 바탕으로 삼는 민주주의의 정신과 통한다. 씨알사상은 불평등과 반민주를 성령의 힘으로 바로잡는 '현실개혁'까지 아우를 수밖에 없다.

제자 함석헌이 이 땅에 민주화의 씨알을 심을 수 있었던 것은 이런 가치관을 적극적으로 실천했기 때문이다. 류영모는 '민주民主'를 씨알님이라고 불렀다. '민'이 씨알이고 주主는 님이다. 씨알을 주인처럼 받드는 것이 민주정치라고 했다. 몸의 평등정신과 얼의 자유정신이 모두 갖춰져야 씨알정신이다.

류영모는 이렇게 말했다. "위로 난 생명(얼나)을 믿어야 한다. 몸이 죽는 게 멸망이 아니다. 벗겨질 게 벗겨지고 멸망할 게 멸망해야 영원한 생명의 씨알이 자란다. 거듭된 생명의 씨알로써 위로 나야 그게 사람노릇을 바로 하는 것이다. 얼을 깨지 못하면 짐승의 새끼일 뿐이다. 씨알님을 머리에 이려고 이 시대가 민주주의 시대가 된 것이다. 마음이 저절로 민주가 되려면 모든 것이 씨알을 위하는 것이 되어야 한다."

입마다 음식이 들어가는 것이 평화다

일제는 1938년 YMCA를 강제 폐쇄한다. 그런데 류영모와 현동완은 일제의 감시를 피해 연경반 모임을 계속했다. 총칼을 들고 무장투쟁을 벌인 것은 아니지만, 영성운동에 대한 탄압에는 불굴의 의지를 보인 것이다. 1944년 11월 11일 류영모와 현동완은 세계평화기념일(세계 1차 대전 휴전기념일) 강연모임을 가졌다. 일제 경찰이 막바지 기승을 부리던 시절에 그들은 '평화'를 기리며 가르침의 자리를 연 것이다. 이때 류영모가 강연한 강의안이 남아 있다.

ム禾爲私刈禾利사화위사예화리 左伯在后右伯司좌신재후우신사
后正司直合一同후정사직합일동 私事利物公共和사사리물공공화
人人有口之謂伯인인유구지위신 口口占禾之謂和구구점화지위화

사私·리利·신伯·화和·동同을 파자하여 지은 한시다.

사람과 곡식을 합치면 '나私'를 가리키는 말이 된다. 벼와 그것을 베는 것을 합하면 이로움利이란 말이 된다. 즉, 사리(私利; 각자에게 이로운 것)라는 말의 진짜 의미는 밥을 잘 먹는 것이고 농사를 잘 짓는 것이다. 임금 후后자와 주장할 사司자는 좌우로 방향만 바꾼 자다. 후后와 사司를 합하면 한 가지 동同자다. 즉, 관리가 바르고 언론이 곧으면 하나로 뭉쳐진다. 밥을 잘 먹는 일과 농사를 잘 짓는 일이 두루 평화롭게 된다.

사람 인人에 입 구口를 붙이면 (지금 통용되는 믿을 신信의 옛글자인) 믿을 신佀이 된다. 입 구口에 벼 화禾를 찍으면 평화로울 화和가 된다. 즉, 사람마다 입이 있으니 이것을 믿음이라 한다. 입마다 음식이 들어가면 이것을 평화롭다 한다.

이 현란한 '파자' 솜씨의 시는 류영모의 센스가 발휘된 것이지만, 당시 혹여 있을 일제의 검문에 대비해 '암호'처럼 전한 메시지 방식이었을 것이다. 전체 내용을 보면, 백성들에게 농사를 비롯한 생업을 제대로 할 수 있게 하여 굶주림을 면하게 하는 것이 우선 시급하다는 것이다. 이런 일을 위해 리더와 언론들이 뭉쳐서 세상의 공화정치를 이뤄야 한다는 말이다. 밥을 먹어야 신뢰도 생기고 평화도 생겨난다는 마지막 연은 가슴을 흔든다.

시를 잘 들여다보면, 결국 사리동신화私利同佀和 다섯 글자가 나온다. "백성 하나하나에게 이로운 일은 우리 모두가 서로 믿고 화합하는 것이다." 이런 메시지가 나온다. 힘겨운 시절에 류영모가 말하고 싶은 것은 바로 이것이었다. 인민의 생업이 보장되고 관리와 언론이 잘 기능하는 것이 그걸 만들 수 있다는 속뜻까지 담아 놓았다.

류영모와 함석헌, 김교신, 송두용은 일제의 강압에도 끝까지 창씨개명創氏改名을 하지 않았다. 날마다 일본 천황이 있는 동쪽을 향해 절을 하라고 강요하던 시절에 그들은 버텼다. 태평양전쟁 와중에 평화기념식을 열었던 것도 대담하다.

저녁의 참사람

31. 없이 계시는 신-몸과 성령

비판을 받지 아니하려거든 비판하지 말라

나중에는 여러 차례 글을 썼지만 김교신과 교류하던 초기에 류영모는 《성서조선》집필 부탁을 거절했다. 함께 모임에 참여해서도 별로 말이 없었다. 김교신은 우치무라의 가르침을 통해 기독교의 관(觀)을 세우고 '사도신경'에 입각한 정통신앙의 길을 가는 사람이었다. '괜히 충돌하여 남의 잘 믿는 신앙을 흔들어놓을 필요가 없다.'는 취지에서 류영모는 논쟁적일 수 있는 대목에서 입을 다문 것이었다. 이것을 알 리 없는 김교신은 소극적인 자세의 류영모에 대해 서운해 했다.

1935년 2월 3일 자 《성서조선》에 쓴 김교신의 글이 그런 정황을 생생하게 전해준다. "내가 사상에 관해서는 류영모 선생을 사사(師事; 스승으로 섬겨 가르침을 받음)한 바 적지 않았음을 감출 수 없다. 고귀한 사상을 품고도 좀처럼 말도 안 하고 글도 쓰지 않는다. 실상인즉, 물질적인 수전노(守錢奴; 구두쇠)보나 너 심한 어른이라는 원망이 가슴에 사무치는 것도 감출 수 없는 사실이다."

류영모는 그러나 김교신을 알게 된 지 4년쯤 되었을 때인 1931년, 성서연구 모임에서부터 조금씩 입을 열었던 것 같다. 김교신의 일기에 이런 글이 보인다. "산상수훈(마태복음) 7장 1~15절을 공부. 류영모 선생이 내참來參하여 금일 공부에 대하여 독특한 해석을 첨가하여 우리에게 계발(啓發; 일깨워줌)을 더하심이 심대하셨다. 동양 사람이 가장 심원하게 기독교를 이해하리라는 추측은 필경 적중할 듯하다."

몹시 말을 아끼던 류영모가 이날 성경에 대해 해석을 한 것은 김교신에 대한 애정을 드러낸 것이라고도 볼 수 있지만, 마태복음의 산상수훈, 즉 예수의 직접적인 메시지가 들어 있는 대목이 그에게 사상의 핵심을 이루기 때문이기도 했을 것이다. 마태복음 5~7장은 기독교 복음의 정점이다. 그중에서 7장 1~15절은 '비판'에 대한 내용과 '상대에 대한 대접'을 다루고 있으며 거짓 선지자를 언급하는 장이다.

"비판을 받지 아니하려거든 비판하지 말라. 너희가 비판하는 그 비판으로 너희가 비판을 받을 것이요, 너희가 헤아리는 그 헤아림으로 너희가 헤아림을 받을 것이니라. 어찌하여 형제의 눈 속에 있는 티는 보고 네 눈 속에 있는 들보는 깨닫지 못하느냐. 보라, 네 눈 속에 들보가 있는데 어찌하여 형제에게 말하기를 '나로 네 눈 속에 있는 티를 빼게 하라.' 하겠느냐. 외식外飾하는 자(=위선자)여. 먼저 네 눈 속에서 들보를 빼라. 그 후에야 밝히 보고 형제의 눈 속에서 티를 빼리라. 거룩한 것을 개에게 주지 말라. 그들이 그것을 발로 밟고 돌이켜 너희를 찢어 상하게 할까 염려하라."(마태 7:1-6)

"구하라, 그리하면 너희에게 주실 것이요. 찾으라, 그리하면 찾아낼 것이요. 문을 두드리라, 그리하면 너희에게 열릴 것이니. 구하는 이마다 받을 것이요, 찾는 이는 찾아낼 것이요, 두드리는 이에게는 열릴 것이니라. 너희 중에 누가 아들이 떡을 달라 하는데 돌을 주며, 생선을 달라 하는데 뱀을 줄 사람이 있겠느냐. 너희가 악한 자라도 좋은 것으로 자식에게 줄줄 알거든 하물며 하늘에 계신 너희 아버지께서 구하는 자에게 좋은 것으로 주시지 않겠느냐. 그러므로 무엇이든지 남에게 대접을 받고자 하는 대로 너희도 남을 대접하라. 이것이 율법이요 선지자니라."(마태 7:7~12)

"좁은 문으로 들어가라, 멸망으로 인도하는 문은 크고 그 길이 넓어 그리로 들어가는 자가 많고, 생명으로 인도하는 문은 좁고 길이 협착하여 찾는 자가 적음이라. 거짓 선지자들을 삼가라, 양의 옷을 입고 너희에게 나아오나 속에는 노략질하는 이리라."(마태 7:13~15)

류영모가 이 대목에 대해 어떤 독특한 해석을 첨가했는지 김교신이 구체적으로 언급하지는 않았다. 동양인이 기독교를 깊이 이해할 수 있다는 말에 비춰보면, 공자의 '서(恕; 용서함)'를 언급했을 가능성이 있다. 즉, 제자가 평생 동안 수행에 쓸 수 있는 한 마디 말이 무엇이냐 물었을 때, 공자는 '서恕' 이 한 글자를 말해준다(《논어》위령공편). 저 말은 가만히 들여다보면 '두 사람의 마음心이 같아지는如 상태'를 말하며 곧 용서를 일컫는다. 그러면서 유명한 한 마디를 한다.

己所不欲 勿施於人
자신이 원하지 않는 것을 타인에게 행하지 말라.

이 말은 비판을 받지 아니하려거든 비판하지 말라는 성경 구절과 정확히 맥락을 같이한다. 이렇게 동양의 사유체계로 성서를 다시 읽음으로써 인간인식의 보편성을 추구하는 면모를 류영모가 제자들에게 살짝 보여주었을 것이다. 비판에 신중해야 한다는 것은 함부로 이단을 핍박하고 이견을 제압하는 행위들에 대한 충고다. 제자들은 이런 '해석'을 듣고 나서 이것을 어떻게 생활화할 것인지 밤길을 걸으며 논의했다고 김교신은 적어 놓았다.

요한복음 3장 16절 강연 사건

김교신은 이듬해 1월 1일 저녁에 류영모가 경영하던 경성제면소에 새해 문안인사를 하러 갈 정도로 스승에 대한 정성을 다했다. 그러나 류영모는 그에게 신앙사상에 대해서만은 '한계'를 넘는 말은 하지 않았고, 성경 대신 노자나《논어》를 언급하며 의미를 확장해서 설명하는 것에 그쳤다. 그러다가 1937년 1월 3일 서울 오류동에서 열렸던 성서연구회 모임에서 류영모는 김교신의 간청에 못 이겨 요한복음 3장 16절을 풀이한다. 좌중이 모두 깜짝 놀라 눈이 휘둥그레졌다.

그날 김교신의 일기에는 이렇게 씌어 있다.

"류영모 선생의 독특한 요한복음관을 듣고 일동의 논의가 분분하였다. 류 선생은 특이한 해석을 갖고 계시다. 남의 신앙을 동요시킬까 염려하여 자기의 성서관을 쉽게 공표하지 않는 터인데, 수년 동안의 간청에 의하여 금일 요한복음 제3장 16절을 설명하시니 처음 듣는 이들이 놀란 것도 무리가 아니었다."

그날 참석자였던 송두용은 이렇게 말한다.

"류영모 선생의 말씀을 듣고 나서 아이스크림 통을 휘돌리는 것처럼 사람의 머리를 휘돌려 정신을 차릴 수가 없었습니다."

대체 무슨 얘기를 한 것일까. 그날 그 자리에 있었던 또 다른 성서연구회 회원인 류달영이 자세히 상황을 기억하고 있었다.

"1937년 정초에는 경인선 오류역 근처에 있는 송두용 선생 집에서 겨울철 성서연구 모임을 가졌습니다. 다석 선생은 북한산록 구기리에서 이곳까지 걸어서 왔습니다. 선생은 모임에서 김교신의 간청으로 성경말씀을 설설設하게 됐습니다. 말씀의 내용은 요한복음 3장 16절의 해설이었죠. 선생은 자기가 생각하는 것과 정통을 자처하는 교회 기독교인들이 생각하는 것이 아주 다르다고 말씀하셨습니다.

요한복음 3장 16절에는 하느님이 세상을 지극히 사랑하사 독생자를 주셨으니 누구든지 그를 믿으면 멸망하지 않고 영생을 얻으리라고 하였는데, 다석 선생은 하느님이 세상을 사랑하는 것이 아니라 미워한다는 것입니다. '자기 외아들을 죽이는 하느님이 어떻게 세상을 사랑할 수 있겠는가.'라고 하였습니다. 외아들을 죽이는 하느님을 사랑의 하느님이라고 하는 것은 당치도 않다고 했습니다. 다석 선생은 '하느님이 독생자를 주셨다는 것은 하느님의 생명인 성령을 사람의 맘속에 넣어주었다는 뜻'이라고 했습니다. '하느님께서부터 난 사람은 자기 안에 하느님의 본성(씨)을 지녔으므로 죄를 짓지 않습니다. 그는 하느님께서부터 난 사람이기 때문에 도무지 죄를 지을 수 없습니다.'(요한1서 3장 9절) 사람은 제 맘속에 하느님의 본성을 키워서 하느님과 하나 되는 것이 삶의 궁극적인 목적이라고 하였습니다. 그리고 석가의 불성佛性과 공자의 인성仁性, 예수의 영성靈性이 모두 같다는 것입니다."

류영모의 말이 끝나고 난 다음의 상황에 대해서도 류달영은 생생히 증언했다.

"이제까지 그 모임에 나온 사람들은 무교회신앙이라 자처했지만 교회신앙과 마찬가지로 그리스도 예수만이 하느님의 아들로 최고의 구세주이고 석가나 공자는 예수보다 훨씬 아래 사람으로 믿어 왔습니다. 그런데 다석 선생이 예수, 석가, 공자가 모두 똑같다고 하자 좌중이 웅성거렸고 여기저기서 질문을 하려고 하였습니다. 그때 김교신이 질문을 막았습니다. 김교신은 사람들에게 다석 선생의 성경풀이는 아주 높은 차원에서 보고 하는 말씀이므로, 그 말씀을 알아들을 만한 귀를 따로 갖고 듣지 않으면 그 참뜻을 바로 깨닫기는 어려우니, 각자 마음에 간직하고 돌아가서 오랫동안 되새겨보라고 타일렀죠. 함석헌은 몸을 좌우로 흔들면서 미소만 짓고 있었고, 송두용은 고개를 좌우로 흔들면서 알 수 없다는 표정을 지었습니다. 나는 김교신이 깊은 뜻이 있다고 하니 그렇게 믿고 두고두고 생각해보기로 마음먹었습니다. 다석 선생은 그의 말을 듣고 의아해하는 여러 사람들의 움직임을 보면서 혼자서 특유의 웃음을 짓고 있었습니다."

류영모의 이 강의는 제자들을 어떻게 바꿨을까. 김교신의 말처럼 '마음에 간직하고 돌아가 오랫동안 새긴 이들'은 누구였을까. 김교신 자신은 8년 뒤인 1945년 44세로 타계했기에 '오랫동안' 새길 시간을 갖지 못했다고 볼 수 있다. 함석헌과 류달영은 류영모의 뜻을 헤아려 자신의 생각을 바꿔 나갔다.

함석헌은 이렇게 말했다. "무교회주의 사람들은 내가 십자가 신앙을 떠났다고 합니다. 십자가 없이 어떤 그리스도교가 있을 수 있겠습니까. 십자가에서 떠난 것이 아니라 십자가의 해석을 나에게 맞도록 제 나름대로 달리한 것뿐입니다. 나는 우러러보는 십자가보다는 내 등에 지자는 십자가 편에 섭니다. 그 점에서 나는 류영모 선생이나 간디 편에 가깝습니다." 교회의 속죄신앙을 벗어 버렸다는 뜻이다.

류달영은 사도신경을 믿지 않는다는 언급까지 했다. "김교신의 정통신앙을 나는 그대로 믿을 수 없게 되었습니다. 동정녀 마리아에서의 예수 탄생, 예수의 육체 부활, 예수의 재림 등을 나는 그대로 믿을 수 없었습니다. 그 생각은 변함이 없습니다. 김교신의 정통신앙은 과연 사도신경 그대로인지 아닌지 확실히 알 수가 없습니다. 김교신은 1936년 1월 일기에 부활의 진리처럼 고귀한 것은 없으나 부활론처럼 위험한 것도 없다고 썼습니다. 김교신이 나처럼 50세를 넘겨 살았다면

30세 전후의 정통신앙을 그대로 가지고 살아왔을 것인지 확언하기 어렵습니다."

류영모는 이렇게 말했다. "그리스도는 전체의 영원한 생명이지 어떤 시대 어떤 인물의 것이 아닙니다. 예수를 따르고 그를 쳐다보는 것은 예수의 몸껍질(色身; 물질적 존재로서 형체 있는 몸)을 보고 따르자는 게 아니라 예수의 속알(얼나)을 따르자는 것입니다. 예수의 얼나만 말고 먼저 제 맘속의 얼나를 따라야 합니다. 예수의 육신도 껍질이지 별 수 없습니다. 예수의 피와 몸도 다른 사람과 똑같은 피와 몸입니다. 속알이 하느님과 하나인 영원한 생명입니다."

없이 계신 하느님, 얼마나 시원한 말인가

1937년 류영모가 요한복음 3장 16절을 새롭게 밝히며 '독생자론'을 편 것은, 한국 종교사상사에서 의미심장한 '사건'이라 할 수 있다.

독생자獨生子는 독자(獨子; 외아들)와는 조금 다른 말로 기독교 용어다. 헬라어의 모노게네스Monogenes에서 온 이 말은 어원적 의미가 다소 모호하다. 뒤에 붙은 게네스genes가 '되다' '태어나다' '파생하다'의 다양한 의미를 지니기 때문이다. 그래서 '유일무이한 존재', '유일무이하게 태어난 존재', '유일무이하게 파생한 존재'로 풀이되며 각각의 의미가 다르다. 유일무이한 것은 그것이 세상에 하나뿐이라는 사실을 강조한 것이며, 유일무이하게 태어난 것은 외아들이라는 의미를 담으며, 유일무이하게 파생한 것은 그에게서 태어나지 않았다 하더라도 그에게서 비롯된 존재라는 의미를 지닌다. 성경에는 독생자라는 말이 여섯 번 나오는데, 이삭에게 적용된 한 번을 빼고는 모두 예수를 가리킨다.

독생자 예수는 이내 하느님의 '외아들'이란 개념으로 해석되는 것이 일반적이다. 류영모는 독생자에 대한 풀이를 '유일무이하게 파생

된 존재'에서 찾았다. 성령 잉태와 동정녀 마리아의 논리적 고리를 수용하지 않은 것이다. 하느님이 인간 혈육인 개념이라 할 수 있는 '아들'의 몸을 보낸 게 아니며, 인간으로 태어난 아들 속에 그의 생명인 성령을 불어넣어 보냈다는 것이다. 신이 인간의 아버지가 될 수 있는 까닭은 신의 생명인 성령으로 태어났기 때문이다. 독자가 아니라 독생자가 되는 까닭은 몸의 아버지가 아니라 영의 아버지이기 때문이다.

그렇다면 예수가 아닌 다른 사람들은 어떻게 성령으로 태어날 수 있는가. 모든 사람들이 예수와 똑같이 몸으로 태어나 성령을 받을 수 있는 '상징적 사건'이 성서에 기록되어 있다. 그것이 바로 모든 십자가 기독교 신앙의 원천을 이룬 '부활'이란 기적이다. 예수의 부활은 하느님이 그 마음속에 성령을 넣어준 것처럼 모든 이의 마음속에 그것을 넣어준다는 의미로 해석된다. 그것이 '기적'이 되는 까닭은 오직 예수 한 사람에게 넣어준 성령이 그 부활로 인해 믿는 자마다 모두 하느님을 아버지로 삼을 수 있도록 '성령 파생派生'을 가능케 했기 때문이다. 류영모는 이런 논리로 모든 사람이 자신의 마음속에 성령을 키워 하느님과 하나 되는 것이 삶의 목적이라고 주장한 것이다.

이 말은 인간의 몸에 집중하는 신앙사상은 모두 상징적 개념을 구체적인 '육체'로 오해한 결과라는 얘기다. 류영모가 그토록 몸나와 얼나를 구분하며 강조하는 까닭이 여기에 있다. 우리는 예수의 몸과 예수의 성령을 혼동할 뿐 아니라, 우리 자신의 몸과 성령 또한 혼동하고 있기 때문이다. 우리의 몸이 경건한 신앙행위에 힘입어 영생하거나 부활할 수 있다는 생각은 어처구니없는 기론奇論일 뿐이다.

생물로서의 몸뚱이는 반드시 죽으며 썩어 없어지며, 그 자체가 하느님의 뜻이다. 몸뚱이는 태어나 성장하고 늙어 그 수명을 다한다. 그 수명을 늘리거나 죽음 자체를 변경하는 행위를 하느님이 왜 하겠는가. 그것을 보상으로 삼는다면, 200년을 사는 거북이나 400년을 사는 조개는 그 보상과 어떤 관련이 있는가. 신앙이 '죽음' 자체를 변경하고자 하는 인간의 욕망에 기생하려는 것이라면, 그건 하느님의 성령을 오독하고 모독하는 것일 수밖에 없다.

'육신을 지닌 예수'라는 점은 하느님의 독생자임을 전혀 말하고 있지 않으며, 오직 성령을 타고난 그 예수의 생각과 마음이 '독생자'의 필요충분조건이다. 다석 류영모는 놀라울 만큼 냉철하면서도 집요한 생각을 밀어 붙여, 영혼과 육신이 다른 곳에서 왔으며 또한 다른 곳으로 가는 것임을 역설하고 있는 것이다. 여기까지가 류영모의 '독생자론'의 핵심이다. 종교의 근간으로 여겨져 온 믿음의 축을 완전히 새롭게 짜야 할 만큼 강력하고 핍진한 사상적 재구성이다.

류영모가 '독생자론'을 펼친 자리는 일본 신학사상가 우치무라 간조의 제자들이 모인 자리였다. 류영모는 우치무라와 자신의 신앙관 차이를 잘 알고 있었다. 서로 건널 수 없을 만큼의 이견이 존재했지만 상대의 신념과 사상을 존중하는 차원에서 배려해준 것이었다. 이 자리에서 제자들의 충격을 짐작하면서도 자신의 생각을 밝힌 까닭은, 그들이 지금껏 우치무라에게서 배우거나 알아 왔던 사상과 류영모 사상의 차이를 짚어 면밀히 살펴보고 바른 길을 걸어가기를 바랐기 때문일 것이다. 우치무라와 류영모는 어떻게 달랐을까. 우치무라가 스스로의 신앙의 기본이라고 말한 네 가지 사실을 중심으로 한번 들여다보자.

류영모와 우치무라의 근본적 차이 네 가지

첫째, 우치무라는 기독교를 '그리스도의 십자가를 전하는 종교'라고 규정힌디. 그리스도의 십자가는 예수가 십자가에 못 박혀 죽고 부활했다는 것을 믿는 사람만이 구원을 받는다는 약속의 상징이다. 우치무라는 이런 점에서 기독교가 협소해 보이지만, 협소해 보이는 까닭이 '명백'하기 때문이라고 말했다.

류영모는 예수가 십자가에 못 박혀 죽은 일은 역사적 사실이지만, 부활했다는 사실과 그것을 믿음으로써 구원을 받는다는 생각은 예수가 전하려는 하느님의 뜻을 놓친 채 기적과 이적에 의존해 구원을 약속하고 있는 '부적절한 보증수표'라고 판단했다. 육신의 부활을 믿는 것은 육신을 믿는 것이며, 그것은 성령으로 온 하느님을 제대로 믿지 않는 것이라고 보는 관점이다.

둘째, 우치무라는 신앙에 '상식'이라는 관점을 부여하며, 상식적인 신앙은 하느님이 모든 이에게 부여한 지식과 옳고 그름의 감각이라고 말한다. 십자가의 은혜로 그를 인도한 하느님은 아주 평범한 수단을 사용했다는 것이다. 그 평범한 수단은 양심을 만족시키는가 아닌가의 문제다. 예수의 부활은 양심을 만족시킨다는 점에서 십자가 기독교는 이성의 신앙이며 윤리의 종점이라고 말한다. 부활했다는 사실이 진실인가 아닌가에 대한 대답은 여기에 있다고 말한다.

양심이라 표현한 것은 '이성'이라는 것을 역설적으로 풀어낸 것이다. 죽은 사람이 살아났다는 점은 인간의 상식에 어긋나며 이성적이라고 말하기 어렵다. 하지만 예수가 인간의 박해로 인한 죽음을 맞은 뒤 다시 부활하는 것은 인간의 양심을 만족시키며 이것이 바로 '진실'을 드러내는 것이라고 한 것이다. 기독교가 윤리적이고 양심적인 까닭을 여기에서 찾는다.

그러나 '그렇게 되어야 하는 것이 당연하다.'는 점과 그래서 그것이 진실이라는 점을 연결하기 위해 신앙이 접고 들어가야 하는 '이성의 당혹감이나 불편함' 같은 것을 우치무라가 의식하고 있는 것이라고 볼 수 있다. 부활 논리는 예수의 죽음이 인류의 죄를 사하기 위한 것일 뿐이며, 인간이 신의 독생자를 결코 죽일 수 없다는 신의 진실을 드러낸다는 점으로 연결된다. 하지만 예수 육신의 죽음은 신과 상관이 없으며, 성령은 죽음이 있을 수 없다. 오직 상징적으로 부활하는 것은 성령이라고 다석은 강조한다.

셋째, 우치무라는 기독교의 이원론에 대해 나름의 해석을 붙이고 있다. 하느님과 인간, 영혼과 육체, 정신과 물질. 기독교는 이 양자 사이의 관계를 설명하지 않았다. 육체를 영혼의 유출이라고 간주하지 않고 영혼을 육체의 본질이라고 보지도 않는다. 그들은 양자가 어떻게 결합하는지 말하지 않는다. 영혼과 육체는 어떻게 통합되는가. 이 불가지不可知를 못 견디는 이들이 영혼과 육체의 일원론을 주장하여 수미일관하게 설명하고자 한다. 그러나 자신은 영혼은 선이고 육체는 악이라는 입장을 취하기보다, 삶의 끝에서 그 설명이 얻어질 것이라는 바울의 주장을 들며 영육의 통합에 대한 판단은 유보하고 있다.

이에 비해 류영모는 영혼과 육체를 철저히 분리하는 쪽이다. 하느님의 영혼, 즉 성령이 인간에게 임한다고 보고 육체는 다만 성령이 깃드는 둥지이자 껍질일 뿐이라고 잘라 말한다. 육신은 영원할 수도 없고 신의 시선에서 그 가치나 수명의 길이가 중요하지도 않다고 말한다. 육신과 성령은 각각 궤도가 다르다. 육신은 다른 모든 생명체처럼 생멸의 과정을 겪는 한시적인 존재이며, 성령은 하느님에게서 나와서 하느님에게로 귀의하는 영원불멸의 하느님 그 자체라는 것이다. 따라서 '육신의 죽음'은 성령이 그를 낳은 하느님과 대면하고 귀의함으로써 완전한 통합을 이루는 장면이라고 믿는다.

넷째, 많은 이들의 신앙동기는 개인적 불행이나 괴로움을 떨치기 위한 것이다. 또 새로운 사상을 얻기 위해서 혹은 세상을 개선하기 위해서도 종교를 찾는다. 하지만 기독교의 핵심은 '죄의 관념'일 뿐이라고 우치무라는 말한다. 예수를 통해 인간의 죄를 하느님이 대신 갚아준 일. 모든 위대한 기독교인은 이것을 믿음으로써 신앙에 들어갔으며 그래서 기독교를 윤리적 종교라고 부른다고 말한다. 우리의 죄를 예수님이 대신 사하여 주었다는 대속신앙代贖信仰이 바로 기독교 윤리의 핵심이며, 그 죄악에서 자기를 구원해줄 이를 찾는 것이 기독교 신앙이라고 말한다. 우치무라가 견지한 신앙은 그가 비록 서구에서 정립해놓은 계급적 교회 시스템을 반대하는 입장에 서긴 했지만, 인간원죄와 대속신앙 그리고 부활로 이어지는 바울신앙의 고리를 보여준다.

류영모는 대속신앙과 부활에 대한 바울의 기록들이 미약했던 기독교의 교세를 일으키기 위한 전략적 선택으로 부활의 이적을 강조했고, 이종교 핍박에 의한 예수 육신의 죽음을 '인류의 원죄를 갚은 거대한 죽음'으로 확장한 것이라고 본 것 같다.

그는 우치무라의 인식의 한계를 발견했다. 여전히 '육신의 신앙'에서 벗어나지 못했다는 점이었다. 류영모는 예수의 죽음에 대해 간명한 시선을 유지하는 듯하다. '성령'을 육신 속에 품고 세상에 온 존재가 하느님의 뜻을 전한 뒤 성령으로 돌아간 사건 이외에 어떤 가필도 필요하지 않다는 입장이다. 굳이 이해하기 어려운 '윤리적 맥락'까지 거론하며 십자가 신앙의 당위를 설명하는 우치무라가 비록 무교회 신앙을 외칠지라도, 우치무라는 결국 바울의 기독교 안에서 맴도는 소극적 '개선'의 신앙이었을 뿐이라는 점을 간파했다. 그래서 류영모는 우치무라에게 일정한 영감은 얻었으나, 그 원천적 차이의 분기점에서 사상적 결별을 한 것이다.

류영모의 사상에는 모호한 것이 거의 보이지 않는다. 단순하면서도 일관성 있게 기독교의 본질을 품는다. 굳이 수식할 것도 과장할 것도 없이 '신을 직접 만나라'는 메시지 하나로 관통한다. 육신은 가짜이고 오로지 성령이 진짜라는 말. 믿음이란 나날의 의심과 회의의 도전 속에서 그 영적인 생명을 이어가는 것이다. 이를 잘 보여주는 증거가 하나 있다. 1997년, 마더 테레사가 눈을 감은 뒤에 공개된 한 편지는 '신앙의 내면'이 지닌 허기진 역설을 보여주는지 모른다.

50년간 신을 의심한 마더 테레사

2007년, 마더 테레사가 돌아간 지 10년이 지난 뒤, 《마더 테레사, 나의 빛이 되어라》라는 책이 출간되어 인류에게 충격을 안겼다. 테레사 수녀가 생전에 가깝게 지낸 마이클 반 데어 피트 신부와 주고받은 편지들이 실린 이 책은 인도에서의 봉사활동을 시작한 1948년부터 눈을 감은 1997년까지 '신의 부재'를 느끼고 있었다고 고백하고 있다. 1979년 9월, 피트 신부에게 쓴 편지에서 마더 테레사는 이렇게 이야기하고 있다.

"예수님은 당신을 특별히 사랑하십니다. 그러나 저에게는 침묵과 공허함이 너무 커서 보려 해도 보이지 않고 들으려 해도 들리지 않습니다. 당신이 저를 위해 기도해주시기 바랍니다."

1979년은 그가 노벨평화상을 받은 해다. 저 편지를 쓰고 난 뒤 석 달 뒤의 일이다. 그때 그는 노르웨이 오슬로에서 "예수님은 우리 안에 있고, 우리가 만나는 가난한 사람들 안에도 있고, 우리가 주고받는 웃음 안에도 있다."고 말했다. 봉사를 위해 인도로 들어가던 1948년 하반기의 글에서는 "내가 얼마나 이 고통을 견딜 수 있을지 모르겠다."고 말하기도 했다.

지난 세기 세상이 우러른 완전한 성자로 살았으며, 가장 낮은 자리에서 가난한 자를 섬기며 사는 봉사로 생을 일관했던 마더 테레사가 그의 내면을 진솔하게 드러낸 이 글들을 어떻게 봐야 할까. 당시에 겪고 있던 외로움과 고통과 어둠을 지옥으로 비유하고, 이 상황들이 천국을 의심하게 할 뿐 아니라 신의 존재까지도 믿을 수 없도록 만들었다는 고백을, 외양과 다른 이중적인 내면으로 읽어야 할 것인가. 그는 스스로의 미소를 '모든 것을 감추는 가면이거나 외투'라고 말하기도 했다.

가톨릭계에서는 이런 고백이 그가 보여준 삶의 진정성을 훼손하지 않는다고 여겼다. 2003년 로마 교황청은 그를 '시복(諡福; 교회가 공경할 복자로 선포하는 일)'의 대상자로 선언했다. 시복은 뛰어난 신앙을 가졌거나 순교를 한 사람에게 주어지며 성인 칭호의 바로 전 단계다.

이해인 수녀는 마더 테레사의 편지와 관련해 "나 또한 40여 년 수도생활을 하고 있지만 정말 그분이 계실까 하는 생각이 들 때가 있다."고 고백했다. "믿음의 길을 걷는 사람이라면 누구나 그런 위기상황을 겪는다."고 말한 이해인 수녀는 "테레사의 편지는 신을 부정한 것이 아니라 존재론적인 고백을 한 것이 아닐까 한다."라며 "신이 계시지 않는다고 생각했다면 테레사가 평생 그렇게 살 수는 없었을 것"이라고 조심스러운 의견을 피력했다.

이해인 수녀는 1994년 테레사 수녀를 만났을 때 신앙, 수도생활, 봉사에 관해 불안이나 회의 혹은 시련 같은 것을 느낀 적이 있느냐고 물어보았다고 한다. 테레사는 단호하게 아니라고 답했다. "하느님이 계신데 내가 왜 걱정하는가, 모든 것은 그분이 다 해결해준다."라고 말했다는 것이다.

신앙의 깊은 공허나 회의가 어디에서 오는가. 신에 대한 근원적인 오해에서 온다. 류영모는 '신의 부재'를 느끼는 것이 당연하다고 말했다. 신은 실제로 부재하기 때문이다. 신은 그 자체가 육신이 아닐 뿐 아니라 인간 육신과 교류하는 존재가 아니다. 상대적인 이 세계에 존재한다면 이미 신이 아니다. 이 점을 분명히 하지 않았기에 생겨나는 의심이라는 것이다. 신은 육신의 인간과 교류하는 것이 아니라, 육신 속에 깃든 하느님 그 자체인 성령과 교류하는 것일 뿐이다.

　신은 '없이 계신다'는 게 다석 류영모의 명제다. 부재한다는 것은 육신이 존재하는 상대적인 세계의 인식이며, 없이 계신다는 것은 영성이 영성을 인식하는 방식이다. 그것을 인식하게 되면 더없이 시원하다고 류영모는 말했다.

32. 예수의 길과 다석의 길

18888일, 나를 깼다 – 파사일진

류영모는 제나에서 얼나로 나아간 깨달음을 '파사일진破私一進'이라고
했다. 나를 깨고 한 걸음 더 나아간다는 의미다. 송나라 도원의 불교기
록인《경덕전등록景德傳燈錄》에 나오는 백척간두진일보百尺竿頭進一步의
수행묘리를 기독교 사상에 적용한 것이다. 백척의 꼭대기에 올라가 더
디딜 수 없는 허공에서 한 걸음 내딛는 백척간두진일보는 현재의 상태
(삶)를 과감하고 용감하게 포기함으로써 큰 깨달음을 얻어 영생으로
나아간다는 동양적 화두話頭 수행이다.

　　류영모의 파사일진은 서양의 신앙사상에선 보기 드문, '삶과 죽
음'의 능동적이고 자율적인 경계 넘기로, 기독교 사상에 불교적 깨달
음을 습합習合한 것이 '파사'의 핵심이라고 할 수 있다. 오직 신앙의 항
상성과 두터움을 강조하며 인간의 삶을 지배해 온 기독사상은 류영모
를 만나면서 인간과 신의 참된 합일을 실천하는 궁극의 수행을 담게
된다. 그의 사상은 말로만 아버지가 아니라 진짜 아버지로서의 신을

향해 합일의 과정을 전개해 나간 초유의 간증이라 할 만하다. 불교적인 개념인 열반과 해탈이 기독교적인 '신과의 합일'과 동질성을 얻음으로써 신앙은 놀라운 역동성을 얻게 되었다. 그리고 '깨달음'이란 대진전을 이뤄냈다. 류영모 사상의 특별함은 여기에서 비롯된다고도 할 수 있다.

1941년 11월 28일 류영모는 자신이 산 날의 숫자인 18888일을 '파사의 날'이라고 명명했다. 1은 '하나'이며 '이(사람)'라는 점에서 나를 가리킨다. 8888은 '팔사八四'로, '파사'로 음역했다. 즉, 18888은 '내가 파사를 하다'라는 의미가 된다.

이로부터 37일 만인 1942년 1월 4일(제18925일) 새벽 치통으로 괴로워하는 아내를 위해 기도를 하다가 신앙의 큰 희열을 경험한다. '파사일진'이 흐름을 타고 온 것이다. 파사가 한 달여 만에 일진一進을 한 것이라고 말할 수도 있다. 그 '일진'은 한 걸음 더 나아가는 것을 의미하기도 하지만 '하나一'의 품에 안겨 드디어 합일하는 것이기도 하다.

류영모의 말을 들어보자. "기도 중에 모든 허공계가 마무(魔霧; 사탄의 안개, 지독한 안개) 중인 것을 알고 저 안개를 없애기 위해서는 성신聖神이 없으면 불가능하다고 믿었습니다. 게으름과 족한 줄 모름에서 몸이 사람의 짐이 되고 육체가 병의 보금자리가 된 것을 보고, 게으름을 제치고 모든 미련을 떼어내고 앞만 향해 내달려 가야 살 것이라는 것을 알게 되었습니다. 죽을 것을 지키고 있다가는 죽음에 그칠 것이요, 나중에 죽을 것을 거두어서 앞의 삶에 양식으로 제공하는 것으로만 몸이면 성한 몸이나 생명을 여는 몸이 될 것을 보았습니다. 제칠 것은 제치고 떨칠 것은 떨치고 내칠 것은 내쳐 가는, 이기는 목숨 앞에는 병도 감히 침범치 못할 것이오 침범된 것도 되끽꺽멸할 것으로 믿어섰습니다."

이런 믿음 속에서 그는 사탄의 안개를 걷을 성신을 만났다. 예수를 재발견한 것이다. 파사일진의 기쁨을 '믿음에 들어간 이의 노래'로 남겼다.

"나는 시름없구나, 이제부턴 시름없다. 님이 나를 차지하여 님이 나를 맡으셨네. 님이 나를 가지셨네. 몸도 낯도 다 버리네. 내거라곤 다 버렸네. 죽기 전에 뭘 할까도, 남의 말을 어쩔까도, 다 없어진 셈이네. 새로 삶의 몸으로는 저 말씀을 모셔 입고, 새로 삶의 낯으로는 이 우주가 나타나고, 모든 행동에 선을 그으니 만유물질이 늘어섰다. 온세상을 뒤져봐도 거죽에는 나 없으니, 위이무(位而無; 자리는 있으나 존재는 없음)인 탈사아(脫私我; 나를 벗어남)되어, 반짝 빛(요한 1장 4절), 님을 만난 낯으로요 말씀 바탕한 빛이로다. 님 뵈옵자는 낯이요, 말씀 읽을 몸이라. 사랑하실 낯이요, 뜻을 받들 몸이라. 아멘."

류영모는 이날 "아버지 품으로 들어갔다."라고 밝히면서 중생일重生日로 선언한다. 1월 4일을 요한복음 1장 4절(생명은 말씀에 있으니 생명은 사람의 빛이라)과 결부시켜 그 의미를 돋을새김한다.

류영모는 요한복음 7장 52절 "그들이 대답하여 이르되 너도 갈릴리에서 왔느냐, 찾아보라 갈릴리에서는 선지자가 나지 못하느니라 하였더라."에서 느낀 바 있어 북한산 비봉으로 들어갔다. 문수계곡에서 나오는 물과 비봉에서 흘러내리는 물이 마주친 곳에 자리잡고 앉았다.

그는 요한복음의 그 이후 구절을 거듭 읽었다. (예수를 비난하던 무리들은 날이 저물매) 다 각각 집으로 돌아가고(7장 53절) 예수는 감람산으로 가셨다(8장 1절). 류영모가 그의 거듭남이 예수의 깨달음을 얻은 것임을 드러내는 대목이라 할 수 있다. 비봉은 '류영모의 감람산'이었다.

류영모의 '파사'와 '중생'은 갑자기 온 것이 아니었다. 40대 후반부터 그의 내면에서 꾸준히 한 줄기의 파도를 이루며 그를 밀어올리고 있었다. 49세 때인 1939년 4월 3일, 호암 문일평의 죽음으로 불기둥과 구름기둥처럼 서 있는 죽음을 느꼈다. 인간 일생이 생선토막 같은 삶. 그 끝에 있는 죽음은 무엇인지를 궁구했다.

그 아뜩한 현기증 가운데 50대를 맞았고 이듬해인 1941년 8월 5일 집 부근의 아카시아나무에서 가지치기를 하려 삼각사다리에 올라갔다가 낙상 사고를 당했다. 2주일간 병상에 누워 있으면서 허리뼈의 참담한 고통에서 문득 든 생각을 《성서조선》152호에 〈기별〉이란 글로 남겼다.

"죽음이 가장 새로운 세계일 수 있겠다. 고통과 쾌감이 실은 한 맛인 것을 고통으로만 알고 있어서 크게 겁먹고 있는 수가 많지 않은가. 사람의 살림이 대부분 몸뚱이의 자질구레한 일이다. 하느님의 성령과 함께하는 참된 삶을 살려고 할 때 몸뚱이란 마침내 큰 짐이요, 감옥이요, 못된 장난이 아닌가."

그의 깨달음은 해안선을 벗어나는 '육리陸離'라는 개념으로도 전개된다. 몸나에서 얼나로 솟나는 것이 바로 찬란한 육리라는 것이다. "해안선을 떠난다는 육리라는 말은 영광이 찬란하다는 말이다. 인생의 종말은 찬란한 육리가 되어야 한다. 난삽한 인생의 마지막이 육리가 되어야 한다. 그러기 위해서는 몸나에서 얼나로 솟나야 한다."

육리는 바로 '육리肉離'가 아닌가. 몸을 떠나는 것은 찬란하다. 류영모는 "나를 죽이자 하느님으로부터 성령이 오는 것을 체험하였다. 진리의 성령으로 생명력을 풍성하게 내리신다."고 했다. 파사일진의 순간을 표현한 것이다.

류영모의 지구 모체론과 '가이아'

류영모는 지구를 어머니 뱃속이라고 표현했다. 이 배를 버리고 다른 배를 타는 것. 이것이 얼나로 거듭나는 일이다.

"이 사람이 60년 전에 어머니의 배를 차고 나와서 지금 지구라는 어머니 뱃속에 있다. 머지않아 이 배를 버리고 다른 배를 타게 된다. 나는 이렇게 생각하고 있다."

"죽음이란 어린이가 만삭이 되어 어머니 배 밖으로 나가는 것이다. 지구는 어머니 배나 마찬가지다. 어린이가 뱃속에서 열 달 동안 있듯이 사람이 백 년 동안 지구에 있다가 때가 되면 지구를 박차고 나가는 것이 죽음이라고 생각한다. 죽으면 우리는 다시 신정新正을 맞아 하느님께 감사해야 한다. 이 땅에 사는 동안은 어머니 뱃속에서 영원한 생명인 하느님의 아들(얼나)이 충실하게 무럭무럭 자라 열 달이 차면 만삭공滿朔空이 되어야 한다. 하느님 아들이 자라기 위해서는 식색을 절제하면서 하느님께 기도드려야 한다. 그러기 위해 입은 묵혀 두고 맘을 비워 둔다."

류영모의 '지모(地母; 지구 어머니)론'은 1972년 영국 과학자 제임스 러브록이 제기한 '가이아 가설Gaia Hypothesis'을 떠올리게 한다. 지구는 약 38억 년 전에 스스로 거대한 생명체로 태어났으며, 각각의 생물과 무생물을 이용해 지구 환경의 생존 조건을 만들어 가고 있다는 주장이다. 그동안 과학자들은 생명체의 개별성에만 주목을 했지만, 전체를 아우르는 '지구생명체'가 스스로 활동하며 죽지 않는 생을 영위해 가고 있다고 밝힌 것이다. '가이아'는 그리스신화에 나오는 대지의 여신으로, 스스로 지구 환경을 치유하는 항상성homeostasis 기능을 지닌 존재를 상징한다.

가이아는 종교계에도 영감을 불러일으켰다. 우리의 심상 깊숙한 곳에 자리 잡은 어떤 잠재의식을 이 가이아가 표상하고 있다고 보는 것이다. 러브록은 성모 마리아를 가이아로 해석하기도 했다. 동정녀 마리아가 아기를 낳은 것은 기적이 아니라, 가이아를 구성하는 존재들을 지속적으로 새롭게 만들어 나가는 그 생명체 행위를 의미한다는 것이다. 우리는 신의 일부이며 우리를 영생케 하는 존재라는 류영모의 말은 가이아 가설에서 봐도 오류나 모순이 없다.

중생 이후 성령이 임한 류영모의 마음에는 기쁨이 넘쳤다. 제자 김교신은 스승의 그런 장면을 이렇게 기록하고 있다.

"하루아침에 선생은 보는 바와 같이 원고를 손수 지니고 오셨다. 흥분의 홍조를 띠시고 넘치는 기쁨을 누르지 못하시면서 오신 뜻을 말씀하셨다. '이 사람의 원고를 《성서조선》잡지에 실어주신 것이 고마운 때도 있었고 미안한 때도 있었으나 이번 원고만은 반드시 실어주셔야 합니다.' 하면서 내놓으신 것이 〈부르신 지 38년 만에 믿음에 들어감〉이라는 글이었다. 38년이라는 말과 얼굴 가득 넘쳐흐르는 환한 빛을 번갈아 보면서 우리는 한동안 대답할 바를 찾지 못하고 오직 어안이 벙벙하였다."

그가 내면에 넘쳐 오르는 희열을 표현한 것은 가득 찬 성령의 기운이었을 것이다. 제자 김흥호는 이런 말을 했다. "선생님은 가끔 강의를 하다가도 수무족도手舞足蹈로 둥실둥실 춤을 추는 때가 있었습니다."

그런데 류영모는 왜 얼나로 거듭난 영성체험을 간증한 글을 들고 김교신에게 달려갔을까.

《성서조선》에 '파사의 간증'을 실은 까닭

류영모가 김교신에게로 달려간 까닭은 동지애나 후학에 대한 존경 때문만은 아니었다. 그는 정통신앙을 안고 살았던 김교신에게 스스로가 추구했던 '참의 기독교'가 무엇인지를 간증하러 간 것이 아닐까. 예수는 성령을 받고 태어나, 광야의 시험과 십자가의 대속을 거쳐 인자人子임을 인정받았다. 파사의 과정이 뚜렷하다.

그러나 이후의 기독교는 하느님을 향한 믿음을 재확인하는 방식을 중심으로 하여 신앙체계가 구성된다. 신과의 대면은 나를 극복하는 깨달음이 아니라, 불변의 믿음을 증명하는 일상신앙에 가까웠다. 그 믿음의 일상화를 주도한 것이 교회라는 매개이기도 했다. 류영모는 그 정통에서 벗어났고 입문 38년 만에 예수와 같은 '파사일진'을 경험한 것이다. 《성서조선》은 당시 조선 기독교의 '정통'을 상징하는 신앙체계의 중심이기도 했다. 김교신과 《성서조선》에 비정통 신앙의 '승전보'를 알리는 일은 류영모의 종교적인 신념이 옳음을 백일하에 드러내는 일이었다. 백 마디 설명이 필요 없었다. 이보다 중요한 증거가 어디 있었겠는가.

그런데 류영모의 글을 읽고 난 뒤 김교신은 그의 뜻을 짐작하지 못했던 것 같다. 다만 그 글 속에서 류영모가 예수를 주主라고 불렀다는 사실에 깜짝 놀라서 이렇게 말했을 뿐이다. "이 어른이 어찌 예수를 주라고 부르게 되었는가." 《성서조선》 동인들은 류영모가 그들의 정통신앙으로 돌아온 것으로 오해하고 있었다. 그가 '주'라고 부른 것은 하느님이 보내신 얼의 나였다. 예수의 마음속에도 들어왔고 류영모의 마음속에도 들어온 바로 그것이었다. '주'는 말씀이며 성령을 가리키는 말이었으며, 정통신앙에서 예수를 가리켜 구세주라고 말하는 한정적의미의 '주'가 아니었다. 류영모의 승전보를 오히려 항복문서처럼 오해한 어리석음이었다.

다석은 이렇게 예수('우리 아는 예수')를 노래하고 있었다. "예수는 믿은 이, 아버지 아들인 성령 믿은 이, 예수는 믿은 이, 고저 선악 생사 가운데로 솟아오를 길 있음 믿은 이, 한뜻 계심 믿은 이, 없이 계심 믿은 이." 예수의 길과 류영모의 길이 일치하고 있는 것을, 김교신은 몰랐던 것 같다.

33. 부처·노자·공자가 모두 하느님을 가리키고 있다

1942년 3월호 《성서조선》(제158호, 이것이 일제의 의해 폐간됨으로써 마지막 호가 된다)에 류영모는 〈우리가 뉘게로 가오리까〉라는 글을 기고한다. '우리가 뉘게로 가오리까.'라는 말은 요한복음 6장 68절에 등장한다. 예수를 따르던 사람들이 그를 떠나가자, 예수는 베드로에게 묻는다. "그대도 가려고 하느냐?" 그때 베드로가 대답한다. "영생의 말씀이 스승에게 있사온데 우리가 뉘게로 가오리까?"

류영모가 '우리가 뉘게로 가오리까.'라는 말을 쓴 것은 그 앞에 있는 말을 하기 위해서다. 즉, '영생의 말씀이 스승(예수)에게 있사온데'라는 말이다. 베드로의 이 말은 류영모가 생각한 기독교 사상의 핵심이다. 그는 예수의 육신을 신성시하는 태도에 대해서 철저히 선을 그었다. 예수가 하느님의 아들인 것은 영생의 말씀, 즉 성령이 있기 때문이다. 그 성령이 바로 신의 생명이다. '뉘게로'라는 말은 '신을 두고 누구에게로'라는 의미다. 성령이 있는 예수야말로 하느님이 있는 자리인데 그것을 두고 다른 누구에게로 가겠느냐고 묻는 것이다.

류영모가 얼마 전 거듭남을 고백한 뒤에, 그 깨달음의 핵심을 제대로 피력하기 위해 쓴 글에서 이 말을 '제목'으로 단 것은 의미심장하다. 성령이 있는 예수가 바로 하느님과 일체一體라는 말은 류영모에게도 통한다. 성령을 받은 류영모에게 곧 하느님이 임재臨在해 있는데, 달리 어디에 가서 하느님을 찾는단 말인가? 이런 선언을 한 것이다.

이렇게 화두를 던진 뒤 그는 동양의 종교철학 사상인 유교·불교·도교에 대한 비판과 함께 왜 '예수'가 하느님의 생명인 성령을 받은 참인지를 밝혀 놓았다. 그것이 노자신, 석가심, 공자가, 인자예수다. 짧지만 빛나는 통찰로 문제의 핵심을 짚은 시가詩歌인 만큼 곰곰이 음미할 필요가 있다.

다석 류영모의 〈우리가 뉘게로 가오리까〉 그 4편의 노래를 짚어보자.

노자의 몸

노자신(老子身; 노자의 몸)
노담老聃의 함덕含德이 자연생생自然生生의
대경대법大經大法이었다마는,
생생지후生生之厚로 돌아 불사욕不死慾에 빠지게 되니,
도사道士는 도道에서 미혹迷惑 건질 길이 없어라.

노자가 품은 덕(윤리적인 이상을 실현하는 인격적 능력)은 자연스런 생명의 삶이 지닌 큰 말씀이요 큰 진리였지만, 생명의 삶에 너무 비중을 두는 바람에 죽지 않는 욕망에 빠지게 되니, 도를 닦는다는 사람이 진리의 허상에서 헤매는 것을 건질 길이 없어라.

노자를 한 마디로 '몸'이라고 밝힌 시다. 그러나 노자(노담)에 대한 비판은 아니며, 이후 비교秘敎화한 '도가道家'에 대한 지적이다. 오히려 노자는 덕을 품고 있었으며 스스로 그러하여 생명을 살아 있게 하는 큰 말씀의 큰 가르침이었다. 굳이 인위를 더하지 않고 물 흐르듯 자연을 닮는 높은 철학을 전개하였으나, 그것을 배우고 따른다는 자들이 생명을 살아 있게 하는 '자연'을 두터운 욕심으로 변질시켜 육신이 죽지 않으려는 무모한 영생의 욕망에 빠졌다는 것이다. 노자가 말한 도는 사라지고, 그런 욕심으로 허황된 꿈을 꾸니 미혹에서 빠져나올 수 없는 '몸의 신앙'으로 빠져 버렸다고 일갈하고 있다.

석가의 마음

석가심(釋迦心; 석가의 마음)

석가의 정각正覺도 한번 함직도 하였다마는

삼십성도三十成道에 오십년五十年 설법이 너무 길찻더냐?

말법末法의 되다 못됨은 무뢰無賴진배 없어라.

부처의 바른 깨달음은 한번 해볼 만도 한 수행이었지만, 서른에 이룬 깨달음인데 그후 오십년 동안 가르침을 행하는 것이 너무 길지 않았던가. 말세가 되어 부처의 깨달음이 전해지지 않음은 아예 막된 것과 별로 다른 바 없어라.

석가의 문제는 '마음'이다. 마음이라는 것은 좋은 마음도 있고 나쁜 마음도 있게 마련인데, 불교는 마음에 너무 많은 무게를 두는 바람에 오히려 허황해졌다는 지적이다. 정각正覺은 석가의 깨달음을 말하며, 그 말 자체가 부처란 뜻이 될 만큼 석가가 이룬 것의 핵심이다. 석가는 무엇을 깨달았을까. 그가 깨달은 진리는 무엇이었을까. 불교의 많은 경전들은 이것을 다양하게 다루고 있는데, 전체적으로 보면 연기緣起의 법리法理라고 할 수 있다. '연기'는 모든 존재가 고정불변하는 독립적 존재가 아니며 서로가 서로를 키우고 의지하는 관계임을 가리키는 진리다. 인간과 세계가 사회적이며 역사적인 관계 속에 있다는 것을 밝힌 것이기도 하다. 아집과 탐욕을 버리고 배려와 조화로 살아야 하는 이유가 거기에 있다.

류영모가 문제 삼은 것은 '심즉불心卽佛'이다. 마음이 부처라는 말은 일견 단호하고 직격탄 같은 말이지만, 과연 마음 모두가 부처일까. 인간이 지닌 모든 문제들이 마음에서 비롯되는 것이기도 한데, 모든 마음을 부처라고 하면 그 부처에 이르는 길은 결국 그 모든 마음을 다스려야 하는 처음의 문제로 돌아가고 만다. 이래서야 깨달음이라고 할 수 있겠는가. 류영모는 그래서 이 마음 중에 성령을 향해 나아가는 마음을 '생각'이라고 칭했다. 생각과 마음을 다르게 본 까닭은, 생각에는 적극적으로 일으키는 마음의 움직임이 있기 때문이다. 생각을 삶의 중심에 세워야 영성에 이를 수 있다고 말했다. "있는 것은 나뿐이다. 특히 생각뿐이다." 류영모의 또렷한 가르침이다.

물론 석가의 깨달음은 훌륭하다. 그런 깨달음으로 부처의 도에 입문하는 것이 틀린 일은 아니지만, 다석은 깨달음의 정체가 뭉쳐지지 않고 오히려 뒤로 갈수록 핵심이 흩어져 퇴락하는 것이 아니냐고 비판하고 있다. 특히 서른에 도를 깨달아 오십년 동안 설법을 했다는 건 뭔가 깨달음의 구현 방식에 문제가 있는 게 아니냐고 말하는 대목이 눈에 띈다. 즉, 깨달음이란 '파사일진'으로 한달음에 내닫는 것인데, 50년 동안 중생 구제를 외친다는 건 '참'을 만나는 방식이 너무 느슨하다는 말이다. 그러니 뭐가 나오겠는가. 그 기간 동안에 정법正法이 쇠락해 버려 혼탁한 말법末法으로 되는 게 아닌가. 아무리 석가가 훌륭한 깨달음을 얻은 존재라도 긴 끝에 흐지부지 되면 그게 무슨 옳은 '마음'이겠는가.

공자의 집

공자가(孔子家; 공자의 집)
공자의 호학好學을 일찍 밟아보면 했다마는,
명기名器를 일삼은 데서 체면치례體面致禮에 흐르리,
유기인由己仁, 극기복례克己復禮는 입지立志조차 못 봤다.

공자의 학문 좋아함을 일찍이 따랐으면 좋겠다고 생각했지만, 이름과 그릇을 중시한 것이 체면과 허튼 예절에 흐르고 말았다. 내게서 비롯되는 어짊과 나를 이겨 예의를 회복하는 공자의 뜻은 뜻을 세운 것조차도 못하지 않았는가.

공자는 '집'이 걸림돌이다. 공자 또한 배움을 몹시 좋아한 분으로, 그를 본받고 싶은 마음이야 당연히 있었다. 하지만 그의 사상은 세상에서의 이름을 중시하고, 격식의 그릇을 높이 여기니 이것의 처음은 삶의 기품을 높이고 겉과 속의 엄격한 일체를 강조하는 것이 되었을 수 있으나, 갈수록 체면과 허례에 흐르게 마련이다. 거기에다 가족 중심의 윤리를 강조하면서 속은 텅 비었으면서 겉꾸밈에 열중하는 허식을 만들었다.

조상에게 제사를 지내는 것에 공을 들이는 반면, 공자가 원래 강조했던 내면의 어진 태도와 참된 예의를 돋우는 자기극복의 뜻은 제대로 행할 겨를이 없었다고 비판한다. '집안'을 중심으로 한 가치체계는 인간을 있게 한 좀 더 넓고 본질적인 존재(하느님)에 대해 살필 여지를 만들지 못했다.

사람아들 예수

> 인자(人子; 하늘의 사람아들 예수)
> 말씀道으로 몸 일우고, 뜻을 받어 맘하시니,
> 한울밖엔 집이 없고, 거름거린 참과 옳음!
> 뵈오니 한나신獨生子 아들 예수신가 하노라.

성령으로 육신을 이루고 하늘 뜻으로 맘을 얻었으니, 신이 계신 곳이 곧 집이요 그 행동하신 바는 진리와 진실! 그를 뵈오니, 성령으로 나신 사람의 아들 예수신가 하노라.

유불선儒佛仙이 모두 뜻은 좋았고 시작은 틀림이 없었으나 그것이 실행의 지점에서 뭔가 빈틈이 있었던 반면, 기독교는 분명하면서도 실천적인 길을 제시하고 있다는 것이 류영모의 강조점이다. 우선 수행은 말씀을 통해 전진했고, 어느 순간 성령에 닿아 신의 마음에 이르니, 그 머무르는 곳은 바로 신이 있는 하늘이며, 그것이 가는 곳은 진리가 있는 곳과 옳음이 있는 곳이다.

이 시에서 중요한 말은 '뵈오니'다. 이것은 상상이나 희망에서 하는 말이 아니다, 친견親見으로 고백하는 진증가看證歌라는 뜻을 분명히 했다. 깨달음으로 다다른 곳에서 뵌 그는 이미 하느님에게서 성령을 받아 거듭난 신의 아들(人子)인 예수다. 이 시가는 류영모가 제대로 기독 신앙에 들었으며 어떻게 스스로 성령에 들게 되었는지를 밝히고 있으며, 그가 예수의 길을 그대로 걸어간 사람이었음을 명료하게 드러내고 있다고 볼 수 있다.

유불선이 요청된 것이다

그러나 이 시가가 예수와 기독신앙을 예찬하기 위해 유불선을 들러리로 세웠다고 생각하는 것은 너무 단순한 생각일지 모른다. 류영모가 부른 이 '사신가(四信歌; 네 가지 믿음을 노래함)'는 노자와 석가, 그리고 공자를 단순히 폄하하고 있는 것이 아니다. 그들 또한 예수와 같이 깊은 깨달음을 얻었으며 그것으로 하나의 도를 이룬 이들에 틀림없다는 것을 전제하고 있다.

다만 그것이 구체적인 실행 프로그램에서 예수가 보여준 '인자'의 단호함에 미치지 못한다고 본 것이다. 오히려 류영모가 예수 시대와는 달리, 유불선의 우주관과 세계관 그리고 생사와 자아에 대한 심원한 인식들을 섭렵하고 있었기에, 신에게 나아가는 길을 보다 분명하게 할 수 있었다는 해석이 가능하다.

류영모가 서구 기독교 세계가 일궈 놓은 신학적 바탕을 확보하면서도 동양적 사상 전개와 실천의 전개 방식을 절충하고 체계적으로 통합할 수 있었던 점은, 그가 세계 종교사상사 속에서도 독보적인 자리를 차지할 수 있는 중요한 기틀이기도 하다.

류영모는 유불선의 관점을 기독교적 신의 이해에 절충한다. 동서양의 서로 다른 기원을 지닌 종교와 사상을 통합하려는 시도는 견강부회의 위험이 없을 수 없다. 동양사상 속의 신은 서구의 신과 정확하게 일치하지 않는다.

저녁의 참사람

그러나 '신'은 인간이 스스로의 세계 속에서 저마다 창의적으로 고안해낸 존재가 아니라, 인간 보편의 영성이 닿은 절대적 존재를 저마다 해석하고 인식하는 방식들이 탐구한 유사한 결과물이다. 그런 관점에서 보면 동서양의 지역이나 문명의 간극에도 불구하고 분명히 하나로 수렴되는 방향성을 가진다고 말할 수 있다. 이것이 '류영모의 도'를 만들어낸 전제에 해당한다.

신앙사상가이자 근세 한국의 철학자인 류영모의 독보적인 비중은 유불선과 기독교를 통합하거나 혹은 다원주의나 근본주의적인 입장에서 종교를 새롭게 풀어내려는 데에 있지 않다. 오히려 그보다는 기독교 사상의 진리성과 가치를 새롭게 발견한 데에 있다. 서구의 과학기술적 전통과 인문학적 바탕과 인본주의적 사회윤리 위에서 성숙해온 기독교가 그것이 지니고 있던 핵심적인 빛을 회복하기 위해서는 유불선의 방법론과 세계관(우주관)과 가치체계가 긴요하다는 관점이다.

류영모는 서구사상의 근본 질서를 뼈대로 삼되, 동양의 콘텐츠를 응용하여 그 내면과 실질을 확장한 종교혁신가다. 그가 한국 사상가로서 다른 사람과 비교할 수 없는 글로벌한 존재감을 지닌 까닭은 여기에 있다.

유교에 등장하는 하느님

다석의 사상은 기독교에서 발본發本하여 예수의 길을 갔지만 동양의 사유체계 속에 숨어 있는 '신'의 숨결을 찾아낸다. 신은 '하나'다. 동양의 유불선에서 과연 서구 기독교의 하느님은 어떻게 존재하는가. 먼저 유교에도 하느님이 있나.

첫째, 유교 경전에는 '하늘天'이라는 신이 등장한다. 자연 속의 하

늘에서 비롯된 이것은 농경생활 속에서 자연현상을 일으키는 가장 중
요한 신이며 우주의 근본으로 여겨졌다. 이런 인식이 발전되어 천신天
神이나 상제上帝의 개념으로 정리되기도 했다. 공자는 하늘이 문(文; 무력
에 대비되는 인문학적인 질서)을 위하여 자신을 보냈다고 믿었다. 하늘에 대
한 신앙은 고대 인류역사에서 보편적인 사유체계를 이뤄 왔다. 서구의
하느님 또한 '하늘에 존재한다고 믿어지는' 존재로 시작된 보편적인
표상이다. 다만 서구의 문화와 관념 특질에 따라 '하늘과 인간'의 관계
가 더욱 긴밀하게 연결되어 내면화 되어 온 것이 사실이다.

둘째, 유교에서는 성性이라는 개념을 서구의 '하느님'과 비슷한
의미로 쓰고 있다. 중용에는 '천명지위성天命之謂性 솔성지위도率性之謂
道'란 구절이 등장한다. 천명天命은 서구 종교의 개념인 성령, 하느님의
뜻에 가까운 말이다. "성령을 성性이라 부르고 그 '성'에 따르는 것은 도
道라고 부른다." 즉, 하느님의 뜻에 따르는 것은 바로 신앙이며 그 신앙
을 행하는 것을 수행이라고 표현한 것이다. 맹자는 인간이 부여받은
성령은 선하다는 성선설을 주장했다. 하느님의 뜻은 선하다는 것이다.
이것은 기독교의 '마음이 가난한 자'와 같은 심성을 의미한다고 말할
수 있다. 류영모는 저 성령을 '얼' 혹은 '바탈'이라고 표현했다.

셋째, 유교는 효孝라는 개념을 발전시켰다. 특히 아버지와 아들
사이에 존재하는 강력한 유대관계를 부자유친父子有親이라고 표현했
다. 부자유친의 정신은 아버지가 돌아간 다음의 상례와 제례에서 극적
으로 표현된다. 이승에 존재하는 아들과 이승에 부재하는 아버지 사이
의 간절하고 친밀한 관계 정서는 실은 인간 존재와 절대적 부재를 잇
는 사유의 표현이기도 하다. 류영모는 이런 관점에서 하느님과 예수의
부자유친을 거론한다. 신의 뜻을 이루기 위해 십자가에 못 박혀 죽은
행위는 '효'라는 덕목이 기독교 신앙의 근본으로 들어가 앉은 의미심

장한 상징이다.

불교 속에 기독교 하느님은 어떻게 존재하는가.

첫째, 하느님은 공空이다.《반야심경》은 색즉시공色即是空을 말했다. 색으로 표현된, 눈으로 보여지는 삼라만상은 본질적으로 텅 비어 있다는 뜻이다. 그걸 반대로 표현하면, 아무 것도 없는 텅 빈 것이 삼라만상을 만들어 내는 그것이라는 의미다. 보이는 세계의 실상은 없음이며, 없다고 생각하는 빈 공간은 또한 지금 우리가 보는 그 세상과 다르지 않다는 역설로, 있음과 없음이 다르지 않은 것임을 밝힌 명구다.

불교의 공(空; sunya)은 원래 '팽창하다'라는 뜻이다. 즉, 팽창하는 것은 그 속이 비어 있기 때문이라는 통찰에서 나온 말이다. 류영모는 허공을 '빈탕한데'라고 표현했다. 빈탕한데는 일체의 근원이며 절대세계다. 그는 '빈탕한데(허공)'를 하느님이라고 표현했다. 빈탕한데는 시작과 근원이며 시·공간과 유무를 초월한 개념이다.

서구에서 신은 자주 '인간의 형상과 닮은 인신人神' 혹은 인격신으로 표현되어 왔다. 이런 생각은 자연스럽게 신 또한 인간과 같은 물질세계 혹은 상대세계에 존재한다는 믿음과 연결되었다. 인간의 육신에 대한 구원의 생각이 뿌리 깊은 까닭 또한 여기에서 비롯된다. 류영모는 하느님의 존재는 상대세계에서는 '없다'고 단호하게 말한다. 하느님은 '없이 계신다'는 것이 신의 존재를 규명한 강력한 명제다. 신이 존재하는 곳이 불교적 사유체계가 이룩해 놓은 저 '빈탕한데'다. 빈탕한데는 그냥 없는 것이 아니라, 뒤집으면 만물의 색이 존재하는 바로 그것과 같은 것이다. 신과 인간은 상대세계에서 공존하는 것이 아니라, 절대세계에서 빈탕한데로 합치되면서도 상대세계에서는 색즉시공의 양가兩價로 존재하는 바로 그 '없이 계심'이 된다.

공 사상은 논리적 분별이 끝내는 자가당착의 모순을 일으켜 언어 개념이나 언어논리에 의한 분별지分別智로는 깨달음에 이를 수 없다고 본다. 빈탕한데의 절대세계에 존재하는 신 또한 미망에서 벗어난 반야지般若智로만 이해가 가능하다고 주장한다. 류영모는 기독교 속에서의 '신의 존재에 대한 본질적 질문'을 불교적인 '공'으로 풀어냈다. 실질과 구체성으로 신을 찾으려 하는 서구세계의 태도에 언어도단言語道斷의 차원을 결합한 것이 류영모의 '없이 계시는 하느님'이다.

둘째, 하느님은 심心일 수 있다. 마조馬祖 선사는 부처가 무엇이냐는 질문을 받고 "마음이 곧 부처卽心卽佛"라고 대답했다. 그러나 류영모는 마음은 부처가 될 수 있으나, 부처가 곧 모든 마음일 수는 없다는 점을 지적했다. 마음은 변덕과 변화를 거듭하는 것이되, 깨달은 마음은 영생의 얼을 가리킬 수 있다고 보았다. 마음에서 말씀의 생수가 터져 나올 때라야만 즉심즉성卽心卽性, 마음이 곧 하느님일 수 있다는 것이다.

노자와 하느님

노자《도덕경》속에 하느님은 어떻게 존재하는가. 노자는 '도'를 말했으며, 도는 하느님에 근접한 개념이다. 노자는 무극無極의 하느님을 가르치고 천도天道의 영원한 생명을 가르쳐 주었다. 도는《도덕경》의 근간을 이루는 개념으로, 우주와 인간이 공유하는 큰 진리를 의미한다. 도가 행해지는 방식은 무위자연이다. 아무것도 간섭하여 행함이 없이 스스로 이뤄지는 자연계의 작동 원리다. 무위자연은 바로 조물주의 원칙이다. 신이 인간과 세계를 창조했다는 창조론에 바탕한 기독교적 세계관은 노자의 사유와 긴밀하게 부합하는 점이 있다.

류영모는 지모地母론을 밝힌 바 있다. 죽음의 과정은 지구가 나를 하늘로 출산하는 과정이라고 보는 것이다. 이런 생각은 영국 과학자 러브록의 '가이아 가설'과도 닮아 있음을 이미 지적했다. 《도덕경》은 조물주의 여성성을 부각하면서 생산의 수고를 하는 존재의 끝없는 겸손에 대해 주목하기도 한다. 이런 성찰은 기독교 하느님의 무한한 자비와 영생의 약속과도 닮은 맥락을 제공하고 있다. 류영모는 20세 때부터 《도덕경》을 즐겨 읽었고 69세 때 우리말로 완역하기도 했다.

그러나 그는 노자사상을 육신의 영생과 결부시킨 도사와 방사方士들의 어리석음은 반면교사로 삼았다. 노자는 "생물은 한창 때부터 늙어 가니 이것은 도가 아니다. 도가 아닌 것은 오래갈 수 없다物壯則老 是謂不道 不道무己"라고 말한 바 있다. 노자는 이렇게 갈파했지만 뒷사람들은 헤아리지 못했다. 몸뚱이가 영생불사할 수 있다는 기대를 품은 것은 서양이나 동양이나 마찬가지다. 서양의 연금술이나 동양의 연단술煉丹術이 모두 그런 어리석음에서 비롯된 것이다. 서구 기독교에 깊이 스며들어 있는 '육신 부활'과 '육신 영생'의 기대감 또한 물장즉로物壯則老를 인정하지 않는 헛된 꿈일 뿐이다. 노자 또한 그것은 진리가 아니라고 했다. 하느님은 진리의 편에 서 있다. 육신은 피어나면 반드시 죽는 것이요, 성령은 영생하는 것이다.

류영모는 예수와 같은 사람의 아들이자 하느님의 아들로서 적극적으로 성령의 품으로 귀의하는 기독교적인 본질을 바탕 삼으면서, 석가가 행한 '깨달음'과 해탈의 방식으로 자아를 깨고 하느님과 합치하는 '하나로 나아감'을 이뤄 냈고 빈탕(허공)의 실존을 확인했으며, 공자가 말한 극치의 효를 신에게 실천하여 하느님의 아들로 거듭나는 길을 열었고, 또한 노자의 도가 주목하고 있는 '육신의 삶이 아닌 진정한 생명'의 영생을 탐구했다. 서구의 신앙이 지니고 있던 모호한 구석들을 털어 내고 단호한 믿음으로 죽음을 향해 담담하게 나아갔다.

동양의 깊은 사유 속에서 건져 올린 유불선 사상과 수행들은 죽음 이후에 대면할 '신'에 대한 적극적인 사유가 상대적으로 부족했다고 볼 수 있을까. 류영모는 그 점을 정확하게 파악하고, 석가의 해탈론과 노자의 우주론과 공자의 천명론을 믿음수행의 자양분과 추진체로 삼았다. 그리고 서구 하느님 신앙의 풍부한 내면을 구축하는 자율 기독사상의 중대한 기원을 열었다. 이것이 류영모의 진면목이다. 그는 다원주의 종교사상가가 아니라, 동양사상들의 정수를 기독교 일원론의 에너지로 태워 신앙적 활기를 돋운 기독교사상의 혁신가이자 실천 궁행자였다. 이제 뒤에서 그 내용을 더 자세히 알아볼 것이다.

저녁의 참사람

34. 놀라운 '없음', 노자와 다석

성서의 언어를 품은 노자 사상

노자의 '없음'이 기독교의 하느님을 정확히 표현하는 것임을 알아챈 사람은 다석 류영모 이전엔 세상에 없었다. 노자의 생각이 마치 기독교의 원천 교리教理를 풀어놓은 것처럼 생생하고 정밀하다는 것을 발견한 사람도 류영모였다. 류영모의 노자는 이전에 많은 이들이 읽었던 노자와는 근본적으로 다른 것이었다. 다석의 노자를 읽은 이들은 '노자의 충격'을 새롭게 받았고, 그 생각을 따라온 이에겐 '새로운 노자' '참노자'가 보였다. 그리고 류영모는 기독교의 하느님을 곧 '없이 계시는 하느님'으로 정의함으로써 2,000년 신앙의 구구한 '신의 존재 증명론'의 모순에서 오는 회의懷疑를 명쾌하게 걷어 냈다. '없음'과 '있음'의 통합은 바로 노자사상의 핵심이기도 했다.

그는 노자의 한자 '老子'를 풀어 '늙은이'라고 표현하기도 했다. 류영모에게 '늙은이'는 나이든 사람에 대한 소몽이나 경멸이 아니라, 탄생보다 죽음이 가까운 사람이며 하느님에게 다가가는 인간에 대한 극존칭이기도 하다. 류영모는 20세 때인 1910년 오산학교 교사 시절에 노자를 처음 읽었다고 한다. 그리고 타계 11년 뒤인 1992년에 그의 강의록을 편집한 《에세이 노자》(류영모 우리말 옮김, 박영호 풀이, 무애출판사)가 나왔으니 82년 만의 결실이었다. 그 생이 노자를 품은 나날이었으며, 그 자신이 '늙은이'였다.

'노자의 절대세계'를 뼛속 깊이 들이마신 영혼에 서구신앙인 기독교가 산들바람처럼 들어왔다. 그의 눈에는 성령을 입은 예수가 전파한 기독교가 2,000년의 '종교적 생존과 번성'의 역사 속에서 본질을 놓치고 껍질에 매달려 있는 것처럼 보였다. 그리고 그가 가야 할 길을 깨달았다. 인간을 현혹하는 인격신人格神과 기복신祈福神을 벗어나, 예수처럼 성령으로 와 있는 하느님 그리고 텅빈 하느님을 향한 천로역정을 걷기 시작했다.

도올 김용옥은 그의 책 《노자와 21세기》를 내면서 이렇게 썼다. "다석 류영모 선생을 만나지 못한 것이 천추의 한이 됩니다." 그런 점에서 다석의 제자 박영호는 복을 받았다고 할 수 있다. 박영호는 《노자, 빛으로 쓴 얼의 노래》를 쓰고는 머릿말 중에 이렇게 말했다.

"류영모는 일생 동안 노자를 가까이 두고 읽었습니다. 그는 서울 YMCA 강좌에서도 '노자'를 강의했습니다. 정통 신앙인들만 모인 김교신의 성서집회에 초청되어 가서는 성경 얘기는 두고 노자를 말하여 듣는 이들이 당황하였지요. 류영모만큼 노자를 깊이 새기고 널리 알린 이는 없을 겁니다. 류영모의 노자 얘기를 들은 이는 춘원 이광수와 육당 최남선을 비롯하여 함석헌, 김홍호에 이르기까지 몇 만 명이 넘습니다. 노자가 이 나라에 처음 들어온 고구려 이래 노자 사상을 중흥하는 데 으뜸가는 이가 류영모일 것입니다."

류영모가 노자를 우리말로 옮기며 YMCA에서 정식으로 강의했던 때는 1959년(69세)이었다. 강의 내용을 등사해서 수강생들에게 나눠 줬다. 그는 노자를 '학문'을 한 지식인이 아니라, '구도求道'를 한 도인으로 이해했다. 노자는 자아를 초극한 사람이었다. 자아를 초극한 사람은 자아를 초극한 사람만이 얻을 수 있는 진실을 말하고 있기에, 문헌 연구자의 수준으로는 노자를 읽을 수 없다고 보았다.

"도는 세상을 초월한 진리를 말합니다. 도는 아무것도 바라는 마음이 없이 언제나 주인을 섬기는 종의 마음을 가질 때 이루어집니다. 참으로 진리를 찾으려면 생명을 내걸고 실천해보아야 합니다. 도는 참 나입니다."

류영모는 노자가 말한 '도'를 참나로 읽었다. 그러면서《도덕경》은 이전에 없던 '성서聖書'의 언어들을 품게 되었다.

다석과 함께《도덕경》1장 읽기

우선 다석이 우리말로 풀이한《도덕경》1장을 음미해보자.

길 옳단 길이 늘 길 아니고 道可道 非常道

이를 만한 이름이 늘 이름이 아니라 名可名 非常名

이름 없어서 하늘 땅이 비롯고 無名天地之始

이름 있어서 잘몬의 어머니 有名萬物之母

므로 늘 하고잡 없어서 그 야므짐이 뵈고 故常無欲以觀其妙

늘 하고잡 있어서 그 돌아감이 보인다 常有欲以觀其徼

이 둘은 한께 나와서 달리 이르니 此兩者 同出而異名

한께 일러 감아-감아 또 감암이 同謂之玄 玄之又玄

붓-야므짐의 오래러라 衆妙之門

류영모가 풀어놓은 우리말은 우선 아름답다. 그냥 읽어도 걸림이 별로 없다. 말은 쉬워 보이지만, 뜻은 깊고 다양한 의미 갈래를 품어서 이해하기는 쉽지 않은 게 사실이다. 그러나 노자는 지식을 자랑하려고 한 게 아니라 세상 사람에게 진실을 알려주려고 한 사람이다. 그러니 《도덕경》은 일종의 강의록이라 할 수 있다. 그 점을 염두에 두고 다석의 풀이를 따라가보자.

道可道, 非常道도가도 비상도

노자는 왜 도(道; 길)라는 말을 먼저 꺼냈을까. 누군가 '도'가 무엇인지 말해 달라고 했기 때문이다. 내가 지금 '도'를 뭐라고 말하든 그것은 시간과 장소와 상황에 따라 '도'가 아닐 수도 있다. 노자는 '진리는 불변할 것'이라는 세상의 믿음을 흔들고 있다. 이 한 마디가 노자가 할 말의 전부일지도 모른다. 왜 '도'는 지금은 '도'일 수 있지만 다른 때 다른 곳 다른 경우엔 아닐 수도 있는가. 인간이 불변의 진실을 '도'라고 설정했지만, 그것마저도 인간이 처한 상대세계의 가변성을 벗어나지 못한다는 의미다.

名可名, 非常名명가명 비상명

노자는 이 말을 이어서 이렇게 말했다. '도'라는 명칭은 지금은 도라는 명칭이지만, 다른 때는 다른 이름으로 불릴 수도 있다. '명칭'을 거론한 이 말은 '도'가 '도'가 아닐 수도 있는 경우 중에서 가장 설득력 있는 사례이기도 할 것이다. 예를 들면, '도'가 아니라 '참'이라는 말로만 쓰일 수도 있다. 그럴 땐 '도'는 도가 아니다.

無名 天地之始. 有名 萬物之母무명천지지시 유명만물지모

명칭의 사유로 노자는 문제의 지평을 펼쳐 보인다. 명칭이 없는 상태, 태초엔 그랬다. 명칭이 붙으면서 만물을 낳았다. 명칭은 왜 생겼는가. 만물을 구분하기 위해서다. 누가 구분하는가. 인간이 구분한다. 그러므로 명칭이 없는 상태는 인간이 없는 상태다.

故常無欲以觀其妙 常有欲以觀其徼고상무욕이관기묘 상유욕이관기요

그 명칭이 없던 상태의 묘함妙을 들여다보고 있으면 늘 욕망이 없어지고, 명칭이 생겨난 상태의 이것저것(徼; 만물)을 들여다보고 있으면 늘 욕망이 일어난다. 묘한 곳과 이것저것은 같은 데서 나왔지만 다른 이름으로 불린다.

同謂之玄, 玄之又玄동위지현 현지우현

명칭이 없는 곳은 절대세계이며, 명칭이 있는 곳은 상대세계다. 상대세계는 현玄이라 표현했고, 절대세계는 현지우현玄之又玄이라 했다. 노자사상 전체를 현학玄學이라 부를 만큼 '玄'은 중요한 말이다. 검다, 가물가물하다, 아스라하다, 어둠 속에 보일 듯 말 듯하다. 류영모는 이 '감음(검음)'이 바로 하느님이라고 했다. 상대세계에 있는 현(玄, 감아)은 바로 '얼나'로 와 있는 하느님이고, 절대세계에 있는 현지우현(玄之又玄, 감아 또 감암이)은 빈탕의 하느님 그 본좌다. 현과 현지우현의 규명이야말로 류영모 신학의 정수다.

衆妙之門중묘지문

그는 질문자를 오래(문의 옛말)에 세웠다. 중묘의 문이다. 중衆은 '뭇 만물이 있는 곳'이고, 묘妙는 '야부심의 텅 빈 곳'이나. 이쪽을 보면 만물이 있고 저쪽을 보면 빈탕이 있다. 노자는 이 심오한 경계로 인간

을 초대한 것이다. 왜 그는 갑자기 인간 현재의 '도'가 급한 사람의 손을 이끌어, 태초의 무無를 보여주는가.

진리의 진상, 절대에서 상대를 들여다보기

노자는 절대세계에서 상대세계를 관찰하는 법을 일깨워주려고 작심하고 있다. 다석 류영모가 노자에게서 성령의 예수를 느낀 까닭은 여기에 있다. 상대세계에서 절대세계를 보면 잘 보이지 않는다. '도'는 잘 보이지 않는 것이다. 그러나 절대세계의 문턱에서 상대세계를 들여다보면, 인간이 그토록 찾아 헤매고 있는 진리의 진상이 짚인다. 관점과 시선의 이동을 활용한 '도'의 깨우침, 바로 노자의 역발상이다.

류영모는 말한다. "마음이 더없이 크면 '없음無'에 들어간다. 없는 것은 참나가 얼나가 되는 것이다. 없는 데 들어가면 없는 게 없다. 아무것도 않으면 일체를 가지는 것이다. 다시 없는 큰 '없'에 들어가는 것. 이것만은 우리가 할 일이다. 서양 사람들은 '없'을 모른다. '있有'만 가지고 제법 효과를 보지만 원대한 '없'을 모른다. 그래서 서양문명은 벽돌담 안에서 한 일이라 갑갑하기만 하다."

서양문명이 벽돌담 안에 있다는 것은 중묘지문의 경계로 나와 보지 못했다는 것이다. '노자의 시선'을 확보하지 못했다는 뜻이다. 류영모는 노자의 중묘지문에 서서 육체의 세상과 영성의 빈탕을 읽었다. 그는 말했다. "이 몸은 참나가 아니다. 참나를 실은 수레일 뿐이다."

노자는 주나라의 정치 문란을 슬퍼하며, 멀리 떠날 결심을 했다. 그가 가고자 했던 곳은 아랍지역, 즉 서역이었다. 태어날 때 81세였던 걸 감안하면 150세쯤 됐을 때였을까. 왜 하필 아랍이었던가. 우주 전체를 관통하는 진리를 '접속'했던 우주인인 만큼, 노자는 다른 세계를 눈으로 확인하고 싶었을지 모른다.

서쪽의 진나라를 지나 국경 검문소가 있는 함곡관을 지나간다. 두 골짜기 사이에 상자처럼 움푹 패인 고개에 세워진 관문이었는데, 이곳의 검문소장은 윤희였다. 어느 날 아침나절 멀리 동쪽에서 푸른 소를 타고 오는 백발노인이 있었다. 처음 보는 사람이었다. 윤희는 뭔가 심상찮은 기운을 느끼고 그에게 나아가 큰절을 한다. 그는 노인에게 대접을 한 뒤, 어지러운 세상을 밝힐 몇 말씀을 남겨달라고 간청을 한다. 윤희가 내미는 대나무 조각에 한 글자 한 글자 써내려 가다보니 오천 글자가 되었다. '도경'과 '덕경' 81장이 다 쓰이고 노자가 다시 여장을 챙길 때, 윤희가 관직을 팽개치고 그를 스승으로 모시고 수행하겠다며 따른다. 노자는 푸른 소, 윤희는 흰 소를 타고 서역의 사막을 향해 떠났다. 두 사람은 어디로 간 것일까. 역사상 둘의 자취는 사라진 것 같다.

톨스토이와 하이데거의 노자

1788년 영국의 천주교인이 중국에 왔다가 노자의 책을 들고 돌아갔다. 이후 유럽에는 《도덕경》 신드롬이 일었다. 로마의 보체 신부는 이 책을 라틴어로 번역했다. 톨스토이는 동양사상에 심취했는데, 상트페테르부르크의 한 출판업자가 톨스토이에게 물었다. "당신의 생과 문학에 가장 영향을 끼친 이는 누구입니까?" 그때 톨스토이는 이렇게 말한다. "공자와 맹자에게서 큰 영향을 받았다. 그러나 노자에게 받은 영향은 그보다 훨씬 거대했다." 러시아에서 《도덕경》을 퍼뜨린 사람은 톨스토이였다.

노자에 열광한 또 한 명의 사상가는 독일의 하이데거였다. 그는 유럽에서는 뒤는 철학사였지만, 동양에서 보자년 매우 상식적인 지식인으로 보이기도 한다. 그는 서양의 존재론 사이에서 '없음'의 가치를 발견한 사람이었다. 하이데거는《도덕경》11장의 '有之以爲利, 無之以爲用유지이위리, 무지이위용'이란 구절에 매료됐다. 이 말을 풀면 '있음이 가치가 있는 것은 없음이 어떤 기능을 하기 때문이다.'란 의미다.

컵 둘레의 '있음'이 가치가 있는 것은 그 안의 '없음'이 기능을 하기 때문이다. 문이 '열릴 수 있음'이 가치가 있는 것은 그것이 '열리지 않음(닫힘)'이 기능을 하기 때문이다. 방의 사방 벽이 가치가 있는 것은 그 안의 빈 곳(없음)이 기능을 하기 때문이다. 마차의 바퀴테두리와 살이 가치가 있는 것은, 테두리 사이의 빈 곳이 기능을 하기 때문이다. 월요일부터 금요일까지의 근무가 가치가 있는 것은 주말의 쉼이 기능을 하기 때문이다. 입 속이 꽉 차 있다면 음식을 먹을 수 없다. 방을 넓히는 방법은 집을 큰 것으로 갈아 치우는 방법도 있지만 그보다 훨씬 쉬운 것이 방에 들어 있는 물건들을 치워 비우는 일이다. 이런 사례들이 말하는 중요한 착안은 바로 '없음의 효용'이다. 소용없어 보이는 것에 큰 소용이 숨어 있다. '무' 속에 '유'가 들어 있다는 통찰에 하이데거는 유레카를 외쳤다.

하이데거가 자신의 서재 벽에 붙여 놓은 것도 노자의 글귀였다. 15장에 나오는 두 구절이다. 하이데거가 어떻게 이 구절을 제대로 이해했는지가 더 놀랍다.

孰能濁以靜之徐淸
누가 할 수 있겠는가, 탁한 것을 고요함으로 천천히 맑게
만드는 것을
孰能安以久動之徐生
누가 할 수 있겠는가, 죽은 것을 오래 꼬물거리게 해서
서서히 생명을 얻게 하는 것을

저녁의 참사람

노자는 이것은 누가 할 수 있겠느냐고 물었지만, 사실은 조물주가 시범으로 매년 보여주시는 사업이다. 가을이 되면 봄과 여름의 무성한 생명이 일군 탁한 것들을 고요하게 만들면서 깨끗하게 정리를 한다. 봄이 되면 다 죽은 것 같은 것에 빛을 비추고 물기를 흘려 천천히 생명을 탄생시킨다. 세상의 생태계가 사계절을 사이클로 하여 돌아갈 수 있도록 해 놓은 조물주는, 우리가 보기에는 아무것도 없는 '무'다.

35. 류영모의 '노자신학'

세상에는 진선미가 없다

노자의 《도덕경》은 춘추전국의 난세에 등장해 '치세治世'의 길을 일깨워주는 리더십 바이블로 자주 읽혀져 왔다. 《도덕경》을 리더십의 프레임으로 읽으려는 이런 이해가 꼭 틀렸다고 말할 수는 없다. 노자는 그 시대로선 상상하기도 어려웠을 파격적인 '신의 리더십'을 거론하고 있는 게 분명하기 때문이다. 국가 지도자의 '도'와 '덕'을 말하면서 그 벤치마킹할 대상을 '신'으로 삼고 있다는 점은 확실히 독창적이다.

　　그 신은 고대에 유행했던 애니미즘이나 토테미즘의 신이 아니었고, 초인적인 존재로서의 인격신도 아니었다. 노자의 신은 만물을 일궈낸 우주의 허공이었다. 그것을 '玄현' 바로 '아주 멀고 어두워 알 수 없는 검은 무엇'이라고 불렀다. 그리고 멀리 갈수록 더욱 알 수 없기에 현지우현玄之又玄이라고 했다. 이 허공은 절대세계에 속해 있고 인간을 포함한 만물은 상대세계에 속해 있어서, '도'를 통하지 않으면 허공의 뜻을 알 수 없다고 보았다. 노자에겐 허공(=玄)이 신이었다.

류영모는 허공을 뜻하는 '현'이 '검'과 같은 말이며, 우리말로 표현한 하느님이라고 했다. 얼나와 같은 의미로도 썼다.

《도덕경》2장에는 흥미로운 얘기가 나온다.

天下皆知美之爲美 斯惡已
세상의 모두가 '아름다운 것이 아름다운 것'이라고 알지만
사실은 추한 것일 수 있다.
皆知善之爲善 斯不善已
모두가 '선한 것이 선한 것'이라고 알지만 사실은 선하지
않은 것일 수 있다.

인간은 자신이 생각하는 아름다움이 절대적으로 아름다운 것이라고 생각한다. 그렇지만 그것보다 더 아름다운 것이 등장하면 이제 그건 아름다운 것이 아니라 추한 것이 될 수도 있다. 신데렐라가 등장하자 그의 새엄마가 추녀로 여겨지는 게 바로 그것이다. 어떤 아름다움도 상대적인 것일 뿐이다. 이 세상에 절대적인 아름다움은 없다. 아무리 아름다운 것도 시간이 지나면 추해질 수 있다. 세월을 이기는 아름다움은 없다고 우린 말하지 않는가.

하지만 인간은 한때의 아름다움에 취해 그것이 절대적인 아름다움이라고 생각한다. 인간이 절대적이라고 생각하는 가치는 모두가 상대적이고 잠정적이고 주관적인 것일 뿐이다. 미美만 그렇겠는가. 선善도 마찬가지다. 류영모는 말했다. "이 세상에는 흔히 이만하면 '미'지, '선'이지 하려고 한다. 이 세상에는 진선미가 없다."

노자는 인간이 추구하는 진(노자는 그것을 '도'라고 표현했다)과 선과 미가 모두 상대세계에서 말하는 상대적인 진선미일 뿐이며, 변하지 않는

것, 절대적으로 그대로인 것은 없다고 주장한다. 그렇게 말한 뒤에 노자는 상대세계의 상대적인 잣대들을 제시한다. 어렵고 쉬운 것, 길고 짧은 것, 높고 낮은 것, 사물의 소리와 동물의 소리, 앞과 뒤. 이 모든 것이 상대적인 것이다.

상대적인 가치를 탐하는 어리석음

《도덕경》 제3장에선 '상대적 빈곤'을 없애는 신의 리더십을 귀띔해 준다.

> 不尙賢 使民不爭
> 닦아남을 좋이지 말아서 씨알이 다투지 않게
> 不貴難得之貨 使民不爲盜
> 쓸몬이 흔찮은 건 높쓰지 말아서 씨알이 훔침질을 않게
> 不見可欲 使民心不亂
> 하고잡 만한 건 보이지 말아서 맘이 어지럽지 않게 하여야
> 是以聖人之治 虛其心 實其腹
> 이래서 씻어난 이의 다스림은 그 맘이 비고 그 배가 든든하고
> 弱其志 强其骨
> 그 뜻은 무르고 그 뼈는 세어야
> 常使民無知無欲
> 그 씨알이 앎이 없게 하고잡이 없게 하이금
> 使夫知者不敢爲也
> 그저 아는 이도 구태여 하지 않게끔 하여야
> 爲無爲 則無不治
> 함없이 하매 못 다스림이 없으리

저녁의 참사람

'똑똑함'은 좋은 가치로 보이지만 인간이 지닌 지적 능력을 표현하는 상대적 잣대일 뿐이다. 똑똑한 것을 높이 치면, 서로 똑똑하다고 주장하는 분쟁이 일어나고 서로에 질시가 생겨나 사회의 안녕을 해치게 된다. 또 재화는 좋은 가치로 보이지만, 재화를 귀히 여기면 그 재화를 훔치는 도둑이 생겨나 사회의 갈등을 만들어낸다.

사회의 안녕을 해치게 되는 원인은 백성(씨알)에게 함부로 욕망을 불러일으켰기 때문이다. 지식과 재화는 절대적인 가치가 아니다. 노자는 상대세계에서 생겨나는 이런 경쟁의식과 비교의식이 공동체의 평화로움을 깬다는 점을 갈파했다. 그가 꿈꾼 세상은 '원시공산주의 사회'의 평화나, 혹은 동물들의 공생 및 동거와 비슷했다. 상대적인 가치를 자극하는 일은 그 가치가 비록 좋은 것으로 보인다 할지라도 불화를 낳을 수밖에 없다는 점을 말한 것이다.

노자가 사회의 가치를 보는 관점을 철저히 '절대세계'의 시선으로 하는 까닭은 상대세계의 상대적인 관점들을 충격적으로 교정하기 위해서다. 인간의 지혜와 인간의 재물은 절대세계에서는 아무런 가치도 없다. 상대세계에서 그것을 중히 여겨 갈등을 만드는 것은 어리석은 일이라는 논점이다.

아무리 써도 남는 것이 하느님이다

류영모는 상대세계에 사는 인간의 마음상태에 대해 이렇게 말하고 있다. "이건 짐승이다. 깜짝 정신을 못 차리면 내 속에 있는 하느님 아들을 내쫓고 이 죄악의 몸뚱이가 그 자리를 차지하게 된다." 노자가 말한 지식과 재화가 바로 그 죄악의 몸뚱이가 만들어낸 '가치'다.《도덕경》은 상대세계 문제의 본질을 파헤친 뒤 바로 절대세계를 그려 보인다. 그게《도덕경》제4장이다.

道冲而用之 或不盈

길은 골루 뚫렷해 쓰이고 아마 채우지 못할지라

淵兮 似萬物之宗

깊음이여 잘몬의 마루 같구나

挫其銳 解其紛 和其光 同其塵

그 날카로움 무디고 그 얽힘 풀리고 그 빛에 타번지고 그
티끌에 한데 드니

湛兮 似或存

맑음이여 아마 있을지라

吾不知誰之子 象帝之先

나는 기 누구 아들인 줄 몰라 하느님 계 먼저 그려짐

‘도’, 즉 진리는 비어 있어서 아무리 퍼 담아도 가득 차지 않는다.
비어 있음. 이것이 노자가 처음으로 언급한 절대세계의 모양이며, 그
것이 상대세계에서 보이는 ‘하느님의 뜻’이기도 하다. 비어 있는 도는
깊어서 만물을 낳았다. 너무나 맑아서 있는지 없는지 의심스러울 정도
다. 그 도는 어떤 역할을 하는가. 날카로운 것을 부드럽게 하고 얽힌 것
을 풀고 빛을 누그러뜨리고 티끌을 뭉치게 한다. 이런 현상을 어디서
보았는가. 자연에서 우리가 보지 않았는가.

절대세계에서 온 ‘도’는 바로 조물주가 만들어 놓은 자연에서 구
현되고 있는 것들이다. 나는 그 맑은 도가 누구의 자식인지, 즉 누가 낳
았는지 알지는 못하지만 신에게서 나온 것이란 건 안다.

“도는 허공이다. 천지만물을 낳을 만큼 깊고, 있는지도 아리송할
만큼 맑은 허공이다.” 이것이 노자가 한 말이다. “하느님의 아들은 허
공의 아들이라 허공을 바라야 한다. 우주는 허공 안에 있다.” 류영모는

저녁의 참사람

하느님과 허공을 동일시했다.

노자가 밝힌 절대세계의 원리는 이것이다. 좌예해분 화광동진挫銳解紛 和光同塵. 날카로운 것을 부드럽게 하고 얽힌 것을 풀고 빛을 누그러뜨리고 티끌을 뭉치게 한다. 절대세계는 그러니까, 부드럽고 풀려있으며 빛은 온화하고 약한 것은 뭉쳐지는 그런 성질을 가진 세계다. 이것이 성령이다. 하느님의 뜻이 구현되는 방식이다.

노자의 하느님은 골짜기의 조물주

기독교의 하느님처럼 노자의 하느님도 세상을 창조했다. 그러나 노자의 하느님은 기독교의 하느님과 같은 개념의 '인격신'이 아니다. 노자의 하느님은 만물을 창조한 절대세계의 '허공'이다. 허공의 형상은 어떤 측면에서도 인간을 닮지 않았다. 허공은 생명이 아니며, 그러나 '사멸한 상태'도 아니다. 하느님이 왜 세상과 만물을 창조했는지는 알 수 없다. 다만 그것이 어떤 '좋은 의도', 어쩌면 사랑에 의해서였을 거라고 생각할 수 있을 뿐이다.

노자의 행간을 살피면 하느님은 텅빈 골짜기로 생명을 불어넣었던 것 같다. 첫 생명은 '무'에서 생겨났을 것이다. 그러므로 생명은 '무'의 자식일 수밖에 없다. 하느님은 생명을 일일이 창조하지 않았고, 생명이 생명을 만드는 자율방식 혹은 위탁방식으로 생태계가 유지되도록 했다.

하느님은 먼저 생태계에 필요한 환경을 만듦으로써 생태계를 창조하였다. 인간도 그 생태계 속에서 생겨났다. 첫 인간이 다른 동물로부터 진화를 통해 생겨났든, 혹은 동물과는 달리 '영성'을 받을 수 있는 심성을 지닌 첫 인간이 새롭게 창조된 것인지 알기는 어렵지만, 그 인간의 출현에 하느님이 근거를 제공한 것만은 분명해 보인다.

노자는 이렇게 형성된 생태계의 법칙이 절대세계에서 파견 보낸 '하느님의 뜻'이라는 점을 거듭 밝혔다. 인간은 그 하느님의 뜻을 받아들여 스스로의 삶에 활용해야 한다고 생각했다. 노자의 하느님은 사람같이 생긴 존재도 아니고, 초인도 아니며, 오로지 저 자연으로 드러나는 생멸과 순환의 이치 속에 들어 있으며, 자연 속에 '진리'로 존재하는 것들의 원천源泉이라고 생각했다. 자연 속에 법칙과 진리로 존재하는 것들은, '최고의 인격'이라 할 만한 높고 깊은 도를 지니고 있다. 인간을 창조한 하느님은 '자신'과 닮은 존재를 구상했으며, 그것이 저 '도'로 드러난다고 믿었다. 이런 점에서 노자 또한 인격신이라 할 수 있으나, 기독교에서 의미하는 인격신과는 상당히 다르다.

진짜 가치는 어디에 있는가

노자의 '도'는 인간이 지켜야 할 최고 윤리이며 유일한 윤리체계다. 인간이 지켜야 할 윤리야 말로, 신이 지닌 인격성人格性이라 할 수 있다. 신은 인간에게 '신의 인격성'을 발현할 수 있는 동기를 불어넣었고, 인간은 그것을 구현할 기회를 부여받았다. 신의 인격성 혹은 '인격신'을 인간 모두가 제대로 접할 수 있는 것은 아니다.

《도덕경》17장에서 노자는 사람의 급을 매겨 나누었다. 가장 아래의 급은 '인격신'을 무시하는 사람(侮之)이다. 그 위의 급은 겁내는 사람(畏之)이다. 또 그 위의 급은 좋아하고 우러르는 사람(親而譽之)이다. 가장 높은 급은 그것이 있는지도 알지 못하는 사람들(不之有之)이다. 가장 오묘한 것은 있는지도 알지 못하는 것이다. 신의 인격성을 알지 못하는 것이 아니라, 신의 인격성과 인간의 인격성이 같아졌기에 의식하지 못할 만큼 자연스러워진 상태를 말한다. 즉, 신이 가르칠 필요가 없는 인간, 신성을 이룬 '신격인神格人'이 인격신이 강림하는 가장 높은 수준

저녁의 참사람

이라고 노자는 보고 있다.

고대 사람인 노자는 절대세계에서 세상과 인간을 창조한 허공의 하느님이 '섭리'를 통해 상대세계에 보여준 인격의 정본正本을 마스터한 사람을 꿈꾸었다. 그것이 그의 도의 완성이었다. 도를 완성한 사람은 바로 성인, 영적인 인간이었다. 이 도는 인간이 그간 추구해 온 가치와는 어떻게 다른가.

노자는 또 리얼하게 그 '수준'을 매겨준다. 이른바 인의예지충효는 어디서 나왔는가. 《도덕경》 18장은 그에 대한 이야기다. 하느님의 도가 사라졌을 때 생겨난 것이 인의仁義다. 하나님의 도에 닿지 못한 이들이 그 대용품으로 '인의'를 강조하지만 그것은 인간의 상대적인 가치인지라 늘 잣대가 애매하고 시비에 휘말린다.

그 다음, 인간이 숭상하는 '지혜'가 등장했을 때 그와 함께 거짓이라는 것이 생겨났다. 지혜 또한 상대적 개념이기 때문이다. 서로 거짓말이라고 손가락질 하는 사람들을 우린 자주 보지 않는가. 또 '효와 자애로움'이란 가치는 가족의 불화 때문에 중요시되었고, '충성'이란 가치는 국가가 혼란하기 때문에 높여졌다.

즉, 인간이 가치 있다고 여기는 것들은 모두 상대적이며 잠정적인 것일 뿐이다. 영원하지 않으며 확고하지도 않다. 상대적인 '가치'들은 아무리 높이 쳐주어도, 사실은 불안한 것들이다. 진짜 가치는 어디 있는가. 절대세계인 신에게 있다. 노자는 이런 생각이 뚜렷했다.

인간의 육신을 벗지 못한 신

기독교의 하느님은 어떤가. 신에 대한 기독교의 상상력은 고대의 신화에 등장하는 상상력을 완전히 벗어나지 못했다. 신화적 신은 육체가 있으며 감정도 있으며 인간과 같은 실수와 죄도 저지르는 '인간을 닮은 신'이었다. 구약에 등장하는 신은 그리스의 신과 비슷한 존재로 그려지기도 한다. 이후 기독교의 신은 육체를 벗어났지만, 노자의 상상처럼 아무런 실체가 없는 '빈 것'이란 상상까지는 나아가지 못한 것 같다. '인간을 닮은 형상'은 사라지지 않았다.

기독교의 신이 내용적으로 완전한 '숨은 신'이 되는 것은 예수의 시대 이후다. 인간은 하느님의 '형상'을 본떠서 창조되었으나, 그 '형상'은 육체적이고 실체적인 형상이 아니라, 지성과 감정과 의지의 '인격적 특질'을 본떠서 창조되었다고 본다. 하느님은 절대세계에 있고 인간은 상대세계에 있기에, 상대세계의 형상이나 경험으로 하느님을 접할 수 없다. 이런 완전한 단절을 극복하는 것은 오로지 '믿음'뿐이며, 그 믿음으로 강화되는 '하느님과 인간 사이의 동질성'의 힘뿐이다. 이 동질성으로 표현되는 '하느님의 뜻'이 바로 성령이다.

물론 이런 생각이 대부분의 기독교도들에게 공유되거나 동의된 것은 아니다. 많은 종교인들은 하느님의 '육체적 형상'을 이미지로 그리고 있으며, 육체적 특질로 다가오는 하느님이 인간과 직접적인 소통을 할 수 있다고 믿는다. 고대 전통의 상상을 기반으로 한 '육체적 인격신'은 매우 강력하고 뿌리 깊은 믿음의 바탕이며 근거다. 우주의 근본 원인이나 도덕의 근원, 미의 근원을 하느님으로 보는 인격신의 관점이라 할지라도, 어느 순간엔가 인간의 익숙한 신관神觀은 물질세계의 형상을 빌린 하느님을 떠올리기 쉽다.

류영모는 '육신'에 대한 서구의 집착이 기독교를 왜곡시킨 중요한 원인이라고 보았다. 성령 잉태나 부활, 기적 같은 것들은 모두 육신으로 보여준 이적異蹟이다. 류영모는 이런 생각을 거부한다. 예수는 하느님의 육신을 받은 '독자'가 아니라, 하느님의 성령을 받은 '독생자'임을 강조한다. 모든 기적은 성령에 있으며, 부활이나 영생 또한 성령의 문제라고 말한다. 부활은 몸이 되살아난 게 아니며 영생은 몸이 영원토록 사는 것이 결코 아니다. 육신은 하느님에게 소용없는 것이라고 단언한다.

"우리가 산다고 하는 몸뚱이는 혈육의 짐승이다. 질컥질컥 지저분하게 먹고 싸기만 하는 짐승이다. 한얼님으로부터 성령을 받아 몸나에서 얼나로 솟날 때 비로소 사람이 회복된다. 예수가 말한 '인자'는 짐승에서 사람으로 회복된 이를 말하는 것이라고 할 수 있다."

서구의 로고스적 관점이 거듭 신의 존재를 의심하는 까닭은 신을 물질세계의 존재로 소환하려 하기 때문이다. 신이 스스로의 존재를 입증하려 상대세계로 들어오는 순간, 그것은 신일 수 없다. 신이 물질세계에서 권능을 발휘하며 무엇인가를 초자연적으로 바꿔줄 수 있다고 믿는 모든 믿음은, 기복적祈福的 사유의 결과다. 약한 인간이 상상의 무엇에 의지하려는 욕망에 부응하는 지점에 등장하는 '물신物神'일 뿐이다.

류영모는 노자를 통해 기독교의 신관을 일신했다. '빈탕(空)'이 세상 창조의 원천이며 하느님이라는 것을 갈파했다. 노자는 빈탕의 리더십으로 세상을 깨우치려 했지만, 류영모는 거기에서 더 나아가 그 '빈탕'의 절대세계에 기독교 신앙의 중심을 세웠다. 과감히 육체 중시의 기복적인 면모를 혁신하고, 몸나를 이겨 오직 얼나(성령)로 나아가는 영적 수행을 실천해 나갔다.

성서 요한복음 14장 5~6절이, 노자의 묵은 책과 류영모의 깊은 사유 속에서 빛을 발한다.

"그러자 토마스가 예수께 말했다. 주님, 우리는 주님이 어디로 가는지 알지 못하는데 어떻게 그 길을 알 수 있겠습니까. 예수께서 그에게 말했다. 나는 길이요 진리요 생명이다. 나를 통하지 않고는 아무도

아버지께 갈 수 없다." 나는 절대세계의 변치 않는 '도'이며, 오직 절대
세계의 가치를 이루는 진리이며, 너희가 성령으로 영원히 사는 그 생
명이다.

저녁의 참사람

36. 중용, 신의 말씀으로 사는 것

하늘로 시작해 하늘로 끝난다

류영모는 20세 때 평북 정주의 오산학교 교사로 갔다. 여기서 학생을 가르치던 여준을 만나면서 동양학에 눈을 뜬다. 노자와 불경 그리고 《중용》을 읽었다. 월남 이상재의 뒤를 이어 서울 종로YMCA 연경반 강단에서 35년간 강의를 하면서 류영모는 기독교 신앙인들 앞에서 동양 고전을 두루 가르치는 스승이었다. 유교경전 가운데서 특히 《중용》을 직접 우리말로 풀어 강의하는 것으로 이름이 높았다. 왜 류영모는 《중용》을 그토록 귀하게 여겼는가. 《중용》은 유학儒學의 정수精髓로, 공자의 손자인 자사子思가 공자의 가르침을 중심으로 풀어 쓴 경전이다.

공자는 '하늘'을 믿었던 '신앙인'이었다. 그는 한때 광匡마을 사람들에게 붙잡혔다. 죽을 수도 있는 위기일발의 상황이었다. 제자들이 몸을 피하라고 권하자 이렇게 말했다. "文王既沒, 文不在玆乎 天之將喪斯文也, 後死者不得與於斯文也, 天之未喪斯文也, 匡人其如予乎." 주나라 문왕이 이미 죽었고, (그를 이은) 문文이 여기 있지 않은가. 하늘天

이 이 문文을 없애려 했다면 나중에 죽는 사람인 내가 이 문文을 얻을 수 없었을 것이다. 하늘이 이 문文을 죽이려는 것이 아니라면, 광마을 사람들이 나를 어쩔 수 있겠는가.

공자의 학문과 사상과 믿음 전부를 '사문斯文'(=이 文)이라고 부를 만큼 유명해진 《논어》 속의 고사故事다. 공자는 하늘의 권능을 백그라운드로 여기고 있었다. 자신이 '문文' 즉, 주나라의 예악 문화를 번창시키는 미션을 타고 났다고 굳게 믿었다. 이른바 하느님 '빽'을 가진 나를, 감히 (오해를 품은) 인간이 함부로 죽일 수가 있겠는가. 제자들 앞에서, 죽음을 불사하고 당당히 위기에 맞선 저 '믿음'은 '신앙'이란 말 외에 달리 표현하기 어렵다.

《중용》은 공자가 남긴 가장 형이상학적인 어록과 사상을 담고 있다. 여기서 형이상학은 신학을 뜻한다. 《중용》을 유학의 한 경서가 아니라 '동양의 바이블'로 읽은 사람이 류영모다. 이 책은 '천명지위성天命之謂性'으로 시작해서 '상천지재 무성무취 지의上天之載 無聲無臭 至矣'로 끝난다. '하늘의 뜻을 성이라고 한다.'는 말로 시작해서, '하늘이 하는 일은 소리도 없고 냄새도 없지만 가장 큰 일을 한다.'는 말로 마무리 짓는다. 하늘로 시작해 하늘로 끝난다.

天命之謂性
하늘 뚫린 줄을 바탈이라 하고
率性之謂道
바탈 타고난 대로 살 것을 길이라 하고
修道之謂敎
디디는 길 사모칠 것을 일러 가르치는 것이라 한다

저녁의 참사람

다시 한 번 더 풀어보면 다음과 같다.

신의 말씀을 '성'이라 하고
신의 말씀을 따르는 것을 '도'라고 하고
신의 말씀을 따르는 일을 훈련하는 것을 '교敎'라고 한다

사람의 얘기를 꺼내면서 하늘을 거론하는 것부터가 예사롭지 않지만, 더 인상적인 것은 하늘의 뜻과 인간의 마음이 어떻게 통하느냐에 대한 명쾌한 언급이다. 《중용》은 하늘의 뜻을 따르는 것이 인간의 '도'라고 했다. 노자처럼 '도'가 아닐 수 있다고 에두르지 않았다. 한자로 말하면 솔천명率天命이다. 그 '도'를 두텁게 하는 것이 교(敎; 가르침)라고 했다. 종교宗敎를 이렇게 명쾌하게 설명한 사람이 또 있을까. 종교는 하늘(하느님)의 뜻을 따르는 법을 가르치는 것이다. 《중용》은 종교의 개념을 열다섯 글자(天命之謂性 率性之謂道 修道之謂敎)에 담았다.

자주 하느님과 통하여야 한다

류영모는 《중용》 첫 구절인 '천명지위성'과 '솔성지위도'를 성경 구절(마태 6:10)과 같다고 보았다. 하늘의 뜻이 곧 '성'이며 성을 따르는 것이 '도'라는 말은 '뜻이 하늘에서 이뤄진 것 같이 땅에서도 이뤄지이다'와 일치한다는 얘기다.

류영모는 광주 무등산의 김정호 목장에서 1년간 묵으면서 《중용》을 우리말로 완역했다. 유교경전 가운데 그가 우리말 완역을 한 것은 《중용》이 유일하다. 우연한 일은 아니다. 《중용》은 다석 종교사상의 한 뿌리다. 그는 중용을 '가온씀'이라고 불렀다. 가운데中와 씀庸/用의 의미를 담은 순우리말이다.

'가운데'는 인간으로 보자면 '속'을 말한다. 류영모는 참나는 속의 속이라고 말한다. 속의 속이 중中인데 그 중이 '참나'라고 했다. "참나는 어디에 있는가. 내 속에 있는 것 같습니다." 그는 말했다. '중용'을 아예 신과의 소통으로 풀어 '줄곧뚫림'으로 옮기기도 했다. 신과 인간 간에 '뚜렷한 채널'이 개설되어 있는 신앙상태를 중용으로 본 것이다. 신통神通이 중용이라는 말도 했다. 어원상으로 해석한 것이 아니라 개념을 뚜렷이 하는 방편으로 풀어냈다.

류영모는 이 점에 대해서 이렇게 말했다. "안다는 것은 하느님과 교통이 되어서 아는 것입니다. 성령과 무엇이 통하는 것이 있어야 바르게 옳게 발달이 됩니다. 무슨 신앙이 아니더라도 자주 하느님과 통하여야 합니다. 참으로 발전시키는 것은 하느님이 일러주는 것을 안다는 말입니다."

주자朱子는 지나치거나 모자람이 없는 알맞은 삶의 태도를 '중용'이라고 설명했다. 중용의 '중'은 제사 때에 좌우로 알맞게 꽂아 놓은 깃발을 묘사한 상형문자다. 口는 제사장에 배치한 기물과 예물의 모습이고 'ㅣ'는 가운데에 위치한 깃발이나 왕을 의미한다. 이 말은 제사의식과 관련이 있다. 좌우의 균형 있는 배치는 예의를 의미하며, 왕이나 제사장이 통천通天의식을 행하는 것이 바로 '中'이다. 순자는 '중'은 예의를 말한다고 했다. 용庸은 용(用; 씀), 상(常; 늘), 범(凡; 무릇)이 하나로 합쳐진 것으로 이 뜻을 새기면 '항상 쓰는 것'이다. 쓸 것을 제대로 늘 쓰는 것은 또한 예의다. 이 두 말이 합쳐진 '중용'은 '하늘에 대한 예의를 잘 갖추는 소통'을 의미한다고 할 수 있다.

그러나 류영모는 신의 말씀으로 사는 것이 중용이라고 밝혔다. 우리가 받은 본바탈(성;性)로 하느님 뜻을 실천하는 것이라고 했다. '중'은 제나의 감정인 희로애락이 일어나지 않는 상태이며 제나 너머의 얼

저녁의 참사람

나를 가리킨다고 보았다. '화和'는 제나의 감정이 일어나도 얼나의 절제를 받으면 부드러워지는 것을 말한다고 했다. 중용이 '하늘과의 소통'이란 주자의 풀이를 적극적으로 채택했다. 류영모는 '줄곧뚫림常通天'이라고 풀기도 했다.

저절로 참될 수 없어서 정성스럽게

옛사람들은 신에 대한 예의에 더 주목했지만, 그보다 중요한 건 신과의 합일 혹은 소통이다.《중용》에서 '중'이란 말을 쓴 것은 천명이 어떻게 인간에게 들어오는지를 풀기 위해서다. 중용이 최고의 형이상학 경전이 되는 건 이 때문이다. 우리 속에 이미 천명이 들어와 있다. 천명은 하늘에서 내려온 '성' 그대로 들어와 있다. 아직 인간의 상태인 '중'으로 바뀌지 않은 미발未發이다. 이것이 희로애락으로 발한다. 감정으로 발할 때 도度에 맞지 않으면, 과불급(지나치거나 모자람)이 된다. 우리 인간들이 흔히 보여주는 감정들인 '넘침'(오버하는)과 '모자람'(미지근한)으로 하늘의 뜻을 벗어나고 있는 셈이다.

희로애락으로 발현하기 전의 중을 미발지중未發之中이라 하는데 이걸 잘 관리하고 제어하고 다듬어야 한다. 하늘에서 받은 본연의 천성 그대로 순종하여 과불급 없이 희로애락을 발휘하면 도(度; 정도)에 맞고 절節 절도에 맞는 중화中和를 얻는다. 공자와 자사는 일상생활에서 우리가 늘 겪는 희로애락이 '하늘에서 온 성' 바로 '천성'을 드러내는 것임을 포착했다. 희로애락을 발하기 전에 숨어 계시는 미발未發의 하느님 뜻에 따라 알맞은 감정을 드러내는 것, 그것이 '가운데 사용법(=중용)'이라고 말해주고 있다.

대체 어떻게 미발의 하느님 뜻을 알맞게 삭동하게 하느냐. 유일한 솔루션은 성誠이다. 정성스럽게 하는 것이다. 하늘의 도는 저절로 참되어 진실하며 망령됨이 없다. 그러나 인간은 저절로 참될 수 없기에 참되도록 노력을 하여야 한다. 이것이 사람의 도다. 사람의 도를 이루려면 마음을 정성스럽게 쓰는 수밖에 없다. 정성스러움은 자신을 이루는 것이기도 하지만, 남과 세상과 만물을 이루는 것이라고 말한다.

류영모는 신앙을 이토록 구체적이면서도 생생한 방식으로 설명한 프로그램을 만나면서 '중용'에 깊은 경외敬畏를 지니게 되었을 것이다. '중'은 류영모의 관점에서 '얼나(성령)'로 번역되기도 했다. 미발지중은 모든 인간에게 들어와 있는 얼나다. 하지만 얼나를 제대로 쓰지 못하여(불용;不庸) 감정과 욕망의 알맞음을 잃어버리고 마침내 '짐승(육신에 이끌린 삶)'으로 살아가는 반중화反中和의 뭇삶들. 그걸 구하고자 하는 공자의 깊은 뜻을 류영모는 읽어 냈다.

37. 참으로 다정한 허공

사고무친, 아버지가 없는 종교

자신의 몸을 만져보라. 살이 있고 뼈가 있고 체온이 있고 굴곡이 있다. 손과 발이 움직이고 살과 주름이 형상과 동작을 이룬다. 돌아보면, 태어나 시간이 지나면서 꾸준히 몸의 형상과 상태가 바뀌어 왔다는 것을 알게 된다. 그 '몸'이 자신이 아니라고 생각하지 않을 것이다. 몸이야 말로 자신이라고 생각하는 이도 많을 것이다.

과학적으로 인간의 몸을 분석해 구성요소를 보면 이렇다. 물이 2말 정도이고 지방질은 세숫비누 7개를 만들 수 있는 분량이다. 연鉛은 9자루 연필의 심을 만들 수 있고, 석회질은 방 한 칸을 바를 수 있다. 인燐은 성냥 2,200개비를 만들 수 있고, 유황은 방 한 칸에 쓸 만한 DDT 살충제가 나온다. 철은 쇠못 한 개를 만들 수 있다. 이것이 몸이다. 여기에 나는 어디 있는가.

서구 사상은 물론이고 동양에서노 불교만큼 '인간 육신'에 대해 부정적인 사상과 신념은 없을 것이다. 몸을 부정하다 못해 경멸하고 증오하는 느낌까지 받기도 한다. 석가는 왜 이토록 육신을 백안시했는가. 그 스스로도 '육신'이 있었기에 깨달음에 이를 수 있는 바탕이 된 것으로 볼 수 있는데 몸은 왜 아무것도 아니라고 했을까.

불교는 다른 종교들과 비교해볼 때 '종교'가 지니고 있는 핵심 개념이 빠져 있다. 즉, '신'이 없다. 부처는 인간 석가가 깨달음을 얻은 존재다. '신'에 해당하는 많은 요소를 지니긴 했지만 부처는 다른 종교의 신이 말하는 이런 메시지를 전하지 않는다. "나를 믿으면 영혼의 구원을 받는다."

부처는 다만 이렇게 말할 뿐이다. "내가 했던 것처럼, 자신의 육신을 벗고 해탈에 이르면 나와 같은 경지에 들 수 있을 것이다." 그는 자신이 행했던 수행 방법에 대해 말하고 있으며, 자신이 이르렀던 깨달음의 경지에 대해 말하고 있을 뿐이다.

류영모는 이렇게 말했다. "석가의 사상을 알면 알수록 하느님을 부인하는 사상이 아닌 것이 분명하지만, 하느님에 대한 언급이 불분명하다. 뭔가 아쉽다. 나는 불교를 사고무친四顧無親이라고 생각한다." 사고무친, 사방을 둘러보아도 아버지(신!)가 없다니, 이만큼이나 신을 부인하는 종교는 확실히 불교뿐일 것이다.

우주조차도 좁쌀 한 알

허공의 신학은 '신의 존재 심문'이나 '신의 존재 회의'를 일소하는 다석 신학의 핵심을 이룬다. 류영모는 허공에 대해 이렇게 말했다. "허공의 공상空相은 장엄합니다. 이 우주는 허공을 나타낸 것입니다. 만물이 전부 동원되어서 겨우 허공의 존재를 드러내고 있습니다. 우리가 꽃을 볼 때 보통 꽃 테두리 안의 꽃만 보지, 꽃 테두리 겉인 허공에는 눈길을 주지 않습니다. 꽃을 있게 하는 것은 허공입니다. 요새 와서는 허공이야 말로 가장 다정한 것으로 느껴집니다. 허공을 모르고 하는 것은 모두가 거짓입니다. 허공이 참이기 때문입니다."

이런 사유에서 '빈탕한데'와 '없이 계시는 신'이 등장한다. '있다'와 '없다'가 다름으로 느껴지는 까닭은 우리가 상대세계에 살기 때문이다. 절대세계에서 보면 있는 것은 없는 것이며 없는 것은 있는 것이다. 이 관점을 드러내는 것이 '색즉시공 공즉시색'이다. 있는 것은 없어진다. 없는 것은 생겨난다. 우리는 한순간의 한 대상을 보면서 있다 없다를 판별하지만, 그 시선을 벗어나면 있는 것과 없는 것이 다르지 않다.

상대세계에서는 '있음'이 중요해 보이지만 그건 착시일 뿐이다. 류영모의 말처럼, 허공이 없으면 꽃의 형상도 없는 것이다. 꽃의 형상 또한 허공에서 나왔으며 허공으로 곧 돌아가는 것이다. 이런 관점에서 보자면, 절대세계의 '허공'이 없는 것이 아니요, 있는 것도 아니다. '없이 계신다'는 말이 모순적으로 들리는 까닭도 상대세계의 관점에서 이 문장을 읽기 때문이다. 없음이 있음을 좌우한다는 것은 우리의 '신관'을 탁 트이게 한다.

《벽암록》에서 설봉雪峯은 이렇게 읊었다.

盡大地撮來 如粟米粒大
온 대지를 손으로 움켜쥐면 크기가 겨우 좁쌀만 하구나
拋向面前 漆桶不會
눈 앞에 그걸 던져줬더니 새까만 통에 든 것처럼 보지를
못하는구나
打皷普請看
북이나 쳐서 모두들 보라고 하라

절대지絶對智의 영역에서는 상대세계가 이렇게 보일 뿐이다. 우주조차도 좁쌀 한 알이다. 온갖 모양들이 사라진 곳을 진실한 모양이라고 일컫는 게 불교다.

천수관세음보살은 천 개의 손과 천 개의 눈을 가지고 있다고 한다. "그 손과 눈을 어디 다 쓰는 겁니까." 이렇게 묻자 한 선사가 답을 한다. "한밤중에 자다가 베개를 놓쳤을 때 더듬어 찾는 것 아닐까." "그러니까 온몸에 손과 눈이 있다는 거지요?" 이렇게 되묻자 선사는 말한다. "아니, 온몸이 손과 눈이요." 우리는 손과 눈을 형상으로 이해하지만, 저 선사는 '기능'으로 이해한다. 우리는 신을 형상으로 이해하지만, 절대세계는 오직 '신능神能'으로 존재한다.

생로병사의 이 육신

육신에 대한 철저한 태도는 상대주의와 절대주의를 혼동하여 자체 모순에 빠지는 혼동混同과 대비해 이론적 명쾌함을 만들어낸다. 신은 절대세계에 존재하며, 육신은 신과 상관이 없다. 물론 상대세계를 창조한 신이지만 생태계를 신의 권능으로 간섭하여 육신의 조건이나 규칙을 바꾸는 일을 하지 않는 것이 '원칙'이다. 이런 관점에서 불교와 다석사상은 서로 공명共鳴하며 신학의 경지를 높게 들어올린다.

다시 살펴보자. 내 몸이란 무엇인가. 아버지와 어머니의 혈기血氣가 만나서 생명체를 이뤘다. 급속한 세포분열로 자라서 열 달 만에 모체母體 속에서 3킬로그램쯤 되는 무게의 살덩이가 나온다. 그게 '나'였다. 부모는 자식을 얻었다고 기뻐한다. 나는 무엇인가. 몸뚱이였다. 몸뚱이의 삶이 시작됐다. 몸과 내가 오로지 같은 것으로 인식되는 '몸나'였다.

싯다르타 태자는 카필라 성문 밖으로 나들이를 나갔다. 허리 굽

저녁의 참사람

은 노인과 고통 받는 병자와 죽은 송장을 보았다. 태자는 처음엔 이들의 상황이 특별한 불행이며 자신과는 상관없는 일이라고 생각했다. 그런데 문득 그것이 '나'임을 알아차렸다. 태어난生 이상 노老와 병病과 사死는 불가피하구나. 생로병사를 겪는 건 대체 무엇인가. 나의 몸이었다.

석가는 병을 고칠 수 있는 기적을 행할 수 있는 사람이 아니었다. 제자 박칼리가 중병에 걸렸다. 수행을 하지 못하고 외진 곳 옹기 굽는 곳에 누워 간병을 받고 있었다. 부처가 찾아가 병세에 대해 물었다. 좀 어떤가. 밥은 먹을 수 있는가. 불편이 많지 않은가. 견딜 수는 있겠는가. 고통은 좀 덜해 가는가. 박칼리는 대답했다. "부처님, 고통은 심하고 입맛은 나아지지 않습니다. 병은 더 심해질 뿐입니다." 부처 또한 속수무책이었다. 그의 병고를 덜어줄 수 없었다. 석가는 사람의 생로병사를 고치거나 바꾸려는 사람이 아니었다. 그것을 할 수 있는 능력도 없었지만 그런 일을 할 필요도 없다고 여겼다. 몸은 생로병사로 만들어지고 없어지는 살덩이라는 것을 깊이 깨달았기 때문이다.

인간은 어떻게 신과 만나는가

예수는 말했다. "너희는 아래에서 났고 나는 위에서 났으며, 너희는 이 세상에 속하였고 나는 이 세상에 속하지 아니하였다. 그러므로 나는 '너희가 너희 죄로 죽으리라.' 하였다. 만일 너희가 내가 그인 줄 믿지 않으면 너희는 너희 죄로 죽으리라."

성경에서 예수는 분명히 자신이 누구임을 밝혔다. '아래'는 지상地上을 의미할 수도 있지만, 그보다는 인간의 혈기가 만들어 낸 '육체 생산 방식'을 가리킨다고 볼 수 있다. 하늘 아래에서 났다는 보편적인 말이 아니라, 인간의 다리 아래에서 낳았다는 뜻이다. '너희의 몸'은 상대세계(이 세상)에 속하는 존재이며, 나(예수)는 절대세계에 속한다고 밝혔다. 내가 보여준 '그(절대세계의 신)'를 믿지 않으면, 너희는 '몸'의 한계에 갇혀 사라지고 말 것이라고 말하였다.

류영모는 석가가 제기한 몸과 생로병사의 굴레, 그 굴레를 이탈하는 구도의 의미가 예수의 육신 부정否定과 같은 것임을 알아챘다. 문제는 '몸'이었다. 몸으로만 살려고 하는, 그리고 몸의 안녕에 생의 전부를 거는 인간들에게 몸과 함께 부여된 중요한 것을 일깨우는 석가와 예수의 같은 노력에 주목했다.

인간에게 몸과 함께 부여된 중요한 것, 예수의 참된 본질이기도 한 것. 그것은 '성령'이다. 그것은 인간에게 '디폴트'로 내장된 '신의 뜻'이라고 할 수 있다. 류영모는 이것을 얼의 나, 즉 얼나라고 했다. 신이 세상과 인간을 '무'에서 '유'로 창조했지만, 신과 인간은 서로 전혀 접속할 수 없는 절대세계와 상대세계로 떨어져 있다.

그렇다면 인간은 어떻게 신을 만날 수 있는가. 노자는 자연 생태계에 작동하고 있는 '신의 숨결'을 벤치마킹 하라고 했고, 공자는 신이 사물에 존재하는 방식인 중용의 바른 뜻을 배우기 위해 성심성의의 예를 다해야 한다고 주장했다. 석가는 지금 현세의 육신으로 이뤄진 '나'를 벗고 영속하는 '나'의 본질을 찾으라고 했다. 예수는 인간의 육신의 형상을 지녔으나 그 진상은 오직 신의 뜻인 성령으로 이뤄진 스스로의 '기적'을 믿고 그 속에 들어 있는 신의 의지를 따르라고 했다.

저마다 다른 것 같지만 이 모든 것에는 '신의 뜻'이 인간에게 접속하여 신의 본질을 일깨우는 '얼나'가 숨어 있다. 이렇게 생각을 가다듬은 류영모에게 석가는 핵심적인 통찰을 주는 또 하나의 스승이었다.

사람은 '죽음의 맛'을 보기 위해 태어난다

인간은 죽음이 두려워 신을 찾는다. 죽음 이후에 있을 '모를 일'에 관하여 무엇인가 보험이라도 드는 심정이 없지 않을 것이다. 석가는 가섭에게 이런 얘기를 해준다. 석가가 설산선인雪山仙人으로 구도할 때, 제석천이 나타났다. 그는 '제행무상 시생멸법諸行無常 是生滅法' 여덟 글자를 읊으며 지나갔다. "모든 행위가 영원한 게 없으니 이것이 태어나 죽는 법이로다." 이 게송을 들은 설산선인이 너무나 감동하여 혹시 나머지 법문이 있으면 더 듣게 해달라고 간청했다. 그러자 제석천은 지금 몹시 시장하니 그대 몸을 내게 먹이로 달라고 말한다. 설산선인은 '곧 죽을 육신을 아끼겠습니까. 법문을 주시면 몸을 바치겠습니다.'라고 대답했다.

그러자 제석천은 나머지 구절 '생멸멸기 적멸위락生滅滅己 寂滅爲樂'을 읊어준다. "인간이 태어나 죽는 것은, 제 몸이 죽어보는 경험을 하기 위함이라. 죽어 고요해지니 그것이 즐거움이로다."

설산선인은 이 사구게四句偈를 받아 돌벽에 써 놓고, 낭떠러지 밑으로 몸을 던졌다. 제석천은 설산선인을 공중에서 받아 땅 위에 앉혀놓으며 말했다. "참다운 보살입니다. 도를 성취할 때 저를 구제하여 주소서."

'대승열반경'에 나오는 이 이야기는 석가가 깨달은 핵심을 드러내고 있다. 인간은 왜 태어났는가. 죽음의 맛을 보도록 하기 위해서다. 태어나야 죽을 수 있기 때문이다. 왜 죽음의 맛을 보는가. 바로 애지중지하던 육신을 벗어나는 그 순간에 '신'과 합일하는 최고의 랑데부를 하기 위해서다. 류영모는 이에 관해 강렬한 어록을 남겼다.

"죽으면 어떻게 되나, 허공이 된다. 허공이 열반(니르바나; Nirvana)이다. 니르바나는 없이 계신다. 왜 죽기를 싫어하는가. 우리는 죽음 맛을 한 번 보려고 이 세상에 온 것이다. 죽음이란 참으로 없다. 하늘에도 땅에도 죽음이란 없는 것인데 사람은 죽음의 노예가 돼 있다."

그러면서 몸뚱이를 위해 살아서는 안 된다고 말한다. "이 몸뚱이는 멸망한다. 멸해야 하는 것이니까 멸하는 것이다. 회개란 쉽게 말하면 몸뚱이가 내가 아니라는 것을 아는 것이다. 몸은 죽더라도 얼은 죽지 않는다는 게 회개다. 나는 몸뚱이의 일은 부정한다. 모든 것을 몸뚱이를 위해 일하다가 죽어 그만두게 된다면 정말 서운한 일일 거다. 나는 이를 부정한다."

1957년 9월 17일 류영모는 스스로 우리말로 옮긴 '반야바라밀다심경'으로 이렇게 강의를 했다. "누구든지 생명을 생각하는 이나 정신을 생각하는 이는 이 '반야바라밀다심경'을 분명히 알아야 합니다. 생각하는 사람이 이쯤 갔다는 것은 고귀한 재산임에 틀림없습니다. 영원한 생명인 불성佛性을 꼭 잡는 것이 반야심경이 말하는 아뇩다라삼먁삼보리[1]阿耨多羅三藐三菩提입니다."

---

1. 산스크리트어 아눗따라-사먁삼보디anuttar samyaksa bodhi를 음사한 것으로 '최상의 바른 깨달음'을 말한다. 한역할 때는 무상정등정각無上正等正覺으로 옮겼다. 글자 그대로 번역하면 '더 이상 위가 없는 완전하고 올바른 깨달음'이 된다.

저녁의 참사람

38. 사람 속에 하늘과 땅이 있으니 하나다

'一始無始一'과 '태초에 말씀이 있었다'

〈천부경天符經〉은 출처가 미약한 게 사실이다. 단군이 지니고 있던 천부인天符印, 곧 그가 하늘에서 내려온 증표인 도장에 적힌 글이라는 설이 있으며, 환인이 환웅에게 전한 것으로 신라 최치원이 묘향산 바위에 새겨 놓았던 것을 1916년 계연수가 발견해 옮겼다는 주장도 있다. '천부경'에 관한 이야기가 나오는 《환단고기桓檀古記》는 평안북도 선천 출신의 계연수가 정리한 것을 1979년 이유립이 출간한 책인데, 역사학자들로부터 위서僞書 판정을 받았다.

그런데도 '천부경'이 줄기차게 관심을 받고 있는 까닭은 뭘까. 그것을 전달한 사람이 의심스러운 것과는 상관없이, 그 짧은 경經에 담긴 글이 심오하면서도 절묘하기 때문이다. 천부경은 천지창조와 천지경영의 비밀을 '십진법의 숫자 9개'로 설파說破하는 내용을 담고 있다. 누군가가 '하늘'을 사칭해서 어떤 논리를 썼나고 보기에는 워낙 정밀하면서도 고도의 이치에 도달한 면모가 보인다. 천부경의 원작자를 못

찾는다고 해서, 이 콘텐츠의 가치를 내치기에는 이 경서의 신학적 바탕이 너무 탄탄하다.

류영모는 왜 천부경에 깊은 관심을 가졌으며, 그것을 우리말로 풀이까지 했을까. 국조로 모셔져 온 단군(탱그리)을 존숭하는 애국심만은 아니다. 그가 이 특별한 경전에 열정을 쏟은 까닭은 이 땅의 겨레가 생겨난 유래담由來談에서 '하늘'에 대한 연결 혹은 접속의 강력한 자취를 느꼈기 때문이 아닐까 한다.

혹자는 류영모가 기독교 이외의 사상이나 철학에서 신의 숨결을 느끼는 태도가 다신론이나 범신론 같은 입장이라고 혹평할지도 모르지만, 그는 기독교의 세속화한 신앙체계에 충실한 것보다 기독교의 정점에 있는 믿음의 '참'에 독실한 것이 핵심적인 문제라고 여겼다. 천부경에서 발견한 '참'은 하느님의 도메인이라 할 수 있는 절대세계의 '하나'가 어떻게 상대세계의 차원이나 층위들을 만드는지의 비밀을 드러낸다.

천부경의 첫 구절인 일시무시일一始無始一, 곧 '하나가 시작했으나 시작은 없었고 하나가 이미 있었다.'라는 말은 성서의 '태초에 말씀이 있었다.'와 정확하게 부합하는 서술이다. 만물이 창조되었으나, 사실은 그때 생겨난 것이 아니라 이미 말씀이 있었고 그 속에서 이미 생겨나 있는 것이다. 시무시始無始, 창조되었으나 창조되지 않은 만물들은 원래 앞에 있는 '하나'가 한 일이며, 그 만물의 본질 또한 그 '하나'의 연속일 뿐이다.

성서는 그 이후의 일을 '말씀의 명령'이란 형식으로 말하고 있지만, 천부경은 그것을 '차원Dimension'으로 풀어내고 있다(이는 최근의 과학이 설명하고 있는 방식이기도 하다). '하나(1)'는 세 가지 차원을 지니고 있다. 하늘과 지상과 인간의 차원이다. 천지인은 '하나'의 다른 차원일 뿐이므

저녁의 참사람

로 모두 합쳐봤자 하나일 뿐이지만, 그러나 차원의 개수로 보자면 3이라는 숫자로 확장된다.

그리고 천지, 천인, 지인 등의 결합으로 보면 2개의 차원들이 생겨난다. 1과 2와 3의 차원들은 1, 2, 1+2, 1+3, 2+3으로 1, 2, 3, 4, 5가 만들어진다. 천지, 천인, 지인, 천천, 지지, 인인으로 결합된 짝들은 6을 만든다. 6은 만물의 변곡점이며 변화의 지점이다. 7, 8, 9는 3과 4를 이용해서 만든다. 3+4=7이며 4+4=8이며 3+3+3=9가 된다. 결국 1, 2, 3, 4, 5, 6, 7, 8, 9가 모두 하나(1)로 이뤄진 세 개의 차원(천지인, 즉 3)에서 나왔다. 하나(1)가 묘하게 확장되어 1만이 생겨나고 죽는다. 1만이 바로 만물이며, 창조된 천지다. 1만으로 활용도를 높였지만 본질은 그냥 하나(1)일 뿐이다.

천부경은 이렇게 숫자로 천지창조를 그려 낸 뒤, 창조된 천지가 어떻게 하나로 귀의(이것을 귀일歸一이라 한다)하는지를 놀랍도록 선명하게 설명하고 있다. 만물은 어떻게 하나로 돌아가는가. 인간이 태양을 우러르면 밝아진다. 태양은 바로 하늘의 하나를 바라보는 방향이다. 이 '우러러 밝아짐'이 바로 신앙이며 신을 대하는 관점이다. 그 주체는 물론 인간이다.

인간이 우러러 밝아지면 사람 마음속에 두 개의 다른 차원인 하늘과 지상이 들어와 하나가 된다. '하나'인 사람이 죽었지만 죽은 것은 없다. 왜냐하면 원래 있던 하나가 여전히 남아 있기 때문이다. 천지창조와 죽음 이후의 영생을 설명하는 이 강렬하고 우렁찬 경전을 다른 곳에서 읽은 적이 있던가. 하나로 시작해 하나로 끝났으며, 시작하지 않은 하나와 끝나지 않은 하나로 이어지는 '하늘과 인간의 위대한 접속 현장', 유성모는 천부경에서 이걸 발견한 것이다.

류영모는 육당 최남선을 통해 대종교大倧教의 3대교주 윤세복을 알게
된다. 그는 단군의 홍익인간 사상으로 일제에 항거했던 사람이다. 그
가 단군을 주목한 까닭은 '하느님'을 받드는 천신사상가였다는 점이
었다. 이 나라가 '하느님의 나라'라는 증표가 단군에 있었다. 류영모는
1963년 12월에 '천부경'을 우리말로 옮겼다.

1996년에 출간된 소설《단군》에서 작가 김태영은 이렇게 말했다.
"천부경은 참나를 깨달은 사람이 아니고는 제대로 파악할 수 없다는
것을 새삼 일깨워줍니다. 지금까지 나는 수많은 천부경 해설서를 읽
어봤지만 다석 선생만큼 그 핵심을 제대로 찌른 것은 만나보지 못했습
니다."

천부의 부符는 흔히 부신符信이라고 표현한다. 서로 같음을 증명
하기 위해 나눠 가지는 것이 부신이다. 혹은 우리가 자신의 행위나 마
음을 입증하기 위해 하는 사인이 부符이다. 하늘이 스스로 서명한 경전
이 천부경이며 하늘과 인간이 나눠 가진 보물이 바로 천부경이란 얘
기다.

천부경은 아름다운 문장이며 천부적인 지혜로만 펼칠 수 있는 사
유다. 논리적인 언어로 펼쳐진 숫자세계, 81자로 펼친 삼라만상의 얼
개도다. 하나는 시작되어도 시작된 게 없고 시작된 뒤에도 하나이다.
끝나도 끝난 게 없으며 끝난 뒤에도 하나가 있다. 즉 천지인으로 이뤄
진 궁극의 하나가 만물을 움직이고 변화하게 하는 근원이라는 것을 천
명한 글이다. 하늘과 땅과 인간이 그 계약서를 도장을 찍어 한 부씩 나
눠 가지고 있는, 존재의 근거서류다. 류영모는 그 서류가 지닌 유효함
을 찾으러 나선 우주의 선각자라 할 만하다. 어렵지만 한번 읽어보는
게 실감을 얻는 데 도움이 될지도 모른다.

류영모가 풀어놓은 '천부경'은 우리말이지만 이해하기가 쉽지 않다. '하늘 닿일쪽 실줄天符經'이란 이름부터가 몹시 낯설다. '하늘天에 닿는 쪽符 말씀 연결된 줄經'로 풀 수 있다.

一始無始一
하실 너나 없 비롯 한
析三極無盡本
풀이 셋 가장 못다할 밑둥

하나가 시작됐으나 시작된 건 없이 다시 하나다.
세 가지의 극(하늘, 땅, 인간)을 아무리 분석해도 다함이 없는
근본이다.

천부경은 '일경一經'이라고 할 수 있을 만큼 일一이 모든 것을 관통한다. 하나는 바로 하느님이며, 하나뿐인 신(유일신)이다. 이 경전은 인간이 쓴 문체가 아니라, 신이 직접 쓴 듯한 문체로 읽히도록 해 놓았다. 一始無始一일시무시일을 '하나가 시작되었으나 하나가 시작된 것이 없다.'라고 풀면, 이 경전이 지닌 콘텐츠 전체를 놓치는 것과 같다. "하나가 시작되었으나 시작은 없었고 그냥 하나가 이미 있었다." 이런 의미다. 만물의 태초가 시작되기 전에 말씀이 있었다. 성경 첫 구절과 같다. 류영모는 이 점을 표현하기 위해 '없 비롯 한'이라고 한자의 어순으로 그대로 풀었다. 마지막의 '일一'이 핵심이었기 때문이다. 이미 있었던 '하나'를 표현한 풀이다.

'셋 가장'은 천지인 3극極을 표현한 말이다. 왜 3극부터 나오느냐

하면, 이 경전이 하늘과 땅과 인간이 나눠 가진 증표였기 때문이다. 천지인을 저마다 나무장작처럼 쪼개도 그 뿌리까지 다 팰 순 없다. 그 뿌리가 바로 시작할 때부터 원래 있던 그 '말씀'이기 때문이다.

天——地—二 人—三
하늘 하나 한 땅 하나 맞둘 사람 하나 세웃
一積十鉅無櫃化三
하나 그득 밀썰 되 다함 없이 된 셈임

하늘은 하나의 첫째이며, 땅은 하나의 둘째이며, 사람은
하나의 셋째이다.
하나가 쌓여 열로 커져도 없는 궤짝이 셋일 뿐이다.

신의 뜻 안에 있는 천지인의 본질은 아무것도 없는 텅 빔이다. 순서만 있을 뿐이다. 아무것도 없는 순서를 쌓는다고 늘어나는 건 없다. 텅 빈 궤짝처럼 그냥 빈 것일 뿐이다. 본질은 아무리 더해도 더해지지 않는다. 사물을 세는 산수算數를 하자는 게 아니라, 숫자 속에 들어 있는 진리를 읽으라는 얘기다.

天二三 地二三 人二三 大三合
하늘 맞섯, 땅 맞섯, 사람 맞섯, 한셋 맞둔

하늘은 둘이면서 셋이다. 즉 하늘은 지인地-人이면서
천지인天地人이다.
땅은 둘이면서 셋이다. 즉 땅은 천인天-人이면서

저녁의 참사람

천지인天地人이다.

사람은 둘이면서 셋이다. 즉 사람은 천지天-地이면서

천지인天地人이다.

천지인은 모두 그 안에 하나를 지니고 있기에 그 셋이 크게

합쳐야 한다.

새로 나온 숫자는 2다. 천지인을 말하는 1(하나)이자 3(삼극)은 둘씩 짝지으면 2가 된다. 그러니까 1과 2와 3은 결국 같은 것이 쌓여 1과 다름없는 빈 궤짝을 이루는 것이다. 당연히 앞으로의 숫자들도 빈 궤짝으로 1의 쓰임用이며 확장일 뿐이다. 4와 5도 새로운 숫자가 아니라, 4는 천지인(3)에 하나(1)가 합쳐진 것이고, 5는 천지인(3)에 둘(2)이 합쳐진 것일 뿐이다.

六生七八九

여섯 스니 일곱 여둛업 아읍 생기다

運三四成環五七

옮기어 셋 네모로 쳐 이룬 고리, 다섯 이룸

육은 칠팔구(7, 8, 9)를 낳고

삼사(3, 4)를 움직이며 오칠(5, 7)을 주위에 두른다.

6은 천-천, 천-지, 천-인, 지-지, 인-인, 지-인이라는 6개 경우의 수를 말한다.

6은 어떻게 7, 8, 9를 낳는가. 6에서 1을 너아낸 칠(6+1=7)이며, 2를 더하면 팔(6+2=8)이며 3을 더하면 구(6+3=9)가 된다.

6은 어떻게 3, 4를 움직이는가. 육은 바탕숫자인 3과 4를 더해 칠(3+4=7)을 만들고 4와 4를 더해 팔(4+4=8)을 만들고 3과 3과 3을 더해 구(3+3+3=9)를 만든다.

5, 7을 주위에 두른다는 것은, 앞과 뒤에 5, 7이 있다는 얘기다.

이 얘기를 왜 하느냐 하면 6은 절반을 넘어서서 변화를 만들어 내는 숫자이기 때문이다. 6은 변화가 힘을 얻는 시점이며 새로운 것이 만들어지는 터닝포인트다. 천부경의 글자 배치를 보면 세로로 9자이고 가로로 9행이다. 합쳐서 81행인데, 그 중심에 육(6)이 있다. 변화의 중심을 쥐고 있는 숫자라는 의미다.

一妙衍 萬往萬來 用變
하나 고이 노닐음 잘 가고 잘 온데 갈리어 쓰이나
不動本 本心本
꿈쩍 않는 밑둥 밑둥맘 밑둥

하나는 묘하게 확장되어 1만이 가고 1만이 온다. 쓰임이
바뀌어도 본질은 움직이지 않는다. 본질의 마음은 본질이다.

1만은 만상萬象을 뜻한다. 천지인의 하나가 만상을 이룬다는 뜻이다. '하나(1)'는 여러 가지 쓰임으로 바뀌지만 그 본질인 '하나(1)'가 변한 적은 없다. 그것이 '하늘의 뜻'이며 본심이기 때문이다. 빈 궤짝을 쌓아봤자 텅 빈 허공일 뿐이라는 얘기와 같다.

太陽昻明人中天地一 一終無終一
태양 뚜렷 밝아 사람 간데 하늘 땅 하나 한 마침 없는 끝 하실

저녁의 참사람

태양을 우러르면 밝다. 사람 속에 천지가 있으니 하나이다.

하나가 끝나도 끝난 건 없다. 하나는 그대로다.

인중천지일人中天地一이란 말을 주목하라. "사람 속에 하늘과 땅이 있으니 하나다." 류영모는 이 말에서 '예수'를 느꼈을 것이다. 성령이 천지인으로 분리된 셋이 아니라, 천지인에게 공유된 '하나'라는 사실을 이렇게 명쾌하게 밝힌 글이 있었던가. 천부경은 '하나'가 어떻게 확장되느냐를 보여주는 탁월한 사상이다. 하나가 만상을 만들어 내면서도 어떻게 '하나'를 유지하는지를 보여준다. 하나는 하느님이며 성령이며 얼나다. 그것은 모두 하나이며 사라지는 법이 없으며 생겨나는 법도 없다.

39. 신의 뜻에 닿는 다석의 기독신앙

육체는 죽고 성령은 영원히 산다

류영모는 기독교인이다. 1905년 한국 YMCA 초대총무였던 김정식이 이끌어 서울 연동교회에서 입신入信한 이후 한순간 한 치의 배교背教도 드러낸 바 없었다. 오히려 갈수록 굳건하고 단호한 믿음을 세워 일생을 나아갔다. 1912년 22세 때 오산학교 교사 생활을 마감하면서 교회와 교리 기독교의 깊은 모순에 눈을 떴고 교회와 결별했으며, 성서 읽기와 신앙 실천을 통해 진리파지眞理把持에 주력했다. 류영모는 투철한 기독교 신관의 사상가-철학자라고 할 수 있다.

그의 기독교 사상을 관통하는 핵심은 '육사영생관肉死靈生觀' 그의 말대로 '몸죽얼삶'이라고 할 수 있다. 즉, 우리가 지닌 육신은 필멸하며, 어떤 인간 육신도 이와 다를 수 없다. 절대세계의 하느님은 오직 성령으로 상대세계에 접속하며 그 성령이 인간의 생각에 닿아 있는 것이 '얼나'라는 영적자아靈的自我다. 예수는 얼나를 통해 하느님의 존재를 인간에게 드러낸 위대한 '성령의 아들'이다. 부활과 영생은 오직 성령으로 거듭나고 성령으로 완전한 안정감을 이루는 기적을 가리킬 뿐이다.

류영모는 동양의 사상들을 섭렵하고 그것들과 기독교를 습합해 자신만의 기독사상을 만들었다. 그리고 오직 자율신앙을 통해 개개인이 저마다 하느님을 만나야 한다고 말했다. 결코 누구와 함께 갈 수 있는 길이 아니다. 예수처럼 '자기 안의 얼나'를 돋워 하느님과 귀일하는 '파사'를 역설했다. 인간이 태어난 지상목적은 생의 '탐진치'와 집착을 벗고 '죽음'이란 탈육脫肉을 통해 신의 뜻에 닿는 것이다. 아래는 그와 관련한 8가지 반反 육신론의 사유를 간단히 정리한 것이다.

예수는 죽기 위해서 왔다

첫째, 류영모는 예수가 동정녀 마리아에게서 성령으로 잉태되어 탄생했다는 사실을 부정한다.

예수의 육신은 요셉과 마리아의 혈육血肉을 받아 태어났으며, 다만 예수는 하느님으로부터 육신과는 별개로 성령을 받았다고 보았다. 류영모는 예수와 그리스도를 나눠 생각했다. 그리스도는 성령으로 오는 성신聖神이기에 예수가 그리스도인 건 틀림없지만, 그리스도가 오직 예수에게만 붙여질 수 있는 것은 아니라고 했다. 복음서에 동정녀 탄생설이 등장한 것은 예수의 육신(제나)과 성령(얼나)을 구분하지 못한 데서 온 것이다.

둘째, 어린 예수를 신성시하는 것은 옳지 않은 일이라고 말한다.

마태와 누가 두 복음서에 쓰인 것처럼 예수가 성령에 의해 수태되었다면 이미 태아 때부터 성령의 능력을 지니고 있어야 한다. 그러나 30대에 공적인 삶을 시작하기 전까지 이런 성령을 드러낸 일이 없다. 누가복음에 등장하는 12세 때의 장면, 예루살렘에서 소년 예수가 성전에서 선생들과 문답을 하고 있을 때 예수의 부모가 "우리가 근심하여 너를 찾았노라."라고 하자, 예수는 "내가 아버지 집에 있어야 될 줄을 알지 못했나이까."라고 대답한다. 이 말을 성령의 증거로 삼기도 하지만, 광야에서 시험 받기 이전에 소년이 한 이 말 한마디에 의미를 담는 일은 너무 빈약하다. 이 말 외에 30여 년간 어떤 영적인 자취도 찾기 어렵기 때문이다. 따라서 출가하여 세례 요한의 캠프에 합류하고 세례를 받으며 공생활에 나아가면서 성령을 받았다고 본다.

셋째, 예수의 육신은 하느님 아들이 아니다.

류영모는 예수를 따르는 일이 예수의 육신을 따르는 일이 아니라고 말했다. "몸으로는 예수의 몸도 내 몸과 같이 죽을 껍데기지 별수 없다."고 말하며 또한 예수가 우리에게 가르쳐준 것은 내 속에 있는 하느님의 씨(성령)가 참생명이라는 사실이라고 했다. 성경에서 예수의 육체는 이렇게 묘사된다. 끼니를 먹지 않으면 시장하였다(마가 11:12), 물을 안 마시면 목말랐다(요한 4:7), 오래 걸으면 몸이 고단하였다(요한 4:6), 시신을 보고 눈물을 흘렸다(요한 11:35), 피를 흘리며 괴로워하다 숨졌다(마태 27:50).

간디는 자서전을 쓰며 그 가운데 이런 말을 했다. "예수가 하느님의 유일한 육신의 아들이요, 그를 믿는 자만이 영원한 생명을 얻을 수 있다는 것은 도저히 믿을 수 없다. 예수가 하느님 같거나 하느님이라면 모든 사람들도 하느님 같거나 하느님일 것이다. 나는 예수를 순교자로, 희생의 화신으로, 거룩한 스승으로 보았지 이 세상에서 가장 완전한 이로 인정할 수 없다."

넷째, 예수의 하느님나라는 종말론의 천년왕국과 상관없다.

세례 요한이 헤롯의 무리에게 잡혀갔을 때 예수는 "때가 찼고 하느님나라가 가까웠으니 회개하고 복음을 믿으라."(마가 1:15)라고 말했다. 예수가 말한 하느님나라는 어디 있는가. "하느님나라는 너희 안에 있느니라."(누가 17:21), "사람이 거듭나지 아니하면 하느님나라를 볼 수 없느니라."(요한 3:3), "내 나라는 이 세상에 속한 것이 아니라"(요한 18:36). 예수가 언급한 대목에서 하느님나라는 '성령'을 말한다.

그런데 이스라엘 민족이 희구해 온 지상천년왕국은 이와는 다르다. 그들은 자신들이 하느님의 선택을 받은 민족으로 지금껏 은총을 받지 못했으나 이 역사의 종말이 와서 하느님의 신정神政이 펼쳐질 때, 이민족은 심판을 받게 되며 이스라엘 민족은 하느님과 더불어 천년왕국을 이루며 영광을 누린다는 스토리다. 예수가 '하느님나라가 가까웠다.'라고 말을 할 때, 당시 유대인의 종말론을 익히 알고 있던 당시 사람들이 예수의 말을 이 스토리와 연관지어 해석했다고 볼 수 있다.

류영모는 하느님나라는 성령의 나라로 이스라엘 민족의 한풀이식 종말관과는 아무 상관이 없다고 말했다. 예수가 말한 종말은 인간 개개인 육신의 종말(죽음)을 의미하며, 그때 접하게 되는 성령의 귀일만이 하느님나라를 보는 길이다.

다섯째, 예수는 죽기 위해서 왔다고 말했다.

예수는 말했다. "내가 참으로 너희에게 이르노니 한 알의 밀이 땅에 떨어져 죽지 않으면 한 알 그대로 남을 것이요, 죽으면 많은 열매를 맺느니라. 아버지여 이때를 벗어나게 하소서. 그러나 내가 이 때문에 왔나이다."(누가 12:23~27). 예수는 '이 때문에' 왔다고 했다. 즉, 죽기 위해서 왔다는 말이다.

류영모는 이 구절을 언급하며, "우리는 죽으려고 왔다. 졸업하러 왔다. 이건 나를 위해 하는 말이다. 어느 날 어느 때에 내가 죽을 때에 '이 때문에 내가 왔나이다.'라고 할 수 있어야 한다. 그러지 못하면 낙제다. 예수가 이 때문에라고 하든지 누가 하든지 똑같다."라고 했다. 즉, 예수는 죽음으로써 '성령을 완성하는 완전한 전범典範'을 보이고자 했다. 죽음은 끝이 아니라 예수를 보내신 이의 진리를 증거하고 하느님에게로 합일하는 것이라는 사실을 보여주기 위해, 고난의 죽음을 택한 것이다.

성경은 '육체'가 하느님에게로 가는 것이 아니라, 오직 '성령'이 가는 것임을 뚜렷하게 보여주고 있다. 류영모는 말했다. "죽음이란 참으로 없다." 성경은 말했다. "예수가 말하되 나는 부활이요 생명이니 나를 믿는 이는 몸은 죽어도 성령은 산다. 몸이 살아도 성령을 믿는 이는 영원히 죽지 아니하리니 이것을 네가 믿느냐."(요한 16:22)

여섯째, 예수의 육신은 부활하지 않았다.

예수가 죽은 몸이 부활한다고 확신했다면 최후의 성찬이나 결별의 기도를 할 까닭이 없다. 톨스토이는 이런 예화를 들었다. 사두개인들이 예수에게 '일곱 형제와 죽은 여인은 부활하면 누구의 아내가 되느냐.'라고 물었다. 예수는 이런 취지로 대답했다. "죽음에서 부활하는 이는 하느님과 하나가 되기에 이미 개인이 아니다. 개인적이고 일시적이며 육체적인 삶 외에 하느님과 교통하는 영원한 생명인 성령이 있다."

부활과 영생은 오직 성령에 해당하는 것일 뿐이다. 몸의 부활로 하느님의 능력을 보여준다는 생각 자체가 육신에 치우친 인간의 관점일 뿐이다. 톨스토이는 예수가 육신 부활을 예언한 것처럼 풀이되고 있는 13개 성경구절(요한 2:19~22, 마태 12:40, 누가 11:30, 마태 16:4~21, 마가 8:31, 누가 9:22, 마태 17:23, 마가 9:31, 마태 20:19, 마가 10:34, 누가 18:33, 마태 26:32, 마가 14:28) 어느 것도 예수가 자신이 몸으로 다시 살 것이라고 한 말이 아니라고 주장한다.

또 마가복음 16장에 있는 예수의 육신 부활 기록은 2세기 초 아리스티온이 추가한 내용이다. 1945년 새로 찾아낸 도마복음서에는 동정녀 탄생도 없고 사후 부활에 대한 것도 없다. 예수는 이렇게 말했다. "내가 말하노니 누구라도 위로부터(성령으로부터) 나지 아니하면 하늘나라를 보지 못한다."(요한 3:3)

일곱째, 예수는 인류 원죄를 대속하기 위해 십자가에 못 박힌 것이 아니다.

사도 바울의 속죄 교리는 '원죄 속죄론'을 믿도록 하고 있다. 에덴 동산에서 아담과 하와가 뱀의 유혹에 빠져 선악과를 따먹는 원죄를 저질렀고, 그 원죄 때문에 인간은 멸망의 존재가 되었다는 것이다. 이에 하느님이 인간을 불쌍히 여겨 몸을 입고 사람으로 태어나 십자가에 못 박혀 죽음으로써 인간 원죄를 대속代贖했다고 한다. 이 이야기는 극적이며 감동적이지만 신의 수육受肉, 즉 신이 육체를 가지는 것을 믿어야 한다.

예수는 말했다. "자기 십자가를 지고 나를 좇지 않는 이는 내게 값어치가 없으니라. 자기 개체의 목숨을 찾는 이는 나를 잃을 것이요 나를 위하여 개체의 목숨을 잃는 자는 나를 얻으리라." 예수는 자기가 십자가에 매달려 흘린 피에서 속죄를 받으라고 한 적이 없다. 그는 속량(贖良; 인적에서 풀어주는 것)을 말했다. 속죄가 죄를 깊아주는 것이라고 한다면, 속량은 인간이 지닌 몸나의 수성獸性을 벗고 얼나를 깨닫게 하는 일이다.

예수 속죄론은 예수를 믿음으로써 예수가 흘린 피의 공로를 대신 입어 스스로가 지은 죄에 대한 벌로 받을 재화災禍나 횡액을 피해보고 자 하는 기복면화祈福免禍의 종교 타락을 불러오지 않았던가. 예수가 십 자가를 진 것은 인간에게 십자가를 지는 살신성인殺身成仁의 위대한 모 범을 보여준 것이다. 예수를 통해 인간이 깨달아야 할 것은 타인과 이 웃을 위해 자기를 아낌없이 희생하는 일 그 자체이며, 육신의 희생이 허망한 최후가 아니라 성령을 온전히 돋우는 기적의 시작이라는 사실 이다. 이 모든 것의 위대함은 십자가에 못 박힌 예수의 육신에 있는 것 이 아니라, 그 고통과 죽음을 이겨 낸 성령에 있다는 점을 환기시키는 데에 있다.

여덟째, 인류를 심판하러 예수가 다시 오지 않는다.

사도신경의 기도는 종말론과 심판론을 명시하고 있다. "십자가 에 못 박혀 죽으시고 사흘 만에 죽은 자 가운데서 다시 살아나시며 하 늘에 오르사 전능하신 하느님 오른쪽에 앉아 계시다가 저리로서 산 자 와 죽은 자를 심판하러 오시리라. 성령을 믿사오며 거룩한 공회와 성 도가 서로 교통하는 것과 죄를 사하여 주시는 것과 몸이 다시 사는 것 과 영원히 사는 것을 믿사옵니다." 종말론이나 심판론은 인간 육신이 종말에 처해지는 것과 인간 육신이 심판을 받는 것을 말하고 있다. 몸 이 스스로의 수명이나 기대와 상관없이 죽음을 맞을 수 있다는 공포감 과 그에 더하여 몸의 고통을 극화한 형벌의 공포감을 강조함으로써 반 사적 효과로 신앙의 절실함을 이끌어내는 '네거티브' 수단으로 쓰인 혐의가 있다.

종말론과 심판론은 성령이 중심이 되고 성령이 본질이 되어야 할 종교를 육체적인 문제들로 끌어내려 생명과 죽음을 오히려 왜곡하고 과장하는 오류를 범했다고 할 수 있다. 류영모는 인간의 종말에 관해 이렇게 말했다. "사람의 몸뚱이는 아끼고 아끼다가 거름이 될 뿐이다. 짐승(저자 주; 육신을 말한다)을 기를 때는 우리가 쓸 만큼 사랑하고 길러야지 더 이상 사랑할 필요가 없다." 류영모는 심판에 관해 이렇게 말했다. "하루하루가 심판인 것을 알아야 한다. 시간이 심판이다."

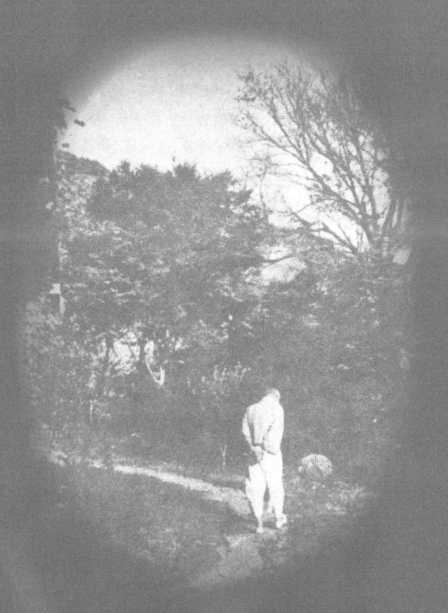

7부
저녁의 십자가

자기가 자기를 부르는 소리, 얼

거기가 거기를 얼우는 소리, 얼

누구 있습니까

그토록 저토록 이토록 막힌 궁리가

툭 터진 속자리

이렇게 시원한 살림이 계시다니요

누구가 누구를 찾아낸 기쁨, 얼

어디가 어디를 돌아본 놀람, 얼

없는 거기서 있는 여기까지 울리는

메아리 한 줄기

이토록 시원한 얼님과 나님을

뵈었습니다

〈얼나〉, 이빈섬, 다석頌

저녁의 참사람

40. 마땅히 일본의 지배도 사라질 것이다

예고된 《성서조선》 조직 사건

1942년 1월 4일 거듭남重生을 체험한 류영모는 《성서조선》 2월호에 〈부르신 지 38년 만에 믿음에 들어감〉이란 간증의 기록을 올렸고, 다음 달 3월호에는 〈우리가 뉘게로 가오리까〉를 싣는다. 유불선의 동양 사상을 두루 살피며 결국 기독교와 예수에게로 귀결되는 '성령의 진리'를 선언한 글로, 류영모 사상의 정수와 단호한 지향점을 드러낸 귀중한 말씀이라고 할 수 있다. 이 글이 실린 1942년 3월호가 《성서조선》의 마지막 호가 됐다.

1942년 3월 30일 아침 류영모는 무엇인가 이상한 예감이 들었다고 한다. 그는 편지와 원고를 정리하고 없앨 것은 아궁이에 넣어 태웠다. '미국의 소리' 방송을 듣던 라디오도 치웠다. 낮이 되자 종로경찰서 고등계 형사들이 찾아왔다. 류영모와 아들 류의상이 함께 연행됐다. 류영모는 《성서조선》 필진으로, 류의상은 독자라는 이유로 체포된 것이다. 일제는 이 잡지의 집필자와 정기구독자를 모두 잡아들였다. 전국적으로 300여 명이 붙잡혔다. 12명은 미결수 감옥에 투옥된다.

앞에서 살폈던(19장 참조) 김교신의 글 〈조와〉가 표면적인 이유였지만, 일제는 이미 그 이전부터 《성서조선》을 폐간하기 위해 여러 혐의들을 모아 두었다.

1930년 오산학교 설립자이자 독립운동가인 남강 이승훈이 별세했을 때, 《성서조선》은 그해 6월호(제17호)를 '남강 특집호'로 만들었다. 첫 면에 남강의 사진을 실었고, 함석헌이 쓴 남강 추도문을 게재했다. 특집호의 뒤편에는 김교신이 이승훈 타계 6개월 전에 이승훈과 만났던 일을 '성서통신란'에 기록해 놓았다. 남강이 서울 공덕리의 성서조선사에 찾아왔으나 그때 마침 김교신의 부재로 만나지 못했고, 이후 1929년 11월 10일 오후 6시에 김교신이 안국동 여관에서 이승훈을 만나 오래 대화를 나눈 뒤 마지막 전차를 타고 공덕리로 돌아왔다는 사실을 공개한 글이다.

일본 경찰은 이 글을 주목하고 나름으로 '독립운동 시나리오'를 짰다. 《성서조선》은 이승훈과 연계된 독립운동 지하단체이며, 조직 우두머리는 이승훈, 그 아래에 류영모가 있고, 다시 류영모 아래에 김교신과 함석헌이 있어서 독립운동을 주도하고 있다고 본 것이다. 3·1운동 이후 독립운동가로 옥살이를 했던 이승훈과의 연계가 《성서조선》을 불온단체로 엮을 최고의 빌미였을 것이다.

게다가 함석헌이 '성서적 입장에서 본 한국역사'를 《성서조선》에 연재하다가 조선인 신사참배를 강요하기 시작하던 일제의 눈에 걸려 시리즈를 마무리하지 못하고 도중하차한 것도 독립운동단체의 혐의를 돋웠을 것이다. 시대의 분위기가 그러했다. 조선, 조선인, 조선민족 그 무엇을 이야기해도 불온하게 여겨지던 때였다.

1936년 8월 총독으로 부임한 미나미 지로南次郎는 "만주사변을 계

기로 내선융화內鮮融和의 정신은 내선일체內鮮一體로 바뀌었다."고 선언
한다. 일본과 조선이 화합하는 정도를 넘어, 아예 한 몸이 되었다는 말
이다. 그는 조선에 57개의 일본 신사神社를 새로 지었고, 지역에도 확대
정책을 내세워 1면面 1신사의 원칙을 세웠다(1943년 무렵에는 일본 신사가 전
국 854개까지 늘어난다). 그리고 조선 백성들에게 신사참배를 강요한다. 개
신교 학교의 선교사들과 총독부의 갈등이 빚어지기 시작한 것도 이때
다. 개신교 학교 상당수가 폐교되었다.

1937년 7월 중일전쟁이 일어났다. 그해 10월에 미나미는 황국신
민서사를 제정한다. 일본 '천황의 나라' 백성으로 충성을 맹세하는 말
이다. "나는 대일본제국의 신민이다. 나는 마음을 합해 천황폐하께 충
의를 다한다. 나는 인고단련忍苦鍛鍊하여 훌륭하고 강한 국민이 된다."
어린이들에게까지 이런 맹세를 하도록 했다.

그해 11월 1일 총독은 '신사참배 국체명징國體明徵의 날'을 선포한
다. 신사참배라는 형식을 통해 국가체제를 명확히 하겠다는 것이었
다. 기독교인에게도 신사참배를 강요했고 거부자는 구속했으며 교회
는 폐쇄했다. 조선의 집집마다 가마다나神棚라 불리는 신을 모신 상자
를 설치하게 하고 수시로 참배하도록 했다. 총독부가 행정기구에 근무
하는 조선인 관리나 지방의원에게 일본어 상용을 요구한 것은 1937년
이었고, 이름을 일본식으로 바꾸는 창씨개명을 강요하기 시작한 것은
1939년이었다. 이듬해엔《조선일보》와《동아일보》가 폐간된다.

일제의 조선인 정체성 말살 작업은 1940년대에 이르면 노골적인
종교 탄압과 언어 탄압으로 이어지는데, 그 상징적인 사건이 1942년의
《성서조선》사건과 조선어학회 사건이었다(조선어학회 사건은 1942년 10월
부터 1943년 4월까지 시안유시닙 위반 등의 혐의로 한글학자 등 33인이 잡혀간 사건이다).
김교신의 필화 사건과《성서조선》폐간은 이미 예고된 일이었다.

아침에 한산漢山을 두고 낮 못돼 송악에 대니
즈믄해 거스른 일을 한나절에 보는구나
갈릴 때 생각으로는 돌아봄이 늦었네

아침에 한산을 두고 낮 못돼 송악에 대니
꺾인 즈믄 거스른 일이 한나절에 돌아오다
갈릴 때 나는 대竹로는 역력히도 같구나

아침에 한산을 두고 송악의 낮 없어서니
즈믄해 거스른 일은 한나절에 보는구나
갈릴 때 나는 대로는 한 맘인가 하노라

아 처음 한산 두고 낮 없이도 송악의 짝
즈믄해 꺾인 거울이 마주 서서 조상照像/弔喪이라
갈릴 때 생각으로야 이럴 줄이 있으랴

아 첨의 한산을 두고 낮 마주 송악에 대니
즈믄해 거스른 일로 한나절에 보리라
갈릴 때 나는 대라니 마디마디 나노라

1942년 3월,《성서조선》마지막 호(제158호)에는 〈개성당일왕복開
城當日往復, 베드로 후서 3장 8절〉이란 제목의 시조가 실려 있다. 류영모
가 기고한 것이었다. '한양에서 개성까지 하루 만에 갔다왔다'는 제목

이 좀 뜬금없어 보일 수 있다. 왜냐하면 류영모는 개성에 간 적이 없었기 때문이다. 본인 이야기라기보다는 이 무렵 김교신이 개성 송도고보의 교사로 있었으니, 김교신이 서울과 개성을 왕복하며《성서조선》출판 일을 한 것을 시로 표현했을 가능성이 있다(류영모가 직접 개성에 다녀온 일이 있다는 의견도 있다).

류영모는 서울과 개성을 왕복한 김교신의 하루 여정에서 어떤 영감을 받았을 것이다. 이 사람은 '고려'(송악松岳은 고려의 수도 개성을 말한다)에서 학생들을 가르치고 '조선'(한산漢山은 북한산을 이르는 말로 조선의 수도 한양을 상징한다)에서 세상을 깨우치는 일을 하고 있는 게 아닌가. 시간으로 표현하면 고려 500년과 조선 500년을 하루 사이에 왕복하면서 말이다. 그러니까 김교신은 1,000년 역사를 오가고 있으며, 그것도 가르침과 깨우침을 넘나들며 '시간여행'을 하고 있는 것이 아니겠는가. 류영모는 이런 느낌을 살려서 시를 썼다. 비슷한 말을 반복하여 흥을 키우고 의미를 심화하면서 미묘한 변주로 상징을 확장하고 있다. 비교적 쉬운 말로 되어 있으나, 그래도 한 번 더 맥락을 자세히 풀어보도록 하자.

첫 연에서는 아침에 한산(서울)을 두고 출발하여 정오가 못 되어 송악(개성)에 당도하니 1,000년 뒤로 돌아가는 일을 한나절에 볼 수 있다고 말한다. 조선 500년 역사에서 고려 500년 역사로 돌아가는 걸 한나절에 볼 수 있다는 것이다. '갈릴 때 생각'은 고려에서 조선으로 바뀔 때의 생각이다. 나라가 바뀌는 이유를 일찍 반성했어야 같은 결과를 빚지 않았을 텐데 하는 아쉬움을 담았다.

둘째 연은 꺾은 천년(500년)을 거슬러 가는(역주행) 일이 한나절에 돌아오는 거리라고 말한 뒤에, '갈릴 때 나는 대'라고 말을 꺼낸다. 고려가 끝날 내 정몽주가 습석을 맞아 숨은 선숙교에서 대나무가 피를 흘렸다. 조선이 망할 때 민영환이 피 흘린 곳에도 대나무가 솟았으니 양쪽 왕조의 종말이 닮았다. 역력히도 같다는 것은 이것이 우연한 일이 아니라 뚜렷하게 닮아 있다는 얘기다.

셋째 연에는 송악의 낮이 없다는 표현이 등장한다. 낮이 못 되어 송악까지 가니, 사실 송악의 낮이 없다는 말일 텐데 굳이 '낮'이라고 표현했다. 이는 고려가 면목이 없다는 의미가 아닐까. 고려가 면목이 없으니 조선인들 면목이 있겠는가. 그러니 망했을 때 피 흘리는 대나무를 보면 '한 맘인가 하노라'라는 탄식이 생기는 것이다.

넷째 연에서는 '아침에'를 '아, 처음에'로 바꿨다. 조선이 시작할 때인 그 처음에를 말한다. 왕조를 갈아 치웠으니 면목(낮)이 없지만 그래도 고려의 짝인 것은 분명하다. 1,000년을 반씩 꺾은 거울 같은 고려와 조선이 서로 마주 보며 비추고 있으니(서로 멸망한 일을 슬퍼하니), 왕조를 갈아 치울 때는 스스로도 이렇게 될 것(망할 것)이라고는 생각하지 못했을 것이다.

다섯째 연에서 이야기하는 것은 처음 시작한 것은 조선에 두었지만 얼굴을 마주하여 고려에 대는 것이라는 말이다. 그것이 1,000년을 한나절에 거슬러(되돌아) 보는 일이 아닌가. 서로 나라가 갈릴 때 대나무가 돋아나는 것이라, 역사라는 것은 마치 대나무 마디처럼 마디마디 돋아 전체를 이루는 것이 아니겠는가.

류영모의 역사 인식과 심오한 사유를 엿볼 수 있는 흥미로운 시조다. 고려와 조선에 대한 이런 깊은 통찰을 보인 이가 또 있었을까. 한편 제목에 왜 '베드로 후서 3장 8절'이란 말이 들어 있을까. 베드로 후서 3장 8절은 "사랑하는 자들아 주께는 하루가 1,000년 같고 1,000년이 하루 같은 이 한 가지를 잊지 말라."는 구절이다. 제목에 성서 구절을 넣은 것은 1,000년과 하루에 대한 상징이 들어 있기 때문이다. 김교신이 하루에 1,000년을 오가는 것은 예수가 1,000년을 하루같이 여기는 것과 같다는 말이 된다. 김교신이 교육과 종교를 위해 발로 뛰는 일을 예수의 이름으로 예찬한 셈이다.

그런데 이것이 전부가 아니었다. 류영모의 이 시 제목에 대해 질문을 한 것은 제자 함석헌이었다.

"스승님, 혹시 '개성당일왕복開城當日往復'이란 제목이 성문을 열어젖히는 일은 마땅히 일본에도 돌아갈 일이란 말이 아닌지요?"

제자의 놀라운 질문이었다. 개성開城은 성을 여는 일이니 항복을 의미한다. 즉, 항복이 마땅히 일본에도 돌아간다. 그게 '개성당일왕복'의 다른 의미다. 고려가 그랬듯이, 또 조선이 그랬듯이, 일본 또한 멸망이라는 과정이 어김없이 돌아올 것이라는 예언을 담은 것 아니냐 묻고 있다. 서슬 퍼런 일제 말기에 이런 말을 누가 할 수 있었겠는가. 류영모는 김교신의 수고를 칭찬하는 시에 고려와 조선의 역사를 넣고, 또 일제의 종말을 예견하는 말을 제목에 숨겨 둔 것이다. 함석헌의 말을 듣고 류영모는 빙긋이 웃으며 혼잣말을 했다. "과연 함석헌이로군. 그것을 알아채다니…"

이들은 이심전심으로 심정을 공유했지만《성서조선》을 샅샅이 뒤진 일본 검사는 그것까지는 알아채지 못했다. 심지어 김교신도 그 뜻까지는 알지 못했다고 한다. '시'란 이런 것이다.

"너는 한국의 독립을 바라는가"

류영모를 검거한 일본 형사들은 그를 집중적으로 취조했다. 우선 '독립운동 지하단체'를 조직했느냐고 캐물었다. 자신들이 짜맞춰 놓은 각본에 들어오기를 바란 것이다.

"조직은 나와 상관없는 일이나."

"그게 무슨 말인가?"

"나는 기독교의 조직에 대해 문제의식이 있어서 교회에 나가던 것을 그만둔 사람이다. 그런 사람이 무슨 생각으로 조직을 만들려고 하겠는가. 김교신도 무교회 운동을 하고 있지만, 나는 그 집회조차도 나가지 않을 만큼 조직을 멀리하는 사람인데 무슨 지하단체 조직이란 말인가."

"김교신의 글에 독립운동 일을 하던 이승훈과의 접선 장면이 나온다. 게다가 당신이 김교신의 스승이라 할 수 있으니 분명히 영향을 주었을 게 아닌가?"

"안국동에서 김교신이 이승훈을 만난 일은 나와는 아무 상관이 없다. 증거도 없는 추측을 이유로 삼아 나를 강박하는 일이 무슨 수사인가."

그들의 말이 궁해질 때쯤, 형사가 고문기구 앞으로 류영모를 끌고 갔다. 그 기구들의 사용방법을 하나하나 설명하면서, 사실대로 말하지 않으면 고문을 할 수밖에 없다고 위협한다. 류영모는 고문기구를 바라보며, 이 형틀에서 고통 받고 죽어간 우리 동포들을 위해 기도를 올릴 뿐이었다.

그러다 불쑥 일본 형사가 질문을 던졌다. "너는 조선의 독립을 바라고 있는가?"

'예'라고 대답하면 죄의 올가미를 씌울 것이고, '아니오'라고 하면 우리 겨레에 대해 씻을 수 없는 죄를 짓는 일일 뿐 아니라 스스로를 속이는 죄를 범하는 상황이 된다. 다석은 잠시 침묵했다가 이렇게 대답했다. "조선의 사람이 되어 어찌 이 나라의 독립을 바라지 않겠는가. 그건 당연한 일이다. 하지만 조선의 공중변소를 보라. 참담하다. 저 변소가 최소한 일본의 공중변소만큼 깨끗하게 되는 날엔 독립의 자격이 있지 않겠는가."

이 말에 형사는 더 이상 추궁할 말이 없어 취조를 진행하지 못했다. 류영모의 '공중변소론'을 전해 들은 송두용은 그 말이 지니고 있는 깊은 뜻에 크게 감동을 받았다. 이후 그는 오류역에 딸린 공중변소를 날마다 청소하기 시작했다. 그에게 독립운동은 공중변소를 청소하여 일본을 이기는 일이었다.

류영모의 부인 김효정은 《성서조선》 사건 이후 종로경찰서와 서대문형무소를 바삐 오갔다. 그때의 일을 이렇게 말했다. "함석헌 선생 부인은 고향인 신의주에 있었는지라 서울에 오지 못했고 김교신, 송두용 선배 부인과 함께 종로와 서대문을 오가며 면회를 신청했고 사식을 넣었지요. 내가 남편과 아들 두 사람을 면회신청하면 간수가 이렇게 말했지요. '어쩌다가 남편과 아들을 모두 이런 나쁜 사람들을 두었소? 참 딱하오.' 나를 조롱하는 말이었지만, 그 말을 듣고 두 사람이 모두 큰 고생을 하는구나 싶어서 오히려 마음이 짠해졌습니다."

500년 시간의 감옥

《성서조선》으로 구속된 이들은 때로는 고문 위협도 받았고 때로는 검사나 경찰과 토론도 하는 등 대우가 일방적이지만은 않았다. 한 일본인 검사는 증거물로 제출된 《성서조선》을 꼼꼼히 읽고 이들이 어떤 생각을 하고 있는지 파악했다. 그리고 글들을 읽으면서 이들에 대해 일정하게 공감하는 마음을 지니고 있었던 듯하다. 조서를 넘기면서 그는 "당신들 때문에 공부 많이 하였소."라고 말했고 "기독교가 좋은 종교인 줄 처음 알았다."고 털어놓기도 했다. 함석헌에게 조선역사가 고난의 역사라면 세계의 역사 모두가 고난의 역사 아니냐면서, 일본의 역사를 한번 기술해보는 것은 어떠냐고 제안한 이도 있었다. 류달영은 일본인 간수의 승진시험을 돕기 위해 개인교사 노릇을 해주기도 한다.

일본인들이 이들을 어떻게 대했는지 엿볼 수 있는 대목이다.

그러나 기록이란 조심해서 읽어야 한다. 일부의 호의적인 태도가 이채로웠기에 기록으로 남은 것이다. 몇몇 에피소드만 보고 김교신과 류영모를 비롯해《성서조선》으로 연행되고 구속된 이들이 일제로부터 정당한 대우만을 받았을 거라 생각하면 오산이다. 실상과 가장 부합하는 일은 그들에게 호통을 친 어느 일본인 경찰의 말 속에 들어 있는지도 모른다. "너희는 지금껏 잡은 조선인 중에 가장 악질 부류다. 종교의 허울을 쓰고 민족정신을 심어서 500년 뒤에라도 독립을 이룩할 터전을 마련하려는 고약한 자들이다."

저 500년이란 말 속에 들어 있는 시간의 감옥에 숨이 콱 막힌다. 그만큼 절망적인 시대였을 것이다. 일본인들이 조선인들을 욕하고 있지만, 사실은 그 '위대한 힘'을 인정하고 있었다고 볼 수도 있다. 류영모는 고려 500년과 조선 500년도 망했는데, 너희라고 망하지 않을 것 같냐며 시를 쓰지 않았던가.

류영모는 구속수감 57일 만인 1942년 5월 25일 석방된다. 그가 머물렀던 서대문형무소 미결수 감방은 위암 장지연이 25일간 머물렀던 곳이었다. '시일야방성대곡是日也放聲大哭' 오늘 목 놓아 통곡하노라 외쳤던 이 땅의 자존심이었던 그를 류영모는 10대의 소년 시절에 접했을 것이다.

장지연이 나라를 생각하며 시대를 통분했을 그 자리에서, 무릎을 꿇고 앉은 류영모가 사상적인 도약을 하게 되는 것은 단지 우연의 일치였을까. 류영모는 수형 생활에서 형무소는 다만 좁은 감옥이며 사실은 우리가 사는 세상 모두가 감옥이라는 인식에 도달했다. "집이라는 것이 감옥입니다. 몸이라는 것도 감옥입니다. 예수와 석가가 가정에 갇혀 살았습니까. 하느님의 속인 무한대에서 살지 않았습니까. 하느님은 집이 없습니다."

　그는 귀가하자마자 집의 뜨락에 있는 돌에다 '수囚' 한 글자를 새겨 놓았다. 세상 모두가 감옥이라면 세상 사람 모두는 감옥에 갇힌 한 사람 한 사람인 것이다.

41. 인간에게는 밥 이상의 것이 있다

나라에 대한 사명감과 인仁의 실천

1945년 8월 15일 해방이 되었다. 일본 왕 히로히토가 라디오 방송에 나와 떨리는 목소리로 무조건 항복을 발표했다. 일본인들에 의한 35년 식민지배가 드디어 끝났다. 조선총독부가 사라지면서 나라의 행정 공백도 함께 찾아왔다. 공백을 메우기 위해 시민들이 나서서 자치기구를 만들기 시작했다. 경기도 고양군 은평면 면사무소에도 면 자치위원회를 구성하기 위해 주민들이 모였다.

그날 면사무소에서 뜻밖의 일이 일어났다. 주민들이 만장일치로 류영모를 자치위원장으로 뽑은 것이다. 구기리에 들어와 은거생활을 한 지 10년, 55세의 류영모는 그 일대 마을에서 가장 신망이 높은 인물이었다. 창씨개명을 하지 않은 사람, 《성서조선》으로 옥고를 치른 사람, 그리고 오래전 은평면협의회에서 2년간 일한 경험도 있었다. 그의 정신적 면모까지 주민들이 제대로 파악하지는 못했다 하더라도, 경륜과 인품을 갖춘 이웃이라고 여겼을 것이다.

류영모는 오롯이 하느님을 섬기는 사람으로 세상 권력의 일을 앞장서 맡는 것을 받아들일 수 없었다. 그를 뽑아준 주민들에게 자치위원장직을 고사했다. 면협의회는 결렬되어 행정 공백이 계속되었다. 류영모는 마음을 돌렸다. 이걸 권력이라고 생각하지 않고 당장의 어려운 이웃들을 돕는 일二으로 여기기로 했다. 다석은 마침내 위원장직을 수락했다. 당장 주민들의 양식 배급과 도둑 경비가 급했다. "자, 청년들은 일본군인들이 두고 간 총들을 모두 수거해 오시오. 오늘밤부터 마을 순찰을 돌도록 하겠습니다."

며칠 뒤 일본인 경찰관이 은평면사무소로 불쑥 들어왔다. 그의 손에는 권총이 들려 있었다. 그는 면사무소에 있는 모든 무기를 내놓으라고 소리를 질렀다. 류영모가 담담히 일본인의 권총 앞으로 나섰다. "왜 이리 무례한 행동을 하시오. 권총을 거두시오. 지금 면에서 하는 일은 치안을 수립하는 것이오. 치안이 수립되어야 당신들이 무사히 돌아가도록 보호를 해줄 수 있지 않겠소. 지금에 와서 군이 남아 있는 일본인을 공격하는 것이 무슨 소용이겠소. 헛된 걱정 말고 당신네 나라로 돌아가시오." 일본인 경관은 그 말을 듣고는 권총을 다시 옷 속에 집어넣고 "오해해서 미안하오."라고 말하면서 물러났다.

은평면 관할인 수색 지역에 일본군 7사단 군창고가 있었다. 8월 25일 미군이 인천에 상륙했다. 9월 7일 미군 24사단이 서울 용산에 주둔한다. 24사단의 중대병력이 은평면으로 배치됐다. 일본군 사단의 군창고를 지키기 위해서였다. 은평면사무소에 온 미군들은 뜻밖에 영어가 제법 유창한 사람을 만나 반가워했다. 류영모의 맏아들 류의상이었다.

류의상은 서울 제2고보를 졸업한 뒤 집에서 농사를 돕고 있었나. 미군들은 류의상을 용산본부로 데리고 갔다. 류의상은 이틀간 그곳에서 통역을 했다. 이후 미군 군속이 되어 일했고 이어 미국대사관에서 근무하게 된다. 류의상은 영국잡지《인카운터Encounter》에 황순원의 소설〈소나기〉를 영어로 번역, 응모해 '번역 최우수상'을 공동수상하기도 했고(다른 공동수상자는 인도인이었다), 함석헌의《뜻으로 본 한국역사》를 영역해 미국에서 출판하기도 했다.

해방 공간의 이 경험들은 국가질서의 기초를 새로 놓으며 이 나라에 대한 사명감을 새겨보는 기회였다. 류영모는 이렇게 말했다. "동네일을 볼 마을 이장감이 많아야 나라가 바로 됩니다. 온 나라 이장들이 다 훌륭하면 나라 걱정할 일이 뭐가 있겠습니까. 나라의 대들보감을 찾는다고 하는데, 서까래도 있어야 지붕을 덮지요. 대들보 쪼개서 서까래 만들겠습니까."

지역 곳곳의 실핏줄을 이루는 행정에서 '인재'가 살아 있어야 국가가 건강하다는 류영모의 주장은 지금 읽어도 빛나는 생각이다.

공산주의에 반대하다

어느 날 면 자치위의 상위기구인 고양군 자치위원회를 구성한다는 연락이 왔다. 은평면 자치위원장이었던 류영모는 그 자리에 참석했다. 거기서 그는 좀 이상한 분위기를 느꼈다. 군 자치위원회가 아니라 군 인민위원회라는 것이다. 게다가 거기에 참여한 이들이 서로를 '동무'라고 부르고 있었다. 공산당원들이 위원회에 대거 참여한 것이다. 류영모는 그날 바로 면 자치위원장 자리에서 물러난다.

해방 공간은 어느새 공산주의자들이 득세를 하고 있었다. 히로히토가 항복을 발표하기 직전에 조선총독부는 일본인들의 안전 귀환을 위해 송진우에게 총독부 역할을 대행해달라고 제안했었다. 송진우가 거절 의사를 밝히자 총독부는 이어서 여운형에게 부탁을 했다. 여운형은 그 일을 인수받아 8월 15일 12시 일본천황의 항복 방송이 있은 직후 바로 실행에 들어갔다. 조선건국준비위원회를 발족시켰고 자신이 위원장을 맡았다. 여운형은 사회주의 사상에 우호적이었다. 1922년 1월 22일 소련 모스크바에서 열린 피압박인민대회에 참석한 바도 있다. 그의 주위엔 남로당 당수 박헌영의 지시를 받는 이강국, 최용달, 김세용과 같은 공산주의자들이 참모로 있었다. 이들은 미군이 서울에 진주하는 9월 7일보다 하루 앞선 6일 밤에 경기여고 강당에서 조선인민공화국 수립을 선포한다. 9월 14일에는 인민공화국 내각을 발표한다. 이후, 전국 각지의 인민위원회가 구성되기 시작했다.

하지만 인민위원회와 인민공화국은 오래 가지 못했다. 한반도의 남쪽에 새롭게 권력자로 들어선 미군정은 행정 공백을 최소화하고 자신들의 방식을 조선에 적용하기 시작했다. 이 과정에서 미군정은 인민위원회를 비롯해 좌익과 공산당이 주도하는 정치적인 움직임을 인정하지 않았다. 이에 '좌익'과 공산당은 미군정에 대한 반발을 적극적으로 행동에 옮겼다.

이 혼란스런 정국에서 류영모는 단호히 공산주의를 반대하는 입장에 섰다. 오직 신을 우러르며 은둔적 삶을 지향하며 투철한 기독사상을 지닌 그가, 저 이념에 대해 유독 부정적인 태도를 보인 까닭은 무엇일까.

현대의 중요한 정치운동 중 하나인 '공산주의'는 유대계 독일인이었던 맑스에게서 발원하고 러시아의 혁명가 레닌에 의해 실천적 함의가 강해진 사상적 흐름이다. 맑스는 18세기말 시작해 19세기 내내 들끓었던 프랑스혁명[1]의 자유와 평등이념에 절대적인 영향을 받았다. 조국 독일에

---

1. 맑스에게 있어 프랑스혁명은 흔히 '프랑스 대혁명'이라 불리는 1789년에 일어난 사건만이 아니라 1830년의 7월 혁명, 1848년의 2월 혁명, 그리고 1871년의 파리코뮌의 실패에 이르기까지 일어난 일련의 과정 전체를 말한다.

비해 프랑스는 당시 사상의 선진국이었다. 맑스가 자본가계급(부르주아지) 대신 노동계급(프롤레타리아트)을 혁명의 주체로 내세운 것은, 경제적으로 낙후한 독일의 상황을 고려한 결과였다. 그는 인간성의 상실태喪失態인 노동자들의 자기회복, 즉 '해방'이 필요하다고 주장했다.

맑스는 물질생산력이 역사발전의 원동력이라고 보았다(이런 관점에서 역사를 바라보는 태도를 '사적 유물론'이라 한다). 한 시대의 생산관계는 그 시대의 생산력에 의해 결정된다. 생산관계와 생산력은 사회의 토대이며, 정치, 법률, 사상, 종교, 문화는 이 경제토대 위에 구축된 상부구조로 보았다. 그런데 생산력은 과학기술 발달에 의해 발전, 변화한다. 생산력은 새로워졌는데 생산관계는 예전의 것이 유지되고 있을 때 '모순'이 생겨나고, 계급 간의 갈등과 투쟁이 일어난다. 이 결과 새로운 생산관계가 만들어지면서, 그 위의 상부구조까지 바꾼다고 설명한다.

증오와 분노로는 행복해질 수 없다

류영모는 맑스의 주장에 대해 숙고하며 여기에 두 가지 중요한 질문이 스며들어 있다고 보았다. 첫째는 '물질'이란 무엇인가 라는 물음이고, 또 하나는 '국가'란 무엇인가(무엇을 해야 하는가)라는 물음이다. 서구에서 거의 동시에 들어온 근대의 두 이념체제(자본주의와 공산주의)는 모두 '물질'이 가장 중요하다는 전제 위에서 출발하고 있다. 물질이 이토록 중요시된 까닭은, 획기적인 기술적 진보로 이뤄진 근대문명과 그것에 대한 열광이 인간의 가치체계 전체를 흔들고 있었기 때문일 것이다.

류영모는 당연히 서구가 제시하고 있는 '물질 중심'의 가치로 세상을 경영하겠다는 발상에 동의할 수 없었다. 오히려 물질은 인간이 진실로 추구해야 할 '정신적인 가치'를 폄하하고 인간의 가치체계를 왜곡시키는 '경계해야 할 욕망의 대상'으로 보았다.

"《마르크스와 예수》라는 책이 있습니다. 여기 무엇인가 공통되는 것이 있을 것입니다. 예수 이름 부르는 이가 신이 일러준 말씀을 그대로 하면 공산주의가 필요했겠습니까." 류영모의 이 말은 원시 공산주의 사상을 환기한 것이다. 초기 기독교에서는 모든 것이 신의 것이므로 사람들이 함께 나누어 써야 한다고 여겼다. 물질에 대해 지나친 의미부여와 의존을 경계해 사유재산을 배격했다. 그런데 공산주의는 물질(노동의 산물)의 충분한 소유를 인간 삶의 최대 목표로 전제하고, 생산력과 생산관계라는 경제적 토대만으로 사회의 양상과 변화를 진단하고 있었다.

　　류영모는 이렇게 말했다. "우리에게는 빵(밥) 이상의 것이 있다. 인생에는 반드시 뜻이 있다. 진리가 그것이고 하느님이 그것이다. 물질을 모으는 것을 그만두고 마음을 비워 두라. 그래야 하느님이 들어오신다."

　　류영모가 영향 받은 톨스토이는 훨씬 더 단호하게 말한다. "사회주의자에게는 사실상 사랑이 없다. 다만 지배자에 대하여 증오만 느끼고 있으며, 유복한 사람의 삶을 넌지시 질투한다. 배설물에 모여드는 파리 떼의 욕망이다. 사회주의가 승리한다면 세상은 살벌해질 수밖에 없다."

　　공산주의 이념의 경우 오직 인간 행복과 삶의 만족을 계량하는 저울로 물질적 충족만을 내세웠다는 점이 류영모로서는 납득하기 어려운 대목이었다. 물질은 인간 삶의 본질이 될 수 없다. 게다가 이 이념은 다른 계급에 대한 증오와 그것을 넘어뜨리는 혁명을 중심으로, 평등한 사회로의 변혁을 설계하고 있었다. 증오나 분노로 얻을 수 있는 행복과 만족? 류영모는 이 대목에서 고개를 서었다.

또 하나 류영모를 고민하게 만든 주제는 '국가'였다. 근대에 만들어진 '국가'라는 개념은('나라'와 '국가'는 전혀 다른 개념이다) 경제 이념을 바탕으로 하고 있다. 공산주의는 물질의 공동생산과 공평분배에 초점을 맞췄고, 자본주의는 인간의 이기심과 경쟁심을 활용한 생산 경쟁과 시장을 통한 소비가 중심이 되는 자율적 분배를 꿈꾸었다. 국가가 생산과 분배의 관리자가 되는 공산주의는 통제경제 혹은 관리경제를 선택했고, 자본주의는 사기업의 경쟁생산시스템과 시장경제를 택했다. 공산주의는 자본주의에 비해 '국가'의 역할이 커질 수밖에 없다.

류영모는 '국가'의 권력이 커질수록 그 해악 또한 커질 수밖에 없다고 여겼다. 하느님은 예수를 통해 분명히 밝혔다. "또 눈은 눈으로, 이는 이로 갚으라 하였다는 것을 너희가 들었으나, 나는 너희에게 이르노니 악한 자를 대적하지 말라. 누구든지 네 오른편 뺨을 치거든 왼편도 돌려대며."(마태복음 5:38, 39)

'악을 악으로 갚지 말라.'는 신의 이 단호한 말은 국가 권력에 대한 심각한 경고를 담고 있다. 국가는 때로 전쟁을 수행하고, 법을 제정하여 '악한 자'에게 형벌을 주고, 인간에 대한 폭력과 차별을 행사해 왔기에 '악을 악으로 갚지 말라.'라는 예수의 말을 근본적으로 거스르고 있다.

현실적으로 국가가 '필요악'으로 존재하는 것 자체를 거부하기는 어렵지만, 그렇다고 국가의 '악행'에 해당하는 권력 역할을 파격적으로 증대하여 '기층基層계급의 이익'을 확대하겠다고 나선 공산주의 이념에 대해 찬동하기는 어려웠을 것이다.

류영모는 이 문제에 대해 이렇게 말하고 있다. "세상 사람들은 세상을 잘 다스려야 한다, 나라를 잘해 나가야 한다고 한다. 신에게 가는 것을 잘해야지 그걸 버린 채 나라를 잘 다스려야 한다는 건 헛일이다. 예수가 '내 왕국은 이 세상 것이 아니다.'(요한 18:36)라고 한 것보다 더한 국가 부정 사상은 없을 것이다. '이방인들이 사는 곳으로도 가지 말고 사마리아 사람들의 도시에도 가지 말라. 다만 이스라엘 백성 중의 길 잃은 양들을 찾아 가라.'(마태 10:5~6)라고 한 예수만큼 나라를 사랑한 이도 없다."

예수가 말한 나라는 천국이며, 지상의 나라는 육신을 잠시 기탁한 곳에 불과하다. 국가행위가 모두 '성경'을 위반한 인간행위일 수 있다는 근본문제에 대해 류영모는 구체적인 언급을 하지는 않았다. 하지만 식민지의 고통과 동족상잔을 겪으면서 일어선 이 나라에 대해서는 예수가 수난을 당한 이스라엘 백성에 대해 보낸 시선처럼 깊은 애정을 드러내기도 했다.

42. 1950년, 환갑과 전쟁

제 뜻대로 흘러가지 않는 시간들

류영모는 한국전쟁이 일어난 1950년 환갑을 맞았다. 식민지가 되기 직전의 나라에서 태어나 3·1운동이 일어난 직후에 30대가 됐고, 갈수록 악화되던 일제 말기를 지나 해방을 맞으면서 숨을 돌리려던 시절에 동족상잔의 포화 속으로 들어갔다. 인간이란 태어나는 시기도 제 맘대로 할 수 없거니와, 수시로 닥치는 삶의 조건들 또한 제 뜻대로 하기 어렵다. 류영모의 60년을 둘러싼 환경은 절망과 고통과 위험이 파상적으로 닥쳐드는 시간이었다고 볼 수 있다. 기구한 경험들이 그의 뜻을 담금질했고 그의 생을 오히려 고요하게 했다면 역설逆說일까.

세대世代라는 말이 있다. 사람의 한평생을 뜻하는 세世와 대신해서 잇는 것을 뜻하는 대代를 합친 말이다. 세대는 한 사람의 삶과 그 이후를 물려받는 다른 사람의 삶의 관계를 말한다. 세와 대는 가계家系체계를 구성하는 핵심개념이다. 자신의 뿌리가 되는 조상을 1세世로 할 때, 2세, 3세로 내려와 자기까지 세어 몇 세손世孫이라고 말한다. '대'

는 자신을 빼고 계산하는 상하의 관계도다. 위로 부모는 1대이며 조부모는 2대, 증조부모는 3대가 된다. 아래로는 자식은 1대, 손자손녀는 2대, 증손자증손녀는 3대가 된다. '세'는 혈족의 먼 근원을 밝히는 것이며, '대'는 자기 위의 90년과 자기 아래의 90년을 밝히는 것이라고 보면 된다.

한 세대는 30년으로 잡는다. 30년은 수명을 가리키는 것이 아니라, 세대교체가 일어나는 핵심시기를 말한다. 공자는 삼십이립三十而立이라고 말했다. 30세를 독립적이고 주체적인 인간으로 하늘 아래 이윽고 똑바로 서는 나이라고 본 것이다. 30세는 또한 육체적인 성장과 부모의 보육 행위가 완전히 끝나는 때이며, 스스로 다음 세대를 생산하고 보육하는 일을 경험하는 때라고 볼 수 있다. 그만큼 세대가 바뀌는 삶의 지점이라 할 수 있다. 몸의 성장이 멈추면서, 인간은 영의 성장이라 할 수 있는 새로운 '정신성장기'를 맞이한다. 영적인 성장은 인식의 성장이며 성찰의 진전을 낳는데, 그것을 다른 말로 하면 '생각'이 고도화하면서 자신의 생명이 종료되는 죽음을 살피게 되는 때이다.

류영모는 1919년 3·1운동의 소용돌이 속에서 29세를 보내고 30세를 맞았다. 만세운동 거사 자금 6,000원을 맡았던 류영모를 대신해 부친 류명근이 일제경찰에 체포되어 105일간 옥살이를 했다. 31세 때인 1921년 류영모는 정주의 오산학교 교장에 취임한다. 이 무렵 그는 자신의 사상을 기독교의 '비정통 신앙'으로 스스로 규정하며 자기 중심을 세웠다. 제자 함석헌을 만난 시기이기도 하다.

류영모의 60세는 30세 이후 30년간의 영적 성장을 정리하는 시기라고 할 수 있다. 40대 때 집중적으로 겪은 주변의 죽음들을 통해 삶과 죽음의 문제를 깨달아가기 시작했으며 북한산 칩거로 주체적인 삶의 방식을 마련했다. YMCA 연경반 강의와 활발한《성서조선》기고 활동,

광주 동광원의 정신적 지도 활동 등으로 영적인 역량을 세상에 발휘해 왔던 시기들을 지나, 주체적인 사유를 펼치는 '한 시대의 스승'으로 자리매김했던 때이다. 죽음에 대한 확고한 인식을 갖춰 가는 때이기도 했다. 65세인 1955년에는 1년 뒤 죽음을 예고한 '사망예정일'을 선포하기도 한다. 죽음 이후를 생각하며 '다석일지'를 쓰기 시작한 것도 그때였다.

귀한 기념일, 2만 2천일 기념 강좌

류영모는 공자의 이립(而立; 30세)과 이순(耳順; 60세)을 신학적으로 읽어냈다. 30세는 믿음의 뜻을 세워 하느님 앞에 주체적으로 서기 시작한 때를 가리키며, 60세는 마침내 하늘을 향한 귀가 열려 존재의 소리를 듣는 때라고 보았다. 1950년 3월 13일이 그의 만 60세 환갑일이었다. 류영모는 환갑잔치를 벌이는 일을 불편해 했다. 음식상을 차려 놓고 절을 하는 것은 죽은 이를 대접하는 방식이지 산 사람에게 하는 것이 아니라고 말했다.

류영모가 나이를 기념하는 것에 대해 손사래를 친 보다 근본적인 까닭은 그것이 육신에 대한 경배이기 때문이었다. 60년을 살아 낸 몸뚱이의 생존을 과연 기념해야 할 일인가. 그는 인간의 뿌리를 찾는 유교적인 세대 관념에 대해서 큰 의미를 두지 않았다. 류영모에게 '세'는 오직 그 뿌리인 하느님이며, '대'를 잇는 것은 혈육을 통해서가 아니고 정신의 계승과 영성의 공유를 통해서라고 생각했다. 류영모는 '하느님 세대'였고 오직 '얼나 제너레이션'이었다.

환갑 전날인 12일 그는 '잔치'를 피하여 천안 광덕면 보산원리에 있는 개천開天골로 내려갔다. 일제강점기 말기에 구기동 농장에서 거둔 채소와 과일을 서울의 시장에 내다판 돈으로 사둔 오지 땅이었다.

천안역에 내려 50리를 걸어야 했다. 그곳 마을사람들이 류영모를 반기며 떡국을 대접했다. 주민 이형국의 집에서 하루 동안 떡국 한 끼를 먹은 그는 "이만하면 환갑 땜은 되었습니다."라고 말했다.

이런 사실을 늦게 알게 된 서울YMCA 총무 현동완이 이 귀한 기념(류영모의 환갑일)을 그렇게 보낼 수는 없다면서 강연 이벤트를 주선했다. 석 달이 지난 무렵인 6월 6일에 '류영모 탄생 2만 2천일'을 기념하는 초청강좌가 열렸다. 한국전쟁이 발발하기 19일 전이었다. 전쟁의 포화가 아직 미치지 않았던 시절의 마지막 강의가 그렇게 진행되었다.

사회적으로 명망 있는 사람들이 많이 모여 생소한 '날짜' 기념식을 열자, 신문기자가 찾아와 저분이 누구냐고 묻기도 했다. 그만큼 류영모는 당시 대중에게는 알려지지 않았던 사람이었다. 이때 기념 촬영한 사진이 남아 있다. 맨 아랫줄 가운데에 수염이 긴 류영모는 한복을 입고 앉았으며 그 앞줄 왼쪽 넷째에는 비슷한 검은 수염을 한 함석헌이 앉아 있다. 이 사진에는 김흥호, 염락준, 김우현, 배선표, 홍병선, 이정호, 이철우, 한인옥, 송두용, 전병호, 이동화 등 50여 명의 얼굴이 보인다. 한국 기독교와 조국 근대화 과정의 곳곳에서 모두 한 역할을 맡은 중요한 면면이다.

죽음의 그림자들

1950년 6월 25일 일요일, 류영모는 서울 궁정동에 있었다. 경찰대 교수였던 최원극의 집에서 아침 7시부터 '일요강좌'를 진행하고 있었다. 김흥호, 염낙준, 이철우, 전병호, 이동화 등 십여 명이 앉아 강의를 들었다. 새벽에 북한군의 남침이 일어난 사실을 모르고 있었다. 강의 도중 최원극이 전화를 받았다. 그는 38선에서 내유보 선생이 멀어신 것 같다는 얘기를 들었다. 강의는 11시쯤에야 끝났다.

그들은 궁정동에서 효자동으로 걸어 나왔다. 전쟁이 발발했다는 가두방송이 울려 퍼지고 있었다. 경무대(지금의 청와대) 입구에서는 경찰들이 검문을 했다. 이제까지 없던 일이었다. 일행은 효자동에서 헤어졌다. 죽음의 그림자가 서울을 덮친 것 같은 음산한 공기가 곳곳을 휘젓고 있었다.

당시 이승만 대통령은 육성 방송을 내보냈다. "우리는 서울을 반드시 지킬 것이다. 사수할 것이다." 그러나 대통령의 그 말은 당시 이 나라의 뒤에 버티고 있는 미국을 믿고 한 말일 뿐이었다. 대한민국은 자체 방어 능력을 전혀 갖추고 있지 않았다. 대통령의 약속이 허공에 황망하게 흩어지듯, 북한 인민군이 서울에 들이닥쳤고 곧 도시를 장악해 버렸다.

류영모의 집에도 급박한 일이 일어났다. 당시 미국대사관에 근무하고 있던 장남 류의상이 일본 도쿄의 맥아더 사령부로 징발됐다. 전쟁 발발 사흘째 되는 날이었다. 류의상은 미군들이 인정할 만큼 뛰어난 영어실력을 갖추고 있었다. 그는 맥아더 사령부에서 전시 공문 번역과 우리말 미군방송을 맡았다. 이후 휴전회담 때도 한국인으로는 유일하게 참석한 바 있다.

류의상이 일본으로 간 뒤, 류영모의 집에는 어머니 김완전, 부인 김효정, 둘째 아들 자상, 딸 월상이 있었다. 그들은 피난을 가지 못했다. 강의를 듣던 염낙준이 스승이 걱정되어 구기동에 잠시 들렀다 갔다. 그도 피란에 나서지 못한 처지였다. 류영모는 이미 죽음을 두려워하는 마음의 경계를 넘었기에 오히려 초연했지만, 31세의 젊은 류자상이 걱정이었다.

고심 끝에 류자상은 병자病者 행세를 하기로 했다. 전쟁 석 달째이던 9월 무렵에 그는 과수원에서 복숭아를 따서 하루 두 개씩만 먹었다.

다른 음식은 입에 대지 않았다. 며칠이 지나자 몸무게가 줄고 얼굴은 수척해졌다. 그런 모습으로 골방에 누워 지냈다. 그 무렵 북한군들이 총을 들고 들이닥쳤다. 의용군으로 쓸 장정을 찾는 중이었다. 방으로 들어와 거의 초주검 상태로 보이는 류자상을 툭툭 건드리며 일으켜 보더니 혀를 차며 나갔다.

밤마다 몰래 라디오 단파방송으로 유엔군 방송을 들었다. 9월 15일 맥아더 장군이 인천 상륙에 성공했다는 뉴스가 나왔다. 서울에 남아 있던 사람들이 몰래 환호했다. 국군과 유엔군이 인천을 수복하고 서울을 탈환하기 위해 경인가도로 진격하고 있다는 방송이 나왔다. 살았다는 안도감이 들자 류자상은 죽을 좀 끓여달라고 했다. 어머니 김효정은 미음을 끓였고, 그는 기운을 차렸다.

아들을 위해 총구 앞에 서다

9·28 서울수복 직전이었다. 류영모 집의 앞뜰 감나무에는 감이 붉은 노을색으로 익어 가고 있었다. 기력을 얻은 류자상이 감이 먹고 싶어 나무에 올라가 감을 따고 있을 때였다. 북한군 세 명이 다가와 류자상을 보고 소리쳤다.

"동무, 양식을 좀 내놓으시오." 류자상은 기겁을 했다. 이 상황을 어떻게 해야 할지 몰라 망설이고 있을 때 북한군이 말했다. "양식이 없어서 그러니 좀 꿔주시오." 류자상은 쭈뼛한 기분을 느끼며 감나무에서 내려왔다. 그들의 눈을 바라보면서 부엌으로 들어가 보리쌀을 퍼서 가져다 줬다. 군인들의 표정이 풀어졌다. 아마도 정상보급이 끊긴지라 약탈 같은 구걸에 나선 것 같았다. 자존심을 잃지 않으려는 듯 영수증을 써주면서 다음에 올 때 꼭 갚아주겠다고 했다. 그들이 떠나가자 저승사자를 돌려보낸 듯 집안에 있던 사람들이 모두 한숨을 내쉬었다.

하지만 끝난 게 아니었다. 이튿날 새벽에 북한군 장교 복장을 한 사람이 권총을 뽑아 들고 대문 안으로 들이닥쳤다. "다 알고 왔으니 악질 반동경찰은 나와!" 그가 소리쳤다. 잠깐 공포의 침묵이 흘렀다. 류자상이 겁을 먹은 채 마당으로 나서며 말했다. "나는 경찰이 아니오!" "거짓말 말라우, 이 새끼. 밖으로 나갓!" 그러면서 장교는 권총을 그의 가슴에 겨눴다. 류자상은 움직일 수가 없었다. 장교는 그가 버티자 반격하려는 줄 알고 권총 방아쇠를 당기려 했다.

그들은 퇴각 준비를 막 끝낸 참이었는데, 어제 보리쌀을 얻어온 군인들에게서 경찰을 봤다는 얘기를 듣고, 떠나기 전에 즉결 처분을 하겠다고 장교가 달려온 것이었다. 어쩔 줄 모르고 멈춰 서 있는 류자상. 이제 막 사격을 하려는 인민군 장교. 그때 수염이 날리는 깡마른 노인 하나가 비호같이 뛰어들었다. 아버지 류영모였다. 자신을 쏘라는 듯 아들 앞을 가로막았다. 장교는 잠깐 마음이 흔들렸다. 류영모가 말했다. "자상아, 나가자면 나가면 되지. 자, 같이 나가자." 주춤거리는 채로 부자가 함께 엉켜 대문 밖으로 나갔다.

밖에는 북한 병사 두 명이 장총을 들고 안쪽을 겨누고 있었다. 여차하면 지원사격을 할 요량이었던 것 같았다. 장교는 권총을 내리고 류자상에게 직업이 뭐냐고 물었다.

"세검정초등학교 교사요. 마을사람들에게 물어보면 알 수 있소."

"마을에 경찰이 은신하고 있다는 정보가 있었소. 난 당신인 줄 알았소. 미안하오."

그들이 물러갔다. 아버지의 용감한 행동 때문에 목숨을 건진 류자상은 눈물을 흘렸다.

"그때 아버지가 아니었다면 난 이 세상에 살아있지도 못할 겁니다."

저녁의 참사람

류영모는 이날의 일에 대해 이후 별 말이 없었다. 전란 속에서 이런 일을 겪은 것이 육신이 전부인 줄 알고 광기에 내몰린 인간들의 어리석음일 뿐이라고 여겼을 것이다. 삶과 죽음보다 중요한 것이 인간 마음속의 거룩한 생각을 돋우는 일이라고 여긴 류영모의 사생관死生觀을 그 참혹의 아수라장 속을 헤매는 군인들이 이해할 리도 없었다. 다만 인민군들은 죽음 앞에서 차분하고 태연했던 노인의 굳센 인상만을 의아하게 생각하며 갔을 것이다.

공명, 이름 난 것의 역설

전쟁으로 이광수, 정인보, 윤기섭, 현상윤 등 이른바 이름이 났던 많은 사람들이 북한군에게 납치됐다. 그러나 류영모는 그 무명無名으로 인해 관심을 받지 않았고 강제로 끌려가는 일도 겪지 않았다. 사람들은 평생토록 '이름'을 날리고 그것을 남에게 기억시키려 안간힘을 쓰지만, 전쟁통에 끌려간 것은 바로 그 '이름'이었다. 공명功名의 역설이다.

1950년 9월 28일, 국군과 유엔군이 서울을 수복했다. 파죽지세로 북위 38도선을 넘어 북으로 진격했다. 선봉대는 압록강에 다다라 푸른 강물을 손으로 움켜 마셨다. 이후 대한민국 만세를 외치는 소리가 만주 벌판을 채웠다는 뉴스가 들어왔다. 1950년은 해피엔딩으로 끝나는 듯했다. 그런데 중국공산군이 그야말로 '사람바다'의 파도처럼 몰려들었다. 1951년 1월 4일은 중공군 인해전술에 되찾은 서울을 다시 내주고 남쪽으로 밀려간 날이다. 이것이 1·4후퇴다. 지난 번 피란사태 때 미처 떠나지 못해 악몽을 겪었던 많은 이들이 이번엔 모두 짐을 꾸려 서울을 떠났다.

제자 최원극이 찾아와 류영모에게 피란을 떠날 것을 권했다. 스승을 위해 기차 편과 머무를 곳까지 주선했다. 부산에 도착한 류영모 가족은 수정동 언덕 마루에 있는 옥씨 집에 셋방을 든다. 류영모는 1955년부터 '다석일지'를 쓰기 시작하는데, 그 기록 속에 '1951년 6월 23일 부산 수정동 옥씨 집에서 있었던 일'에 대한 것이 나온다. 전쟁이 끝난 뒤, 그때의 일을 기억하여 정리해둔 귀한 기록이다.

"70세, 60세, 50세, 30세, 20세 안팎 되는 여인들이 일곱 여덟 사람이 있었는데 단추를 맺을 줄 아는 이가 없었다. 처음부터 모르는 사람도 있지만 알던 것을 잊어버렸다는 것이다. 89세(만 88세) 되신 우리 어머니께서는 맺을 줄 알 뿐이신가. 단추를 야물게 맺으시는 솜씨다. 그러나 귀가 어두우시므로 이런 말썽이 일어난 줄도 모르고 계시다가 집의 딸이 할머니께 여쭈어본 뒤에야 '옳지 알겠다.' 하면서 단추를 맺고 있다. '나도 어려서 어머니께 한번 배웠는데 이제는 잊어버린 축에 들게 되었나.' 하고 솜씨를 잇는 뜻을 다시 배웠다."

단추 다는 솜씨를 보여준 어머니 김완전은 이 일이 있은 뒤 넉 달이 되지 않아 생을 마친다. 1951년 10월 10일 전쟁통에 피란지 부산에서 눈을 감은 것이다. 이때 화장火葬을 했기에 천안 풍산공원 묘지에 아버지 류명근의 묘는 있으나 어머니의 묘는 없다.

서울 YMCA총무 현동완은 피란지 부산에서도 바쁘게 움직였다. 곳곳에 가마솥을 걸고 정부 지원 양곡으로 죽을 쑤어 굶주린 피란민들을 구호했다. 그는 광복동의 YMCA 회관에서 류영모의 공개강연을 여러 번 열었다. 류영모 선생 강의를 듣고 삶의 용기를 얻었다고 말한 이들이 많았다. 2만 2천일 기념 류영모 서울강연을 들었던 염낙준도 찾아왔다. 그러나 강의 내용을 기억하는 이는 없다. 이때 류영모가 들고 다니던 작은 노트에 '맹자초抄, 장자초'란 말이 보인다. 맹자와 장자를 인용해 진리를 잃어버린 전쟁의 광기와 어리석음을 질타하고자 했던 것일까.

저녁의 참사람

류영모는 일요일에는 현동완의 단칸방으로 출근했다. 현 총무는 그를 모시고 '일요강좌'를 열었다. 방이 하나밖에 없는지라, 강의 시간에 그의 아내 권봉겸은 밖에서 내내 서성이며 끝나기를 기다렸다. 나중에 이승만 대통령이 현동완의 피란지 구호사업을 높이 평가해 보사부장관 자리를 맡기려 했다. 하지만 현동완은 고개를 흔들었다.

43. 내 뒤에 오는 이

류영모는 함석헌을 파문破門했다. 은둔의 스승이 명망名望의 제자를 기소했다. 파문이랄 것도 없다. 그저 마음의 문을 닫아건 것이다. 마음이 오가던 실바람의 틈을 봉한 것이다. 류영모는 함석헌의 재능과 깊이를 아꼈다. 몹시 아꼈다. 그랬기에 그 파문으로 함석헌보다 스스로가 더 아파했다. 류영모가 돌아간 뒤, 함석헌은 기일忌日마다 찾아와 사죄와 후회와 함께 오열했다. 스승에 대한 죄책감보다 자기에 대한 회한 같은 것이었을지도 모른다.

  금욕은 오로지 자기 계율일 뿐이며, 파계 또한 자기 계율로부터의 이탈일 뿐이다. 하지만 그 계율이 아니고서는 오롯한 절대에 대해 말할 것도 없는 것이라고 류영모는 생각했을 것이다. 함석헌은 그 계율의 빛과 힘을 머리로 알았지만, 그것을 '몸'의 끝까지, '맘'의 바닥까지 믿지는 못했던 것 같다. 다만 믿는 스승을 깊이 존경하고 몹시 우러렀을 뿐인지 모른다. 분노와 실망은 어쩌면 자기 문을 걸고 스스로의 내부를 확인하는 '원칙'의 소동騷動인지도 모른다.

스승 또한 제자가 오로지 자기의 믿음과 자기의 길을 따라오기만을 바라는 것이 옳았는가. 그 차이와 차질이 격노할 일이었는가. 무엇인가 처음부터 잘못 알았던 건 아니었던가. 혹은 '함석헌이 보여준 모순'이야말로 또한 사상과 믿음을 구하는 뒷사람들의 큰 연구과제가 아닐까 싶기도 하다. 격동하는 사회의 선두에서 목숨을 걸고 옳음을 외칠수록, 내면의 방황과 자기 이탈이 깊어졌던 그 모순의 생. 두 사람은 같은 날에 태어나 하루 차이로 모두 돌아갔다. 남은 것은 등 돌린 '원칙'의 서늘한 온도와 격한 마음의 먼지들이다.

함석헌은 독립운동가와 민주화운동가로 널리 알려졌다. 그는 종교사상가이며 언론인, 민권운동가, 빼어난 시인이기도 했다. 평북 용천 출신으로 평양고보 3학년 때인 1919년 3·1운동에 참여했다. 이 운동에 참여한 것에 대해 반성문을 쓰면 복학시켜준다는 일본인 교장의 제의를 거절했다. 1921년 평북 정주에 있는 오산학교 3학년에 편입했고 여기서 류영모를 만난다.

1924년 일본 동경고등사범학교에 입학해 우치무라 간조의 성서모임에 참가해 무교회주의를 접했다. 이후 김교신, 송두용, 정상훈 등과 함께 무교회 신앙클럽을 만들었고, 1927년《성서조선》창간에 참여하고 글을 기고한다. 1928년 오산학교 교사가 되어 역사와 수신을 가르친다. 1934년《성서조선》에 나중에《뜻으로 본 한국역사》가 되는 '성서적 입장에서 본 조선역사'를 연재했다. 1940년 도쿄대 농학부의 조선인 학생 독립운동 단체인 계우회鷄友會 사건에 연루되어 평양 대동경찰서에서 1년간 옥살이를 했고, 1942년《성서조선》사건으로 다시 1년간 복역한다.

해방 이후 신의주 학생 반공시위의 배후로 지목되어 북한 당국에 의해 투옥됐다가 소련군에게서 풀려난 뒤 1947년 3월 남쪽으로 내려왔다. 이때 다시 스승 류영모를 만난다. 1956년 장준하의 천거로《사상계》논객으로 활약한다. 1961년 장면이 국토건설단을 창설했을 때 정신교육 강사로 초빙됐다. 5·16이 있던 1961년《사상계》에 쿠데타를 비판하는 신랄한 글을 썼다. 1962년 미국 국무성 기독교도들의 특별초청으로 미국을 방문했다. 이때 퀘이커교도를 접한다.

1970년 월간지《씨알의 소리》를 창간했다. 1974년 인혁당 사건 관련자 탄원에 서명했고 10·26 사건 이후 윤보선과 함께 대통령 직선제를 요구한다. 1979년 11월 'YWCA 위장 결혼식'에[2] 참석했다가 사건 연루 혐의로 재판정에 섰고, 징역 1년을 선고받는다. 나중에 복권되었다.《씨알의 소리》는 전두환 정권에 의해 8년간 폐간됐다가 1988년 복간됐다. 5공화국 시절 야당과 민주화운동 진영의 고문직을 지냈다. 1979년과 1985년 미국 퀘이커 단체가 함석헌을 노벨평화상 후보로 추천했다. 1989년 별세했다.

톨스토이를 두고 괴테를 취하다

함석헌의 생애를 간략하게나마 다시 일별一瞥한 까닭은 세상에 드러난 '민권운동의 대부' 함석헌이 아닌 류영모의 '1호 제자'로서의 영욕榮辱을 들여다보기 위해서다.

1947년 3월 북한에서 월남한 함석헌은 류영모를 본받는 일에 몸과 마음을 다했다. 류달영은 "함석헌 선생은 발끝에서 머리끝까지 류

---

2. YWCA 위장결혼식 사건은 10.26 사건으로 박정희가 죽은 이후 계엄상태에서 벌어진 민주화 시위다. 당시 유신 때처럼 간접선거로 대통령을 선출하려는 움직임에 반발하여 윤보선, 함석헌 등이 주도하여 1979년 11월 24일에 서울 YWCA 회관에서 결혼식을 가장해 모여 대통령 직선제 요구 시위를 열었다.

저녁의 참사람

영모 선생을 닮으려 했다."고 증언한다. 스승처럼 한복을 입고 하루 한 끼를 먹었으며 모든 길을 걸어다녔다. 금요일에는 류영모의 모임에 빠짐없이 나가 스승의 말씀을 들었고, 일요일에는 스승을 모시고 일요집회를 열었다. 류영모는 함석헌에 대해 이런 말을 했다.

"'내 뒤에 오는 자가 나보다 앞선 자라'는 것은 이즈음 진리의 발달이 그러합니다. 내가 아무리 예수를 믿는 척하더라도 내 말을 듣고 뒤좇아 오는 사람은 언젠가는 나를 앞설 것입니다. 나 역시 미완고未完稿를 완결짓기를 바라나 내 손으로는 할 수 없습니다. 내 뒤에 오는 이가 할 것입니다."

기대를 했던 함석헌에게서 불미不美한 소문이 있었다. 류영모가 날마다 투철하게 실천해 온 수행이란 곧 '탐진치의 짐승'을 벗어나는 일이 아닌가. 그런데 수욕獸欲을 떨치지 못한 채 살고 있는 제자를 본 것이었다. 1947년, 류영모 57세, 함석헌 46세. 스승은 제자의 허물을 자신의 허물로 받아들여 8일간 단식을 했다. 함석헌은 스승이 단식을 하고 있다는 이야기를 듣고 구기동으로 찾아왔다. 그는 스승 앞에 무릎을 꿇고 자신의 실덕失德을 고백하고 용서를 구했다.

"어쩌다가 그렇게 되었습니까?"

류영모가 나직이 물었다. 한참 뒤에 함석헌이 대답을 했다.

"그동안에 톨스토이를 두고 괴테를 읽어보았습니다."

류영모는 깜짝 놀랐다. 참회를 하고 있는 것이 아니었다. '실족失足'이 아니었다는 얘기다. 톨스토이가 일러준 '신과의 대화'를 내려놓고, 괴테의 '엇나간 사랑'을 취했다는 말은 '몸나'에 빠진 스스로를 합리화하는 것이 아닌가. 뉘우침이 아니라 미화였다. 이 문제가 류영모가 추구한 사상의 본령은 덕없는 참담한 배교背敎라는 것을 인정하지 않고 있었다. 그러나 류영모는 그렇게 말하지 않았다. 희망을 완전히 거두지 않은 것이다. 다만 이렇게 말했다.

"군자의 허물은 일식日蝕 월식月蝕과 같아, 잘못하였을 때는 사람들이 다 쳐다보게 되고, 고쳤을 때는 다 우러른다고 하였으니 다시는 그런 일이 없도록 하여요."

구원이란 진리로 자유하는 것

1971년 류영모는 함석헌의 불미스러운 일에 대한 이야기를 다시 듣게 된다. 이때는 몹시 노했다. "오늘 함석헌의 선생 노릇을 해야겠습니다. 한국의 간디라고, 씨알의 소리에 맞아야 될 이가 씨알의 소리를 해요. 씨알을 속이는데 하느님도 속이려나." 전병호가 나서서 말렸다. "함 선생이 그렇다면 그런대로 놔두시지 어찌하여 이토록 상심하고 분노하십니까?" 그러자 류영모는 말했다. "나와 그 사이는 '너는 너고 나는 나다.'하고 모르는 체 할 수 없는 사이입니다. 나만 그런 것이 아니라 그도 그럴 것입니다."

류영모는 함석헌에게 조용히 지내라고 권고한다. 함석헌은 스승의 말을 듣지 않았다. 오히려 왕성하게 사회활동에 나선다. 군부독재의 시간이 길어지면서 민주화를 위해 그가 할 일이 많았다.

1971년 세운상가 4층의 중앙신학대학에서 함석헌의 일요모임이 열리고 있었다. 류영모는 그곳을 찾아갔다. 스승을 보자 함석헌은 반색을 하면서, 수강생들에게 류영모를 소개했다.

"정주 오산학교 학생 때 저를 가르쳐주신 은사님이신 류영모 선생께서 방금 이곳에 오셨습니다. 제가 잘못한 것이 많아 한 서울에 있으면서도 찾아뵙지 못했는데, 오늘 여기까지 오신 것은 저의 잘못을 용서하시는 것으로 알고 감사하게 생각합니다."

《씨알의 소리》편집장으로 있던 문대골이 자리에서 일어나 환영의 말을 했다. "이 자리에 선생님의 선생님께서 오신 것을 감사하게 생각합니다. 오늘처럼 사진기를 갖지 못한 것을 후회해본 적이 없습니다. 두 분 선생님께서 함께 계신 모습을 사진에 담고 싶어서입니다. 선생님의 선생님께서도 한 말씀을 해주시기 바랍니다. 저는 구원이란 사랑과 죄악이 뒤범벅이 된 것이라 믿습니다."

류영모가 자리에서 벌떡 일어서서 말했다. "구원은 사랑과 죄악이 뒤범벅이 된 것이라고 말한 이는 밖으로 썩 나가시오. 사랑과 죄악으로 뒤범벅이 된 것이 어찌 구원이 된단 말이오. 구원이란 탐진치의 삼독의 욕심에서 벗어나 진리로 자유하는 것이오. 그래서 예수도 '진리가 너희를 자유케 하리라.'라고 하였어요. 온갖 유혹으로 헤매지 않으려면 자각을 해야 합니다. 진리의 나를 깨달으려면 모든 욕심을 절제해야 합니다. 절제하는 데 제일 힘든 것이 '식색'입니다. '색'이 강한 듯 하지만 사실은 더 강한 것이 '식'입니다. 그런데 함석헌은 육십이 지났는데도 그렇지 않은 모양입니다."

70세의 제자 함석헌은 81세의 스승 류영모의 추상같은 목소리에 사색이 되어 진땀을 흘리고 있었다. 흰 머리칼과 흰 수염이 한없이 무안한 표정이 되어 침묵을 지키고 있었다. 뭐라고 말하겠는가.

본 처음이 잘못이었을까

그날 류영모는 '1호 제자' 함석헌을 용서하기 위해 찾아간 것이 아니었다. 식색의 짐승 삶을 살면서 고결한 뜻을 외치는 이율배반을 바로잡으러 간 것이었다. 함석헌으로서는 마음속 깊은 부끄러움과 세상에서 얻은 이름이 만들어 낸 또 다른 자부심 사이에서 충격과 고통을 느꼈을 것이다. 그러나 그는 일탈을 본질적으로 외면하지 않았고, 끝내 류영모와는 다른 길을 걸어갔다.

류영모는 '도부동 무거래道不同 毋去來' 가는 길이 다르니, 오고 갈 것이 없다고 선언했다. 그러나 일기에는 이렇게 씌어 있다. "우리 언니(=함석헌)는 큰 그믐이 될수록 위로 틔울 줄은 모르고 밑으로 빠져들어 감으로 보이니 나는 모르겠어요, 영결(永訣; 영원한 이별)인지도. 그가 헤맬 사람으로 보이지는 않았는데. 벗이여 갔는가. 오랜 벗이여 아주 갔는가. 다시 돌아올 길 없는가. 나는 허전하구나. 한 사람 봤구나 했더니 본 처음이 잘못이던가."

1982년 2월 3일 류영모 1주기에 함석헌이 참석했다. 사람들 앞에서 그는 이렇게 말했다. "무조건 잘못 되었으니 용서하시기 바랍니다. 이 사람은 잘못이 많으나 그래도 이만큼 된 것도 선생님을 만났기 때문이라 솔직히 말할 수 있습니다." 1988년 3월 13일 서울 혜화동에 있는 도산기념회관에서 열린 류영모 추모 모임에서 300여 명의 청중 앞에서 그는 눈물을 보이며 참회의 말을 다시 했다.

한때 함석헌의 제자였고, 류영모의 '마침보람'(졸업장)을 받은 제자가 된 박영호는 다석의 한시 16수를 풀이한 책《씨알의 말씀》의 서문을 함석헌에게 부탁했다. 그 참회의 마음을 어루만지기 위한 배려였다. 함석헌은 기쁜 빛을 감추지 못했다. "내가 글도 읽어보고 서문도 쓰지요." 그러나 서문을 쓰지 못한 채 서울대병원에 입원한다. 1989년 2월 4일 5시25분에 숨을 거뒀다. 3월 13일 생월생일이 같은 두 사람은 하루 차이로 돌아간다(류영모는 2월 3일에 눈을 감았다). 박영호는 간결하지만 인상적으로 두 사람의 인연을 표현했다. "류영모도 함석헌도, 따지고 보면 모두 하느님의 작품이기도 하다." 류영모는 '얼'로는 예수도 나도 같은 하느님의 씨라고 말하지 않았던가.

저녁의 참사람

44. 나 어디 좀 간다

식욕이란 얼마나 맹렬한가

1961년 11월, 류영모는 낙상으로 서울대병원에 입원하였다가 29일 만인 12월 19일에 퇴원했다. 71세의 몸이 의식을 잃은 채 실려 갔다가 근한 달 만에 돌아온 이 사건은 류영모의 사상과 믿음에 어떤 영향을 주었을까. 육신은 결코 섬길 대상이 아니며 정신을 실어 나르는 도구 정도로 인식했던 류영모에게 사경死境을 방불케 하는 신체 위기는 삶과 죽음에 관해 더욱 깊이 음미할 만한 계기가 됐을 것이다.

그는 불교적 개념인 탐진치, 즉 탐욕과 진에(瞋恚; 성내는 일)와 우치(愚癡; 어리석음으로 저지르는 일)를 인간 육신이 불러일으키는 근원적인 문제의 핵심으로 보고, 본능에 붙어 있는 그것을 이겨 내는 것이 '인간짐승'의 속성을 벗는 일이라고 역설해 왔다. 탐욕의 핵심은 식욕이며, 진에는 승부욕이며, 우치는 색욕으로 압축했다. 가장 아끼는 제자 함석헌과의 결별까지 부른 일은 색욕이있고 그가 심승을 끝내 뿌리치지 못했기에 같은 길을 동행할 수 없다는 '파계破戒'로 규정한 바 있다. 류영모가 그토록 단호했던 까닭은 색욕이 그만큼 질기고 집요한 '인간짐 승'이기 때문이었을 것이다. 낙상 이후 1962년 3월 2일 류영모의 금요 강좌가 다시 시작됐다. 류영모는 YMCA까지 지팡이를 짚고 나와 이런 말을 했다.

"흔히들 식욕보다 색욕을 이기기 어렵다고 생각하지만 그렇지 않은 것을 이번에 알았습니다. 낳은 지 첫돌만 되는 아기도 숟가락질 로 밥 먹을 줄 안다고 하는데 환갑 진갑 다 지낸 내가 밥 먹을 줄 모른다 고 하면 모두 웃겠지만, 생각해보면 밥 먹을 줄 안다고 할 수 있을지 모 르겠습니다. 어떻든 과식하지 않도록 먹어야 밥 먹을 줄 안다고 할 수 있습니다. 배 안에 밥통(위)은 하느님이 주신 도시락인데 우리가 다 쓸 때까지 상하지 않도록 잘 쓰는 것이 지혜로운 일입니다. 지금 약국에 소화제가 약의 반을 차지하다시피 하는 것은 이 도시락을 함부로 쓰기 때문입니다. 회갑이 되도록 밥 먹을 줄 모르는 이가 많습니다. 옛날부 터 겨울에는 한 끼 빼고 두 끼만 먹는 것이 내려오는 습관입니다. 일하 는 이는 하루 두 끼만 먹으면 됩니다. 주림을 면하기 위하여 먹어야 합 니다. 나는 밥 한 그릇을 찬 없이도 곧잘 먹습니다."

류영모는 1941년 2월 17일부터 하루 한 끼를 먹기 시작했다. 1962년은 일식一食을 한 지 20년이 넘어가는 때였다. 그런데도 '내가 아 직 밥 먹을 줄 모른다.'고 말을 한 것이다. 즉 소식小食의 투철한 실천이 모자란다고 여긴 것이다. 왜 갑자기 이런 말을 했을까.

그가 병원에 입원해 있을 때 링거를 빼고 식사를 시작하면서 이 런 말을 했다. "나는 하루 한 끼씩 먹는 재미를 알고 있는데 불교에서 모르니 우습지요. 살기 위해 한 끼씩 먹는데 참 좋은 거예요. 나는 먹는 데는 급하지 않는 사람이야."

병원에서도 그는 한 끼만 먹겠다고 했고, 의사들이 그것을 말렸다. 원기회복을 위해서는 병원에서 주는 식사를 다 먹어야 하고 완전히 몸이 돌아오면 그때부터 일식을 하라고 권했다. 퇴원한 뒤 그는 입맛이 돌아오지 않아 팥죽과 고구마로 연명을 했다. 그때 그는 죽을 때 몸속에 음식이 남아 있는 것을 생각하면 끔찍하다는 말을 했다. 몸을 비운 채 죽고 싶다는 것이었다.

그 이후 그는 격렬할 만큼 강한 식욕이 돌아오는 때를 겪었을 것이다. 비어 있는 육신을 채우려는 몸의 메시지들을 느끼며 식욕이 얼마나 무섭고 강한 것인지 다시금 깨닫게 되었다. 식욕에 휘둘리지 않고 절제하는 것이야말로 인간이 짐승이 되지 않고 '사람답게 밥 먹을 줄 아는 일'이라는 진실을 대면한 것이다. 탐진치 중에서 왜 식욕에 해당하는 '탐'이 맨 앞에 있는지에 대해, 류영모는 방금 당신이 겪은 그 치열한 경험을 바탕으로 설명했다.

살림의 실천, 몸성히, 맘놓이, 뜻태우

류영모는 탐진치를 극복하는 실천을 '살림'이라고 표현했다. 육체는 살림을 끌어내려 '죽임'으로 치닫게 하는 뿌리 깊은 '인간짐승'으로 유혹하지만, 인간은 수행을 통해 하늘로 나아가는 '살림'을 할 수 있다. 그것을 몸성히, 맘놓이, 뜻태우라는 우리말 표현으로 요약했다. 그의 강의를 직접 들어보자.

"몸성히를 위해서 탐욕을 버려야 합니다. 자꾸 먹고 싶은 욕심을 경계하고 많이 먹지 않도록 하는 것입니다. 이를 점심點心이라고 합니다. 석가는 대낮에 한번 먹었다고 해서 일중식日中食 혹은 24시간에 한번 먹는다고 해서 점심이라고 합니다. 내가 하루 한 끼를 먹어보니 몸성히의 비결이 점심에 있습니다. 하루 한 끼만 먹으면 온갖 병이 없어집니다. 모든 병은 입으로 들어갑니다. 감당 못할 음식을 너무 집어넣기 때문에 병이 납니다."

"맘놓이를 가지려면 치정(癡情; 교접의 욕망)을 끊는 것입니다. 정조 貞操라고 하지만 참으로 정조를 지키는 것은 아주 치정을 끊어 버리는 것입니다. 석가의 출가는 맘 놓이게 하는 가장 곧은 길입니다. 세상에 마음을 가장 잘 움직이는 것은 남녀관계입니다. 남녀관계를 끊으면 마음은 저절로 가라앉습니다. 석가가 앉아 있는 것을 선정禪定이라고 합니다. 석가가 언제나 곧이 곧장 앉아 있는 것도 치정을 끊었기 때문입니다."

"뜻태우는 지혜의 빛입니다. 광명光明이란 직관력을 의미합니다. 만물을 직관하여 볼 수 있는 힘입니다. 정신의 광명으로 만물을 비춰 보는 세계가 지혜의 세계입니다. 마치 등잔불을 계속 태워 만물을 비추듯이 뜻을 태워 지혜의 광명으로 세상만물을 비추게 합니다. 지혜의 빛을 사방에 비추는 것이 설법입니다. 정신의 광명을 흐리게 하는 것이 '진에'입니다. 불만의 성냄이 있을 수 없습니다. 성현이 머무는 세계는 성령이 충만하고 광명이 넘치는 얼의 세계입니다. 샘물이 차별 없이 만물을 살려 가듯이 성현의 지혜는 일체를 살려내는 생명의 불입니다. 뜻을 태워(연소) 만인을 살리는데 성을 낸다는 것은 말이 안 됩니다. 탐욕을 버리고 치정을 버리고 진에를 버려야 합니다."

시작해도 시작하지 않은, 끝이 나도 끝나지 않은

1977년 봄 이후 류영모의 말수가 줄었다. 가족들과도 대화를 하는 일이 드물었다. 그해 6월 19일 아들 류자상에게 전병호를 만나고 싶으니 안내해달라고 했다. 그는 독립문 근처의 영천동에 살고 있었다. 류영모는 전병호와 마주 앉아 무슨 말을 할 듯 하다가 끝내 입을 열지 않고 한참 머물다 일어섰다. 그리고는 아들에게 남대문 쪽을 가보고 싶다고 했다. 남대문 부근은 류영모가 태어난 곳이고 어린 시절 자랐던 곳이다.

88세의 류영모가 갑자기 만나고 싶어했던 전병호는 누구인가. 그는 류영모의 YMCA 강좌에 자주 참석했던 제자다. 류영모는 광주 무등산 산양목장에 1년간 머문 적이 있다. 이때 그는 아예 구기동 집을 팔고 광주로 내려가 김정호와 이웃해서 살려고 했다. 류영모는 당시 제자 전병호에게 같이 광주에 내려가지 않겠느냐고 묻기도 했다. 그만큼 그를 각별한 사람으로 여겼던 것 같다. 이때의 이사 계획은 부인 김효정의 반대로 이뤄지지 않았다.

전병호는 류영모와 제자 박영호 사이에서도 메신저로 등장한다. 1970년 4월 전병호가 박영호의 집으로 찾아왔다. 박영호는 그의 얼굴을 기억했다. 류영모 강좌에서 자주 만났기 때문이다. 그러나 그가 찾아왔을 때까지 이름도 알지 못했고 대화도 나눈 적이 없었다. 당시 박영호는 5년 전 류영모가 '단사斷辭'(가르침을 거두겠다는 선언)를 한 뒤로 결별하여 스승과 연락을 끊고 지내고 있었다.

전병호는 이렇게 말했다. "다석 선생님이 박영호가 죽었는지 살았는지 소식이 없으니 수고스럽지만 찾아서 근황을 알아봐달라고 하셨습니다. 선생님이 몹시 궁금해하니 한번 찾아뵙는 게 좋겠습니다." 박영호는 이 말을 전해 듣고 과연 스승 앞에 나아갈 만큼 갖춘 게 있는지 고민을 하다가 그해 추석인 10월 3일에 스승을 찾아간다.

1967년과 1977년 사이, 류영모가 그나마 지속적으로 연락을 하고 지냈던 사람이 전병호였던 것 같다. 광주에 함께 내려가 살자고 할 만큼, 마음을 터놓았던 사람이었지만 사상적으로 서로 교유했던 흔적은 없다. 류영모가 법쑥 그를 찾아긴 까닭은 무슨 세안을 하기 위해서가 아니었을까. 10년 전 광주에 가자고 했던 때처럼, 스스로의 중대한 여정, 어쩌면 죽음을 찾아가는 길에 대해 털어놓고 싶었는지도 모른다.

그러나 그는 끝내 아무 말도 꺼내지 않았고 인사만 하고 돌아 나왔다. 다만 그의 삶이 출발한 '일시무시일'의 지점을 둘러본 뒤, '일종무종일'을 향한 마음의 준비를 했던 것으로 짐작해볼 뿐이다. 시작해도 시작하지 않은 하나, 끝이 나도 끝나지 않은 하나. 천부경의 앞뒤에 나오는 이 말이 다석의 이 즈음에 절실했던 것일까.

아직 신은 그를 부르지 않았다

전병호를 만난 이튿날인 1977년 6월 20일. 류영모는 혼자서 아침부터 집 근처에 있는 매바위 안골에 들어가 온종일 기도를 한다. 그 다음날인 21일은 하지 날이었다. 아침 해가 뜰 무렵 그는 한복에 두루마기까지 갖춰 입고 집을 나섰다. "나 어디 좀 간다."

이를 본 가족이 걱정을 했다. "아버님, 혼자 나가시면 길을 잃을지 모릅니다. 어디로 가시는지 말씀해주시면 모시고 가겠습니다." 류영모는 그 말을 듣지 않았다. 며느리 유윤용이 나서서 손수건에 싼 돈을 건넸다. 그는 그것을 뿌리치지 않고 받아 주머니에 넣었다.

그 뒤로 하루 종일 류영모는 돌아오지 않았다. 저녁이 되어도 소식이 없었다. 가족은 문간에서 그가 돌아오기를 기다리며 밤을 샜다. 이튿날 가족이 흩어져 류영모가 갈 만한 곳을 찾아다녔으나 헛수고였다. 경찰서에 가출 신고를 했다. 22일과 23일 하루 종일, 아무 소식도 없었다.

밤 10시 30분쯤에 성북경찰서 방범대원이 찾아왔다. 경찰서 관할인 북악산에 한 노인이 의식을 잃고 쓰러져 있다는 주민신고가 들어왔다고 했다. 방범대원은 인상착의가 가출 신고를 한 분과 비슷하다고 말했다. 자정이 지날 무렵, 성북경찰서 순경이 의식을 잃은 류영모를 업고 집으로 들어왔다. 움직이지 않았으나 심장은 뛰고 있었다. 하루 종일 하지의 햇살 아래 탄 듯 새빨갛게 그을린 얼굴은 평화롭게 눈을 감고 있었고, 옷에는 이런저런 때가 묻어 의복이 꾀죄죄해졌다. 주머니 속엔 떠날 때 챙겨주었던 돈이 그대로 들어 있었다.

집에 누워 안정을 취한 뒤 사흘이 지나서야 의식이 돌아왔다. 열흘쯤 지나자 자리에서 일어났다. 그런데 겨우 걸을 만해지자 류영모는 또다시 집을 나갔다. 가족이 멀리서 그 뒤를 따랐다. 구기동 변전소까지 이르렀을 때 체력이 다시 고갈되었는지 주저앉았다. 가족들은 그를 업고 돌아왔다. 그 이후에도 두 번을 더 그는 가출했다. 그는 왜 그토록 필사적으로 집을 떠나려 했으며 대체 어디로 가려 한 것일까.

이런 일이 있은 직후인 7월에 박영호는 류영모 실종사건을 알게 됐다. 그 일이 있고난 뒤 열흘 쯤 지난 때였다. 박영호가 물었다.

"선생님, 이번에 어떤 생각으로 집을 나가셨습니까."

류영모는 한동안 말이 없었다. 침묵을 깨며 이렇게 말했다.

"나, 전과 같아요."

그때 부인 김효정이 물었다.

"무엇이 같아요?"

"똑같은 만큼 같지요."

선문답 같은 대화였다.

박영호가 집에서 나올 때 류영모는 이렇게 말했다.

"자주 올 생각 말아요. 바쁠 터인데 이길 저길 갈릴 때나 오면 되지 그 전에는 안 와봐도 그저그저 짐작이 가는 것 아니오. 잘 가시오."

류영모가 '전과 같아요.' '똑같은 만큼 같지요.'라고 한 말은 음미한 만하다. 그가 스스로 죽음을 택하러 나선 길은 평소의 생각을 실천한 것이며 특별한 결행이 아니고 지금에 와서 달라진 일도 아니라는 의미였을 것이다. 그는 이렇게 말한 적이 있다. "목숨은 한 번은 끊어져야 다시 이어집니다. 말씀은 깨끗, 그러니까 끝까지 깨는 것입니다. 인생의 의미는 내가 하느님의 아들이란 것을 깨닫는 것입니다. 하느님의 아들이란 것을 깨달으면 아무 때나 죽어도 좋습니다. 내 속에 벌써 영원한 생명이 깃들어 있기 때문입니다. 하느님의 아들은 죽지 않는 생명이기에 몸은 아무 때나 죽어도 좋은 것입니다."

그 죽음을 스스로 맞이하기 위해, 류영모는 옷을 깨끗이 차려 입고 나간 것이다. 그러나 아직 신은 그를 부르지 않고 때를 기다리고 있었다. 류영모는 다만 '그뉘 제게 듬이'를 마음속으로 외고 있었다.

"요즘 내가 생각하는 기도는 '그뉘 제게 듬이.'입니다. 그뉘는 마르乾다는 뜻입니다. 제게는 하늘나라입니다. 듬은 죽어서 들어가는 것입니다. '그뉘 제게 듬이.' 내가 바라는 것입니다."

깨끗하게 하늘나라로 들어가게 하소서. 그뉘 제게 듬이.

저녁의 참사람

45. 9억 번의 숨이 멈추다

애들아, 집에 오렴, 저녁 먹을 시간이야

류영모는 '다석多夕'이란 인상적인 호號를 썼다. 많은 저녁이란 뜻이다. 한자가 어렵지도 않고, 뜻도 어렵지 않다. 그러나 '다석'이란 이름을 듣는 순간, 이게 무슨 뜻일까 아리송한 마음이 든다.

　새벽도 있고 아침도 있으며 대낮도 있고 한밤도 있는데 왜 하필 저녁인가. 매일의 모든 때는 함께 굴러가는 것이건만 굳이 저녁이 많다는 건 또 무슨 의미인가. 류영모는 왜 모든 시간 중에서 저녁을 택했으며, 단 한 번의 저녁이 아니라 거듭되는(=많은) 저녁에 마음을 두었을까.

　그가 즉흥적인 생각으로 이런 아호雅號를 택한 것은 아닐 듯하다. 골똘한 가운데, 저녁 석夕이 세 개가 들어가는 두 글자를 택했을 것이다. 의미로도 많은 저녁이지만, 한자를 뜯어봐도 역시 많은 저녁이 되는 기발한 이름이다.

　복음성가 중에 〈저녁시간Supper Time〉이란 노래가 있다. 미국의 아이라 스탠필이란 목사가 만든 노래다. 그는 역시 목사의 딸인 피아니스트 젤마 로레인 로손과 결혼을 하여 아이를 둘 낳았다. 그런데 아내 젤마와 이혼을 하게 된다. 가족이 쪼개진 날 스탠필은 뒤뜰로 향한 계단에 앉아 있었다.

그때 문득 환청이 들렸다. 아내 목소리였다. "얘들아, 집에 오렴. 저녁 먹을 시간이야." 그 소리에 그는 눈물을 주루룩 흘렸다. 그때 펜을 들고 악보와 가사를 써내려 간다. 그것이 〈저녁시간〉이란 노래가 되었다. 아주 평범했던 한때의 행복이 무슨 의미였는지를 그때 깨달은 것이다. 아내는 이후 교통사고로 죽음을 맞는다. 스탠필은 글로리아 호이트 할러웨이라는 사람과 재혼을 한다. 어느 날 저녁 식탁에 앉았을 때 글로리아가 문득 계단으로 나가 아이들을 부르는 게 아닌가. "얘들아, 집에 오렴. 저녁 먹을 시간이야." 스탠필은 깜짝 놀랐고, 하염없이 눈물을 흘린다.

성가의 처음엔 엄마가 아이를 부르는 모습이 등장하지만 뒷부분에 가면 엄마가 하느님이 되어 노을 속에서 부르는 목소리로 바뀐다. 신의 아이들인 인간을 부르는 따뜻한 목소리. "얘들아, 집에 오렴, 저녁 먹을 시간이야."

저녁은 마음의 허기를 달래며 고요히 어둠으로 드는 시간이다. 따뜻하고 편안한, 신이 호명하는 목소리의 시간. 류영모가 저녁에서 하느님을 느낀 것을 이보다 더 절절하게 설명할 수 있을까.

살아서 맞는 저녁

류영모는 1940년 8월호 《성서조선》(제139호)에 실린 글 〈저녁 찬송〉에서 이렇게 말했다. "밝은 것이 있는 뒤에는 크게 잊어진 것이 있다는 것을 깨달아야 한다. 은연중에 통신으로, 밤중에 희미한 빛으로, 태양광

선을 거치지 않고 나타나는 우리의 삶에 가장 중요한 영혼과의 통신이다. 창세기에 '저녁이 있고 아침이 있다.'고 하였고, 묵시록에 '새 하늘과 새 땅에는 다시 햇빛이 쓸데없다.' 하였으니 처음도 저녁이요 나중도 저녁이다. 처음과 나중이 한 가지로 저녁이로다. 저녁은 영원하다. 낮이란 만년을 깜박거려도 하루살이의 빛이다. 이 영원한 저녁이 그립습니다."

1922년 오산학교 교장에서 물러난 류영모가 고읍古邑역으로 떠날 때 애제자였던 함석헌이 따라 나와 배웅을 했다. 32세의 교장과 21세의 제자는 비가 내려 젖은 저녁 길을 조심스럽게 디디며 걷고 있었다. 그때 류영모가 문득 이런 말을 했다. "우리가 빛빛 하지만 빛보다 어둠이 더 크다. 깬다깬다 하지만 깸보다는 잠이 먼저다."

갑작스런 말에 함석헌은 그 뜻을 이해하지 못했다. '사여시생死餘是生'이란 사자성어도 들었다. 다른 한문구절도 말했는데 함석헌은 다 기억하지 못했다. 함석헌은 오랜 뒤에야 그때의 상황을 떠올리며, "나로서는 알아듣기 어려운 말씀이었다."고 언급했다. 류영모는 나중에 제자들에게 그 구절을 알려주었다.

寂餘是光
암흑의 나머지가 이 빛이고
睡餘是覺
잠의 나머지가 이 깨어있음이고
死餘是生
죽음의 나머지가 이 살아있음이며
一餘是多
하나의 나머지가 이 세상 만물이다

우리가 중요하게 여기고 대단하게 여기는 것들, 즉 '빛', '깸', '삶', '많음'보다 더 본질적이며 더 위대한 것 바로 '어둠', '잠', '죽음', '하나'를 밝혀 놓은 역설의 시다. 류영모의 생각이 어디서 왔는지를 살피게 하는 힌트이기도 하다. 우리는 빛이 어둠을 이긴다고 생각한다. 도시문명 속에서는 확실히 빛이 강해 보인다. 그러나 칠흑 같은 어둠이 있는 원시의 밤에는 어둠이 빛보다 더 강력하다. 등불조차도 일렁거리며 어둠에 삼켜질 듯 불안하다. 우주의 어둠 속에선 빛은 미약하며 순간적이다. 밤하늘 별빛들은 어둠 속에서 사라질듯 깜박일 뿐이다.

다석의 어둠론은 이 세상의 밝음이 본질이 아니라 어둠이야 말로 우주를 아우르는 거대한 품이라는 인식의 산물이다. 저녁은 어둠이 찾아오는 문턱이다. 빛이 걷히고 암흑이 들어앉는 그때, 류영모는 절대와 교신할 기회를 얻는다고 믿었다. 신에 대한 찬송은 저녁의 찬송이었다. 세종석신世終夕信, 목숨이 끝나면 저녁을 믿는 법, 저녁은 거룩의 냄새를 맡고 거룩과 가까이 하며 거룩을 닮아 가는 시간이었다.

〈저녁 찬송〉의 글 끝에 있는 한시 '식관(息觀; 숨쉼에 관하여)'에는 다석이란 말이 등장한다.

多夕要息
생애의 많은 저녁엔 쉼(휴식)이 필요하지만
永夕不息
영원한 저녁에는 숨(호흡)을 쉬지 않는다

'쉬다'와 '숨 쉬다'의 뜻이 함께 있는 식息자를 활용한 절묘한 표현이다. "살아 있을 때의 저녁은 휴식을 주지만, 영원한 저녁은 숨쉬기 자체가 필요 없어진다." 이 시에서 보면 다석多夕은 살아서 맞는 저녁이

저녁의 참사람

며, 영석永夕은 죽음으로 맞는 영원의 저녁이다. 류영모는 아호 속에 스스로가 맞을 생애 모든 날의 저녁(3만 3,200일)을 새겨 놓은 것이다.

〈저녁 찬송〉을 쓴 지 1년 뒤 1941년 9월호에 글 〈기별 낙상落傷 유감〉을 내고 스스로를 '다석재多夕齋'라고 쓰고 있다. 또한 발행인 김교신도 그를 다석재라 부르고 있다. 그 무렵, 일상적으로 그렇게 불렸을 것이다. 류영모는 '다석'을 풀어서 '하도지낸저녁'이라고 일컫기도 했다.

"왜 돌아가지 않으시오."

1975년 1월 1일 류영모는 '다석일지'를 멈췄다. 그해 10월호《성서신애》206호에 주필 송두용이 이런 글을 실었다.

"어느 날 류영모 선생님을 방문하였더니 선생님은 생시에 꿈을 꾸셨다면서 이런 이야기를 하였다. 어느 날 버스를 타고 신문회관을 찾아가다가 차중에서 갑자기 생각이 바뀌어서 원효로 종점에서 내렸다. 어찌된 일인지 몰라 다시 버스로 돌아오다가 무슨 생각으로 남대문에서 내려 걸어서 구기동 집까지 오니 거의 하루해가 소비되었다. '나는 분명히 깨어 있으면서 꿈을 꾸었어요. 이것이 꿈 아닌 꿈이 아니고 무엇이요.'"

1976년 8월 30일, 제자 박영호는 류영모의 마지막 말씀을 들었다.

"나는 나라 하고, 하느님을 너라고 하였을 때 나를 하느님 너 속에 바쳐서 넣으면 하느님께서 너가 나아지리라고 하십니다. 그래서 '나너 너나'입니다. 나와 너는 나너(나누어)지는 것인데 여기서는 나너가 하나가 될 수 있습니다." 나너 너나. 하느님과 인간이 하나 되는 생명통일, 생명기일을 네 글자로 표현한 것이나. 류영모만이 할 수 있는 생각이다.

1977년 여름에 민중신학자 안병무가 내는 잡지《현존現存》의 주간 송기득이 류영모를 탐방하였다.

"선생님 말씀 한마디 들려주세요."

"말씀 그쯤 쉬어."

"세상이 어찌 이 꼴입니까?"

"두어 둬요."

"사는 게 무엇입니까?"

"이밖에 별 게 있을 리가 있나 모를 일이야."

1978년 5월 10일 함석헌 부인 황득순黃得順의 장례식에 류영모가 참석하였다. 그 자리에서 사회자가 추도의 말씀을 해달라고 말했다. 류영모는 어렵사리 말을 이었다.

"여기 서서 말씀 한마디 하라고 합니다. 무슨 말씀을 하겠습니까. 말씀이란 건 사람이 하느님께 얻어서 하느님 뜻에 맞는다는 뜻으로 말씀을 하는 것입니다. 이 사람이 여기 마침 지나다가 역시 하느님께 맞는 말씀을 한마디 이 앞에 해드리고 지내가자는 뜻입니다. 그걸 어떻게 해야 옳습니까. 대단히 어렵습니다. 이렇게 말씀해서 우리 아버지 말씀을 한마디 드린다는 생각을 하면서 지내고자 하는 것이 말씀입니다. 이랬든 저랬든 여기서 지낼 동안에 하느님이 들으시면 어떠하실까. 하느님이 들으시기에 마땅한 말씀을 '이 사람이 얻어서 드리는 말씀으로 되어지이다.' 하고 지나가고자 하는 바입니다. 아멘."

1980년 3월 13일. 류영모의 90세 생일이었다. 제자 박영호가 구기동 자택을 찾았다. 류영모는 널판 위에 꿇어앉아 있었다. 생불처럼 움직이지 않았다. 박영호는 그 앞에 방석을 깔고 꿇어앉았다. 한마디 대화도 없었다. 일어나면서 박영호는 말했다. "오늘이 선생님 만 90세 생신날입니다." 류영모는 귀에 손나팔을 하고 들으려고 했다.

저쪽에는 부인 김효정이 중태로 사람이 온 줄도 모르고 잠들어 있었다. 둘째 며느리 유윤용이 조용히 설명을 했다. "온종일 가도 말씀이 없으십니다."

박영호가 일어섰을 때 스승의 목소리가 들렸다.

"어떻게 이렇게 꼭 막히었는지 나고 드는 것을 도무지 몰라. 알 수 없어요. 저 얼굴(=아내)이나 이 얼굴(=박영호)이나 많이 낯익은 얼굴인데 도무지 시작을 알 수 없어요. 모를 일이야. 참 알 수 없어."

7월 31일 부인 김효정이 87세의 나이로 세상을 떠났다. 류영모는 아내를 알아보지 못하는 상태였다. 마루에서 밤을 지키는 조문객들을 보고 "왜 돌아가지 않으시오."라고 물었다. 김효정의 장례는 함석헌이 주재를 했다. 다른 의식儀式 없이 묵념의 기도만 했다. 함석헌은 류영모를 장흥의 신세계 공원묘지에 모시고 갔다. 홍일중의 승용차를 이용했다. 돌아올 때는 박영호가 구기동 자택으로 모셨다. 박영호가 집을 나서자 "가시겠소? 잘 가시오."라고 말을 하였다.

마지막 숨 끝에 핀 꽃

아내가 세상을 떠난 지 187일 뒤인 1981년 2월 3일 오후 6시 30분에 류영모는 91년 입은 세상의 몸옷을 벗었다. 90년 10개월 23일. 날수로 3만 3,200날을 살았다. 약 9억 번의 숨을 쉬고 멈췄다.

류영모는 이런 말을 한 적이 있었다.

"마지막을 거룩하게 끝내야 끝이 힘을 줍니다. 끝이 힘을 준다는 말은 결단하는 데서 힘이 생긴다는 말입니다. 끝이란 끊어 버리는 것으로 몸과 맘으로 된 나(自我)는 거짓이라고 부정하는 것입니다. 끊어 버리는(否定) 대신 정신이 자립니다. 선광석화電光石火처럼 생명의 찰나 끝에 생명의 꽃이 핍니다. 마지막 숨 끝 그것이 꽃입니다. 그래서 유종

지미有終之美라 합니다. 마지막을 꽃처럼 아름답게 끝내는 것입니다. 그러기 위해서는 마지막을 기다릴 것이 아니라 순간순간이 마지막 끝을 내어야 합니다. 그렇기 때문에 언제나 끝이 꽃입니다. 인생의 끝은 죽음인데 죽음이 끝이요 꽃입니다. 죽음이야말로 엄숙하고 거룩한 것입니다."

류영모는 생전에 화장을 바랐지만, 유족의 뜻에 따라 장흥 신세계 공원묘지에 묻혀 부인과 합장을 하게 됐다. 아들 류자상은 "아버님의 사상은 제자들이 이어받더라도 아버님의 유해만은 자식들에게 맡겨달라."라고 청했다. 류영모와 김효정의 묘는 수난을 겪는다. 1998년 장흥지구의 대홍수로 산사태가 나서 신세계 공원묘지의 분묘가 유실됐다. 9월 17일 유가족이 천안 병천에 있는 풍산공원묘지로 옮겼다.

"아버지 아버지, 아버지 하느님을 내가 부릅니다. 아버지의 얼굴이 이승에는 없지만 부르는 내 맘에, 아무것도 없는 내 속에 있습니다. 과대망상이 아닙니다. 아버지는 생각하여서 찾아야 합니다. 믿는 이는 이것을 계속 믿습니다. 아버지 하느님을 생각하는 것이 사는 것입니다. 생각은 나만이 하는 것이 아니라 하느님 아버지께서도 생각하고 있습니다. 내 속에 하느님 아버지를 생각하는 성령이 끊임없이 오는 것은 아버지께서 나를 생각하기 때문입니다. 큰 성령(하느님)이 계셔 깊은 생각을 내 속에 들게 하여 주십니다."

저녁의 참사람

乘大塊逍遙

芳乙是潛者

多夕

저녁의 참사람

다석 류영모 평전

빈섬 이상국 지음

박영호 공저 및 감수

초판 1쇄 2021년 8월 23일 발행

ISBN 979-11-5706-241-6 (03150)

만든 사람들

기획   아주경제

책임편집   진용주

편집관리   배소라

디자인   이준한

마케팅   김성현 최재희 김규리 맹준혁

인쇄   한영문화사

펴낸이   김현종

펴낸곳   (주)메디치미디어

경영지원   전선정 김유라

등록일   2008년 8월 20일 제300-2008-76호

주소   서울시 종로구 사직로 9길 22 2층

전화   02-735-3308

팩스   02-735-3309

이메일   medici@medicimedia.co.kr

페이스북   facebook.com/medicimedia

인스타그램 @medicimedia

홈페이지   www.medicimedia.co.kr